Johannes Rothkranz

D1724252

# Kleines
# Corona-Brevier

Pro Fide Catholica

© Verlag Anton A. Schmid
Postfach 22, D – 87467 Durach
Credo: Pro Fide Catholica
Druck: Eigendruck
Printed in Germany 2021
Alle Rechte bei Autor und Verlag.
Auszugsweise Veröffentlichung in Presse, Funk,
Fernsehen und Weltnetz nur nach Genehmigung.
ISBN 978-3-946271-47-5
A. Schmid, Oberstr. 57, 56341 Filsen, keine Korrespondenzadresse
Internet: verlag-anton-schmid.de
Tel./Fax: 0831 / 21 895

Johannes Rothkranz

# Kleines
# Corona-Brevier

Pro Fide Catholica

# Inhalt

*(Fortsetzung siehe S. 190)*

# Einführung

Das Virus mit der wissenschaftlichen Bezeichnung «SARS-CoV-2» und die von ihm verursachte Krankheit mit dem offiziellen Namen «Covid-19» sind in der Öffentlichkeit umstritten wie kaum etwas sonst. Woran liegt das? Offenbar wird eine identische Situation von unterschiedlichen Personen und Personenkreisen mit jeweils ganz anderen Augen gesehen.

## Konträre Optik

Zwei völlig gegensätzliche Blicke auf eine einzige Sache, zwei gegensätzliche Erklärungen für ein und dasselbe Szenario – kann es das überhaupt geben? Durchaus.

Nehmen wir als Beispiel den täglichen «Lauf» der Sonne über den Himmel. Im Alltagsleben und in der Vulgärastronomie bedienen wir uns immer noch des antiken Weltbilds: die Sonne geht morgens auf und abends unter. So steht es sogar in jedem besseren handelsüblichen Kalender, der für einen bestimmten Längengrad die tägliche Uhrzeit des «Sonnenaufgangs» und «Sonnenuntergangs» verzeichnet. Und auch in jedem Weltatlas, wo man über und unter dem Äquator die beiden «Wendekreise» der Sonne eingetragen findet. Demnach würde sich also die Sonne einmal pro Tag um die Erde drehen. Doch für die wissenschaftliche Astronomie ist seit Kopernikus klar: es verhält sich genau umgekehrt, die Erde dreht sich um die Sonne. Zwar nicht einmal täglich, aber doch einmal jährlich, und das erklärt die «Wendekreise». Außerdem dreht sie sich einmal täglich um ihre eigene Achse, und das erklärt den scheinbaren Sonnenauf- bzw. -untergang.

Was sich täglich und auch im Laufe eines Jahres am Himmel abspielt, bleibt in beiden Fällen völlig gleich; nur die Deutung ist eine ganz andere.

## Das offizielle Corona-Bild

Auch für die Anfang 2020 ausgerufene Corona-Pandemie sind zwei gegensätzliche Erklärungen möglich.

Nennen wir diejenige, die uns Politik, etablierte Wissenschaft und etablierte Massenmedien anbieten, die offizielle. Sie lautet kurzgefaßt so:

1) Ende 2019 ist in der chinesischen Großstadt Wuhan auf dem Tiermarkt eine bisher unbekannte Art eines Corona-Virus auf Menschen übergesprungen und hat bei ihnen eine neuartige Erkrankung der Atemwege ausgelöst, die nach einer Weile den Namen «Covid-19» erhielt.

2) Das Virus ist hochansteckend und die Krankheit mindestens für sogenannte «Risikopatienten» lebensgefährlich. Allerdings verläuft die Krankheit

für die große Mehrheit der Infizierten eher mild, für einen Teil sogar gänzlich symptomfrei.

3) Tatsächlich hat sich das Virus denn auch binnen weniger Wochen über einen großen Teil der Erde und innerhalb weniger Monate schließlich über die ganze Welt verbreitet; es herrscht seitdem eine Pandemie.

4) Das Virus ist durch wissenschaftliche Studien einwandfrei als existent erwiesen. Es gibt elektronenmikroskopische Aufnahmen davon, und seine biochemische Zusammensetzung ist vollständig aufgeklärt.

5) Ob jemand mit dem Virus infiziert ist, läßt sich am einfachsten und sichersten durch sogenannte PCR-Tests ermitteln, die auch schon ab Januar 2020 zu Verfügung standen und seitdem weltweit zum Einsatz kommen.

6) Eine direkte medikamentöse Behandlung für Viruskrankheiten gibt es bekanntlich nicht; auch gegen das neue Corona-Virus läßt sich therapeutisch kaum etwas ausrichten.

7) Bei schweren Verläufen der Krankheit kommt es u.a. zu akut lebensbedrohlicher Atemnot; sehr oft können selbst Beatmungsgeräte den Tod der Betroffenen nicht verhindern.

8) Wegen der hohen Ansteckungsrate und der großen Zahl schwer an Covid-19 erkrankter Personen erreichten im Frühjahr 2020 in vielen Ländern die Gesundheitssysteme die Grenzen ihrer Belastbarkeit; in manchen Ländern wurde diese Grenze sogar dramatisch überschritten, mit entsprechend furchtbaren Folgen.

9) Es starben allein im Verlauf der ersten Welle der Pandemie, also im Frühjahr 2020, weltweit mehrere Hunderttausend Menschen an Covid-19.

10) Die einzige Hoffnung auf eine wirksame Bekämpfung des Corona-Virus stützt sich auf die möglichst rasche Entwicklung und Massenproduktion eines Impfstoffs mit anschließenden Massenimpfungen.

11) Bis dahin läßt sich die Pandemie nur durch möglichst viele und häufige Tests, vor allem aber durch rigorose Hygienemaßnahmen eindämmen; dazu gehören im einzelnen das Tragen von Schutzmasken, das Abstandhalten voneinander in der Öffentlichkeit und privat, die Verhängung von Veranstaltungs- und Versammlungsverboten, zeitweiligen Betriebsschließungen, Ausgangssperren und Einreiseverboten bzw. Grenzschließungen, weiter die amtliche Nachverfolgung von Infektionsketten sowie die Anordnung von Quarantäne für alle Personen, die positiv auf das neue Corona-Virus getestet wurden oder bei denen ein irgendwie konkret begründeter Verdacht auf eine etwaige Infizierung besteht.

12) Die genannten Maßnahmen haben sich als wirksam erwiesen und führten am Ende des Frühlings 2020 überall auf der Welt zu einem deutlichen Rückgang schwerer Erkrankungen; ebenso nahm die Zahl der Infizierten ab dem Beginn des Sommers 2020 stark ab, wofür freilich auch die warme Jahreszeit als solche ursächlich war.

13) Allerdings stellte sich pünktlich wie vorhergesagt im Herbst 2020 die zweite Welle der Corona-Infektionen und -erkrankungen ein, die an Schwere mit der ersten Welle vergleichbar war, sie womöglich sogar noch übertraf.

## Ein alternatives Corona-Bild

Dieser amtlichen Darstellung dessen, was sich seit Ende 2019 unter dem Namen «Corona-Epidemie» und seit März 2020 als «Covid-19-Pandemie» abspielt, läßt sich – Punkt für Punkt – eine ganz andere Deutung entgegensetzen, die zunächst bloß skizziert sei, nämlich:

1) In Wuhan ist gar kein neues Corona-Virus aufgetaucht und auf den Menschen übergesprungen. Somit gibt es auch in Wirklichkeit keine neue Erkrankung «Covid-19».

2) Alle Erkrankungen, die seit Ende 2019 einem ‚neuen Corona-Virus‘ zugeschrieben werden, sind weder neu noch unbekannt, sondern altbekannte Krankheitsbilder wie Erkältung, saisonale Grippe, Lungenentzündung usw.

3) Erkältung, Grippe, Lungenentzündung und sonstige Erkrankungen der Atemwege waren schon immer weltweit verbreitet.

4) Ob überhaupt irgendwo ein neues Corona-Virus existiert oder nicht, kann und muß – angesichts der diesbezüglichen tiefgreifenden Uneinigkeit unter Wissenschaftlern weltweit – dahingestellt bleiben.

5) Die verschiedenen Testmethoden, auch die PCR-Tests, wollen lediglich indirekt das Vorhandensein eines Corona-Virus nachweisen; was diese Tests tatsächlich nachweisen, läßt sich daher nicht sicher sagen – es gibt viele Möglichkeiten.

6) Es ist bekannt, daß gegen Erkältung oder Grippe ursächlich nichts auszurichten ist; die Symptome lassen sich lediglich lindern und auskurieren; ähnliches gilt für Lungenentzündung bei Risikopatienten.

7) Schwere Verläufe von Grippe bzw. Lungenentzündung, bei denen als letztes Mittel Beatmungsgeräte zum Einsatz kommen und trotzdem oft genug den Tod nicht verhindern können, sind nichts neues.

8) Die Überlastung der Krankenhäuser existierte fast überall nur in den Medien, aber nicht in der Realität; wo sie jedoch real existierte, da beileibe nicht zum ersten Mal, sondern auch schon bei früheren Grippewellen, und dies infolge sträflicher Vernachlässigung bzw. Unterfinanzierung der betreffenden Gesundheitssysteme.

9) Die Menschen starben nicht an «Covid-19», sondern – wie alljährlich – an schwerer Grippe oder Lungenentzündung bzw. an ganz anderen Krankheiten.

10) Gegen ein gar nicht vorhandenes oder ein gar nicht neues Virus bedarf es keiner bzw. keiner neuen Impfung.

11) Sämtliche sogenannten «Schutzmaßnahmen» sind komplett sinnfrei, weil es gar kein neues Virus oder jedenfalls gar keine neue ansteckende Krankheit gibt.

12) Der Rückgang der Atemwegserkrankungen entsprach dem alljährlichen saisonalen Verlauf; die Zahl der vermeintlich «Infizierten» ging zurück, weil die Zahl der Tests im wesentlichen im Gleichschritt mit der Zahl der Atemwegserkrankungen abnahm.

13) Die «zweite Welle» spiegelt exakt den völlig erwartbaren, weil alljährlich eintretenden steilen Wiederanstieg der Zahl der Atemwegserkrankungen zu Beginn der kalten Jahreszeit wider.

Welche der beiden Darstellungen der sogenannten «Corona-Pandemie» hat nun größeren Erklärungswert und kommt somit der Realität näher? Eindeutig die letztere, und das soll nachstehend bis in die Einzelheiten hinein gezeigt werden.

Zunächst jedoch stellt sich gebieterisch eine Grundsatzfrage: Wie *wissenschaftlich* ist die sogenannte «Virologie», also wörtlich übersetzt das «Reden über Viren»? Der Beantwortung dieser *höchst* wichtigen Frage ist der I. Teil unseres «Kleinen Corona-Breviers» gewidmet.

# I. Grundfragen

Zuerst die ganz grundsätzlichen Fragen zu stellen, ist kein Umweg, sondern zwingend geboten. Ohne gesichertes wissenschaftliches Fundament hinge alles immer bloß in der Luft. Wir entfernen uns dadurch, daß wir von Grund auf beginnen, kein bißchen vom Thema, sondern nähern uns ihm sehr rasch an und sind schneller als gedacht mitten drin!

## Virologie – eine exakte Wissenschaft?

Man muß eigentlich viel allgemeiner fragen: Ist *Medizin* eine Wissenschaft? Ja sogar *noch* allgemeiner: Ist *Biologie* eine Wissenschaft? Eine «exakte» Wissenschaft so wie die Mathematik, die angewandte Chemie und die angewandte Physik? Die Antwort kann nur lauten: teils ja, teils nein. Es gibt zweifellos Bereiche, in denen sich der Forschungsgegenstand der Biologie, das Lebendige, zumindest annähernd ähnlich exakt vermessen, beschreiben und auf seine materiellen Eigenschaften hin untersuchen läßt wie die unbelebte Natur. Medizin ihrerseits ist im Grunde genommen nichts anderes als angewandte Biologie. An der Exaktheit von Teilbereichen der Biologie partizipieren daher auch einige Teilgebiete der Medizin. Aber eben nur einige und nicht alle.

In der *exakten* Wissenschaft gilt das Prinzip von Ursache und Wirkung. Es gilt dort nicht zu 30, 50, 70, 90, 95 oder 99 Prozent, sondern zu 100 Prozent. Man nehme 100 identisch lange und identisch dicke Stäbe aus identischem Stahl, messe ihre Länge bei 20 °C, bringe ihre Temperatur sodann auf 100 °C und messe ihre Länge erneut. Alle 100 Stäbe sind um einen winzigen, aber meßbaren Betrag länger geworden, und dieser Betrag ist bei allen 100 identisch, egal, ob man sie alle miteinander oder alle einzeln nacheinander auf 100 °C erhitzt.

Nichts dergleichen in der medizinischen Ursachenforschung, weder in der Schulmedizin noch in den ‚alternativen‘ Heilsystemen! Dort gibt es vermutlich nicht einmal *eine* Krankheit, die sich in 100 % der Fälle auf eine identische Ursache zurückführen läßt. Das einzige System, das dies für eine Vielzahl von Krankheiten *in überprüfbarer Weise* leistet, ist die sogenannte «Neue» oder «Germanische Medizin» von Dr. Ryke Geerd Hamer, aber genau sie wird vom größten Teil der Fachwelt aus durchsichtigen Gründen abgelehnt und von den Medien aus noch durchsichtigeren Gründen als «Scharlatanerie» verhetzt und verleumdet.

Auch die US-Spitzenforscherin auf dem Gebiet der Mikrobiologie Dr. Judy Mikovits ist im Jahre 2010 der Pharmaindustrie ins Gehege geraten und wird seither prompt von den Medien weltweit verschrien. Dabei unterscheiden sich ihre medizinischen Forschungsergebnisse im Grundsatz nicht einmal von den jenigen der übrigen Fachwelt: was sie und ihr Kollege Dr. Frank Ruscetti als Ursachen von diversen Krankheiten herausgefunden zu haben glauben, bewegt sich immer nur – und teils dramatisch weit – *unterhalb* von 100 Prozent. So auch jener Fall, der die beiden Wissenschaftler mit den geschäftlichen Interessen der großen Impfstoff-Hersteller in Konflikt brachte. Sie hatten eine Gruppe von Patienten untersucht, die am Chronischen Erschöpfungssyndrom (im medizinischen Fachjargon: myalgische Enzephalomyelitis) litten, und bei 67 % der Untersuchten das erst kurz vorher entdeckte Retrovirus mit der Fachbezeichnung XMRV gefunden. Hingegen ließ sich dasselbe Virus bloß bei knapp 4 Prozent einer aus Gesunden bestehenden Kontrollgruppe nachweisen. Das Forscher-Duo erblickte darin prompt eine Ursache-Wirkung-Beziehung[1]. Dies erst recht, als auch 14 von 17 untersuchten Kindern mit dem Autismus-Syndrom «positiv auf Hinweise für XMRV getestet» wurden[2], und als zwei andere Kollegen vier Jahre später sogar bei 85 % einer großen Gruppe von Menschen mit Chronischer Erschöpfung das ominöse XMRV fanden, aber nur bei 6 % der Kontrollgruppe[3].

Indessen: ist das wirklich Wissenschaft? *Exakte* Wissenschaft? Es stehen doch angesichts dieser drei Forschungsergebnisse gleich zwei ungelöste Fragen so unübersehbar wie Elefanten im Raum, nämlich:

1) Was ist mit den übrigen 33 % bzw. übrigen 3 Kindern bzw. übrigen 15 %, bei denen das XMRV *nicht* gefunden wurde? Wieso sind sie *ohne XMRV* genauso wie die anderen an chronischer Erschöpfung bzw. an Autismus erkrankt?

2) Was ist mit den 4 % bzw. 6 % gesunden Menschen, die trotzdem mit dem XMRV infiziert sind? Wieso leiden sie *trotz XMRV* nicht an chronischer Erschöpfung?

Kein Physiker, der 100 völlig gleiche Stahlstäbe von 20 °C auf 100 °C erhitzte und dann fände, daß nur 67 oder nur 85 davon länger geworden wären, 33 oder 15 hingegen nicht, würde es wagen, daraus eine allgemeine physikalische Gesetzmäßigkeit abzuleiten.

In der Virologie wie in der Medizin überhaupt ist man da weit weniger zimperlich. Alle möglichen Substanzen gelten seit Jahrzehnten jeweils schon dann als ‚(potentiell) krebserregend‘, wenn man 15, 10, 5 oder noch weniger Prozent der jeweils untersuchten Patienten damit statistisch in Verbindung bringen kann. Fachwelt und Laienpublikum haben sich längst daran gewöhnt, derlei ganz selbstverständlich als Ursachenbeweis zu akzeptieren.

---

[1] Vgl. *Judy Mikovits/Kent Heckenlively*, Die Pest der Korruption. Wie die Wissenschaft unser Vertrauen zurückgewinnen kann, Kandern (Naryana Verlag) 2020, S. XXIX-XXX.
[2] Ebd. S. XXXI.
[3] Ebd. S. XXXIII.

Eine wissenschaftliche Studie aus Kalifornien vom Jahre 2015 mit 239 Brustkrebspatientinnen hat ergeben: Nicht eben gerade das Rinderleukämievirus selber, offiziell abgekürzt BLV für englisch *Bovine Leukemia Virus*, sondern lediglich «Hinweise auf eine Exposition gegenüber BLV» wurden in 59 % der Brust*krebs*gewebeproben gefunden, aber nur in 29 % der *gesunden* Brustgewebeproben aus der gleichgroßen Kontrollgruppe. Die Leitautorin der Studie kommentierte den Befund in einer Pressemitteilung so: «Dieses Risiko ist höher als irgendeines der häufig publizierten Risikofaktoren für Brustkrebs wie etwa Fettleibigkeit, Alkoholkonsum und die Einnahme von Hormonen nach der Menopause.»[4]

Doch *exakte* Wissenschaft sieht radikal anders aus. Man stelle sich eine wissenschaftliche Studie des Flugzeugherstellers Boeing, etwa gemeinsam mit dem Triebwerkproduzenten Rolls Roice, vor, die *der Form nach* ganz ähnlich wie die vorstehend erwähnte Virus-Studie zu dem Resultat käme: ,Bei 59 % der Experimente mit Triebwerken des Typs WX ergaben sich Hinweise darauf, daß sie mit Wasserstoff statt mit Kerosin zum Laufen gebracht werden können, aber nur bei 29 % der Versuche mit Triebwerken des Typs YZ.' Kämen daraufhin Triebwerke vom Typ WX jemals mit Wasserstoff zum Einsatz?

*Nichts*, absolut *gar* nichts in der modernen Technik, von der Autobahnbrücke bis zum Sendeturm, vom Automotor bis zum Raketentriebwerk, würde funktionieren, wenn man sich auch nur an einem einzigen Punkt der jedesmal sehr langen und komplizierten chemisch-physikalischen Ursachenkette mit weniger als genau 100 Prozent zufriedengäbe.

## Experten im Widerstreit

Wenn die aktuelle sogenannte Corona-Krise *eines* unbarmherzig ans Licht gebracht hat, dann dies: Virologie, ob nun biochemisch oder medizinisch betrieben, ist leider keine *exakte* Wissenschaft. Das ist das mindeste, was man konstatieren muß. Es drängt sich sogar immer stärker die Frage auf: Ist Virologie *überhaupt* eine Wissenschaft? Die Zweifel daran wachsen mit der immer lauter und immer schriller werdenden Kakophonie im Chor der großen und kleinen virologischen «Experten», die in beinahe jedem Punkt einander widersprechende Hypothesen aufstellen, Theorien vertreten oder gar «Fakten» behaupten und sich gegenseitig mehr oder weniger offen schlechte Wissenschaft vorwerfen. Dabei verlaufen jedoch die Risse, Trennlinien und Verwerfungen keineswegs geradlinig. Vielmehr gehören die meisten «Experten» nicht etwa einer einzigen ,Partei' an, sondern sind im einen Punkt dieser, im anderen Punkt jener und unter weiteren Aspekten einer dritten, vierten usf.

---

[4] Ebd. S. 36f.

‚Partei' zuzurechnen. Man steht vor einem verwirrenden Mosaik einer Vielzahl einander zwar immer wieder irgendwo überlappender, aber dennoch miteinander unvereinbarer Positionen.

Auch wenn sich Politik, etablierte Massenmedien und offizieller Wissenschaftsbetrieb alle Mühe geben, den Eindruck zu erwecken, auf dem Gebiet
der Virologie sei eigentlich ‚alles klar', vermögen sie das Vorhandensein
außerordentlich zahlreicher – im einzelnen *höchst* unterschiedlich akzentuier-
ter – Gegenstimmen auf nationaler, internationaler und weltweiter Ebene
längst nicht mehr zu verdecken.

An konkreten Beispielen für die totale Uneinigkeit der «Fachleute»
herrscht wahrlich kein Mangel. Wagen wir eine – unvollständige – Über-
sicht, indem wir die zahllosen «Experten» miteinander diskutieren lassen und
nötigenfalls auch unsererseits kritische Fragen aufwerfen oder den Finger in
offene Wunden legen. Ohne jede falsche Rücksichtnahme auf den insgesamt
sympathischeren oder unsympathischeren Standpunkt der betreffenden Personen in der aktuellen Corona-Diskussion, einzig getreu dem Grundsatz der
echten Philosophie: «Amicus mihi Plato, sed magis amica mihi veritas – Plato ist mein Freund, aber mehr noch meine Freundin ist die Wahrheit.»

## Wie macht man Viren sichtbar?

Nach allgemeiner Auffassung sind Viren so winzig, daß man sie – falls überhaupt – erst sehen kann, seit das Elektronenmikroskop erfunden wurde. Also
frühestens seit 1931.[5] Die Winzigkeit der Viren wird von niemandem bestrit-
ten. Daß man sie unter einem Elektronenmikroskop sehen könne, allerdings
sehr wohl. Dr. Stefan Lanka erklärt, zwar primär bezogen auf *Zellen* und *deren* Bauteile, es würden «organische Strukturen im Elektronenmikroskop
durch die Kraft des hierbei verwendeten Elektronenstrahls nachweislich zerstört. Das Resultat sind immer gleich und ähnlich aussehende Zerstörungen,
die als Bilder von Zellen und deren Strukturen fehlgedeutet wurden.»[6] Auch
Viren sind «organische Strukturen», müßten also nach Lankas Ansicht ebenfalls unterm Elektronenmikroskop «zerstört» werden. Warum er dies just für
die sogenannten Phagen oder Bakteriophagen *nicht* behauptet, sondern deren
«Entdeckung» dank des Elektronenmikroskops fraglos akzeptiert[7], bleibt
sein Geheimnis.

[5] Vgl. *Torsten Engelbrecht/Claus Köhnlein*, Virus-Wahn. Corona/Covid-19, Masern, Schweinegrippe, Vogelgrippe, SARS, BSE, Hepatitis C, AIDS, Polio: Wie die Medizin-Industrie
ständig Seuchen erfindet und auf Kosten der Allgemeinheit Milliarden-Profite macht, 9.
(erw.) Aufl. Lahnstein 2020, S. 37 u. 84.
[6] *Stefan Lanka* in: WISSENSCHAFFTPlus – Das Magazin Nr. 6/2015, S. 9.
[7] Ebd. S. 39f.

Doch der US-amerikanische Erfinder Royal Raymond Rife (1888-1971) soll schon 1920 ein spezielles Lichtmikroskop konstruiert haben, das Viren nicht bloß sichtbar machte, sondern sie auch schonte. 1933 hatte er seine Technik perfektioniert und erreichte eine bis zu 60 000fache Vergrößerung. Das ist dieselbe Größenordnung wie diejenige der Elektronenmikroskopie. Wieso sich Rifes Erfindung nicht durchgesetzt hat, sondern vom Elektronenmikroskop offenbar vollständig verdrängt wurde, bleibt mysteriös[8]. Rifes «Universal Microscope», wie er es nannte, arbeitete mit zwei UV-Lichtstrahlen, die er durch Interferenz sozusagen auf die größere Wellenlänge/niedrigere Frequenz des sichtbaren Lichts heruntertransformierte, so daß die Objekte, die das kurzwellige/hochfrequente UV-Licht reflektierten, für das menschliche Auge sichtbar wurden. Da UV-Licht wesentlich energieärmer ist als Elektronenstrahlen, wurden Mikroben unter Rifes Mikroskop nicht zerstört. Das versichert zumindest der Rife-Biograph Jeff Rense, der sich ähnlich wie Dr. Lanka sicher ist: «Die modernen Elektronenmikroskope töten augenblicklich jedes Beobachtungsobjekt und machen nur die Überreste und die mumifizierten Trümmerteile sichtbar.» Demgegenüber vermochte Rife unter seinem Mikroskop «die frenetische Aktivität der lebendigen Viren» zu beobachten, «wie sie sich als Antwort auf krebserzeugende Agenzien schnell vermehren und wie sie die normalen Zellen in Tumorzellen verwandeln.»[9]

Allerdings scheinen weder Dr. Lanka und andere Virenskeptiker wie Dr. Köhnlein und sein fachlich beschlagener Koautor Engelbrecht oder die Forscher der australischen «Perth Group»[10], die allesamt die Existenz von «Krebsviren» radikal infragestellen, noch ihre ,Gegenpartei' der bedingungslosen (auch Krebs-)Virenanhänger irgendetwas von den Rifeschen Beobachtungen zu wissen. Oder werden die vielleicht einfach nur komplett ,boykottiert'? ,Lebendige Viren' zu beobachten ist nach einhelliger Auffassung aller – ansonsten noch so zerstrittenen – Fachleute ,bis heute' angeblich ,unmöglich', zumal Viren ja *per definitionem* sowieso nicht «leben». Alles,

[8] Lt. *Jeff Rense*, Royal Raymond Rife – Un impareggiabile genio americano, Teil 2, in: «Chiesa viva» n° 544, Januar 2021, S. 19-21, hier: S. 20, wurde Rifes Arbeit ein paar Jahre nach 1931, als sie kurzzeitig öffentliche Anerkennung gefunden hatte, offenkundig im Auftrag der Pharmaindustrie, die um ihre Einkünfte fürchtete, anhaltend und nachhaltig sabotiert. Man zerstörte «seine kostbaren Virenmikroskope» und «stahl Stücke des aus 5 682 Teilen bestehenden Universal-Mikroskops; kurz zuvor hatte ein heimtückisch gelegter Brand das extrem (viele Millionen) teure Burnett-Laboratorium in New Jersey genau in dem Moment zerstört, in dem die Wissenschaftler sich anschickten, die Bestätigung von Rifes Arbeit zu verkünden. Doch der Gnadenstoß kam später, als die Polizei ungesetzlicherweise beschlagnahmte, was von Rifes 50 Jahren Forschungsarbeit noch übrig war.»
[9] *Jeff Rense*, Royal Raymond Rife – Un impareggiabile genio americano, Teil 1, in: «Chiesa viva» n° 543, Dezember 2020, S. 15-18, hier: S. 17.
[10] Vgl. *Engelbrecht/Köhnlein* a.a.O., S. 85 u. öfter.

14

was man über die – trotz ihrer andererseits behaupteten ‚Leblosigkeit' – «Aktivität» von Viren weiß bzw. zu wissen glaubt, hat man aus bloßen Indizien theoretisch erschlossen ...

## Wie isoliert bzw. reinigt man Viren?

Um sicher zu sein, daß es tatsächlich *Viren* sind, die man da unter dem Elektronenmikroskop zu Gesicht bekommt, müssen sie vorher in Reinform isoliert werden. Isoliert von allen möglichen anderen Teilchen, die sich u.U. ganz leicht mit ihnen verwechseln lassen: Bruchstücke von Zellmembran oder Zellorganellen, mehr oder weniger kugelförmige Eiweiß-Makromoleküle (sog. Globuline), Bruchstücke von DNS oder RNS, Bläschen (sog. Vesikel), Exosomen (s.u.) – die Auswahl ist wahrlich groß.

Im *Grundsatz* waren sich die Virologen über dieses Erfordernis schon seit «Anfang der 50er [Jahre]» so einig wie selten über irgendetwas sonst. Valendar Turner, «Mediziner und Mitglied des australischen Forscherteams The Perth-Group» erklärte noch im Februar 2006: «In Anbetracht des Umstandes, daß in Zellkulturen alle möglichen Arten von Partikeln umherschwirren, von denen nur einige Viren sind, muß bewiesen werden, daß (a) der betreffende Partikel ein Virus ist und daß (b) die DNA von diesem Partikel stammt. Doch wie kann man Aspekt (a) belegen, ohne daß man die Elektronenmikroskopie benutzt und ohne daß man eine vollständige Partikel-Reinigung [= purification] durchführt?»[11]

Schon sehr früh sind die meisten Virologen nichtsdestoweniger dazu übergegangen, dieses Erfordernis nicht eben lauthals, aber doch stillschweigend zu leugnen, indem sie es bei ihrer praktischen Arbeit mit schönster Regelmäßigkeit einfach ‚unter den Tisch fallen' ließen und lassen. Aus diesem Grund hat *The Perth Group* 2017 in einer Weltnetz-Abhandlung mit dem vielsagenden Titel «The Emperor's New Virus» («Des Kaisers neues Virus») sechs Stellungnahmen teils weltbekannter virologischer ‚Experten' versammelt, die nachfolgend zitiert seien.

Luc Montagnier (Entdecker des HIV): «Die Analyse der Proteine des Virus erfordert Massenproduktion und Reinigung. Es ist notwendig, das zu tun ... um zu beweisen, daß Sie ein reales Virus haben.»

Robert Gallo (ebenfalls Entdecker des HIV): «Sie müssen reinigen ... Schlüssiges serologisches Testen erforderte unserer Ansicht nach spezifischere Proben, fußend auf der Verwendung gereinigter Virus- oder von dem Virus stammender Protein-Partikel anstatt ganzer mit Virus infizierter Zellen.»

---

[11] Ebd. S. 85; eckige Klammer original.

Françoise Barré-Sinoussi (enge Mitarbeiterin von Montagnier): «Sie müssen das Virus von all diesem Dreck reinigen ... Weil wir wollten, daß diese Diagnose-Werkzeuge [die Antikörper-Tests] so spezifisch wie nur möglich waren. Wenn Sie ein Virus-Präparat verwenden, das nicht gereinigt ist, werden Sie natürlich Antikörper gegen alles entdecken, nicht bloß gegen das Virus, sondern auch gegen all die Proteine in dem darüber Schwimmenden.»

Jean-Claude Chermann (enger Mitarbeiter von Montagnier): «[Um die HIV-Proteine und die RNA zu identifizieren, mußten sie sie extrahieren] aus dem Virus, das sie konzentriert und gereinigt hatten.»

David Gordon: «Es ist ein natürlicher Schritt von der Gewinnung des Virus in der Zellkultur zur anschließenden Gewinnung des gereinigten Virus ... weil die Reinigung des Virus dann sehr nützlich für weitere Forschungen über die Natur des Virus und die Natur der Immunantwort auf das Virus ist.»

Dominic Dwyer: «Die Reinigung, so weit man gehen kann, ist wichtig bei der Analyse egal welches Virus oder Bakteriums, was das angeht, klar.»[12]

Diese sogenannte «Reinigung» wird auch als «Isolierung» bezeichnet[13] und erfolgt standardmäßig[14] mittels der sogenannten Dichte-Gradienten-Zentrifugierung, bei der die Zugabe winziger Silikonkügelchen zur Probenflüssigkeit in einem Reagenzglas für eine von unten nach oben abnehmende Flüssigkeitskonzentration sorgt. Die konzentrierte Flüssigkeit mit den ‚virusverdächtigen' Zellen oder Zellbestandteilen wird darübergeschichtet und das Reagenzglas sodann mithilfe eines kleinen Elektromotors in sehr schnelle Drehung versetzt. (Jeder kennt das Zentrifugen-Prinzip als solches von der bis zu weit über 1000 Mal pro Minute rotierenden Waschmaschinen-Trommel, die im Schleudergang das schwerere Wasser von der leichteren Wäsche trennt und durch kleine Löcher nach außen katapultiert!) Nach kurzer Zeit haben sich die verschiedenen Teilchen (darunter auch die Viren – falls vorhanden) entsprechend ihrer jeweiligen Dichte in unterschiedlicher Höhe in sogenannten Banden gesammelt, wo man sie als leicht trübe Ringe erkennen und mittels einer feinen Spezialpipette entnehmen kann, um daraus Präparate für das Elektronenmikroskop anzufertigen.

Allerdings bröckelt schon längst selbst die Einigkeit jener Experten, die am Erfordernis einer solchen Virus-Reinigung oder -Isolierung festhalten.

---

[12] Zit. (übersetzt!) n. ebd. S. 368, wo alle Texte nur original englisch angeführt sind.

[13] Vgl. dazu im einzelnen *Stefan Lanka*, Dismantling the Virus Theory. The «measles virus» as an example (bzw. die deutsche Fassung desselben Artikels «Viren entwirren. Das „Masern-Virus" als Beispiel») in: WISSENSCHAFFTPlus – Das Magazin Nr. 6/2015, S. 38-44, hier: S. 40f. Lt. Lanka ebd. konnten mittels dieser seit den 1970er Jahren gängigen Methode schon über 2000 verschiedene Phagen (das sind Viren, die nur bei Bakterien vorkommen) isoliert, d.h. gereinigt und sodann biochemisch perfekt analysiert werden.

[14] Denn sie findet, je nach Forschungsziel, auf Bakterien, Phagen oder bestimmte Bestandteile der Zellen höherer Organismen Anwendung.

*Indirekt*, indem nach jüngsten Erkenntnissen selbst mustergültig gereinigte virusähnliche Partikel keineswegs unbedingt Viren sein müssen, sondern der ‚genetischen Entartung' von Zellkulturen entspringen können, die «mit chemischen Zusätzen wie Wachstumsfaktoren oder stark oxydierenden Substanzen „bombardiert" wurden. Eine 2017er Studie zeigt dies anhand von Antibiotika.»[15]

Und *direkt* bereits seit 1997, als man nachzuweisen vermochte, «daß auch nach dem Reinigungsprozeß Zellbestandteile (sogenannte Mikrovesikel, Mikrobläschen, Material zellulären Ursprungs) vorliegen können, die auch aus orthodoxer Sicht non-viral sind und die die gleiche Größe und den gleichen Dichtegrad haben können wie das, was als HIV behauptet wird; so lesen wir in einer in der Fachzeitschrift *Virology* publizierten Arbeit: „Identification and quantitation of cellular proteins associated with HIV-1 particles are complicated by the presence of nonvirion-associated cellular proteins that copurify with virions." [„Identifizierung und mengenmäßige Bestimmung von Zell-Eiweißen, die mit HIV-1-Partikeln in Verbindung stehen, werden erschwert durch die Anwesenheit von nicht mit Viren in Verbindung stehenden Zell-Eiweißen, die zusammen mit den Viren gereinigt werden."]»[16]

Demnach müßte man also selbst hinter vorbildlich ‚gereinigte' vermeintliche Virus-Proben immer noch ein dickes Fragezeichen machen. Gut möglicherweise ist das einer der Gründe dafür, daß inzwischen überhaupt nicht mehr ‚gereinigt', aber trotzdem völlig irreführenderweise immer wieder von angeblich erfolgter Viren-«Isolierung» gesprochen wird ...

### Gibt es überhaupt krankmachende Viren?

Die Frage scheint dem oberflächlich informierten Zeitgenossen «in Corona-Zeiten» absurder denn je. Aber sie wird nach wie vor gestellt, und zwar von ausgewiesenen Fachleuten. Doch nicht bloß das. Umstritten ist in Fachkreisen sogar, was man im einzelnen als Virus betrachten soll, und was nicht. «Virologen geben zu, daß sie nicht genau wissen, was ein Virus ist», behauptet der italienische Philosoph Giorgio Agamben[17]. Das stimmt zumindest insoweit, als sie sich darüber bis heute streiten.

---

[15] *Engelbrecht/Köhnlein* a.a.O., S. 41. Gemäß ebd. S. 395 Fn. 102 handelt es sich um folgende Studie: «Buzás, Edit I. et al., Antibiotic-induced release of small extracellular vesicles (exosomes) with surface-associated DNA, Scientific Reports, 15. Aug. 2017».

[16] Ebd. S. 98. Gemäß ebd. S. 405 Fn. 36 stammt das Zitat aus der Studie «Bess, Julian, Microvesicles are a source of contaminating cellular proteins found in purified HIV-1 preparations, *Virology*, 31. März 1997, S. 134-144». Gemäß ebd. Fn. 37 fand sich in derselben Ausgabe von *Virology* auf den Seiten 125-133 eine weitere Studie ganz ähnlichen Inhalts, nämlich: «Gluschankof, Pablo, Cell membrane vesicles are a major contaminant of gradient-enriched human immunodeficiency virus type-1 preparations».

[17] *Giorgio Agamben*, Die Demokratie-Dämmerung, Beitrag auf https://www.rubikon.news/kontakt, 18. Juli 2020.

Nach Ansicht des Molekularbiologen Dr. Stefan Lanka ist «noch nie irgendein krankmachendes Virus nachgewiesen worden»[18]. Was allgemein als auf Viren reagierende «Antikörper» aufgefaßt wird, sind ihm zufolge lediglich «Globuline»[19], d.h. entweder einzelne riesige Eiweißmoleküle in mehr oder weniger kugelartiger Form[20] oder Zusammenballungen mehrerer (vieler) Eiweißmoleküle zu einem noch größeren rundlichen Eiweißkörperchen. Die einzigen Viren, die Lanka gelten läßt, sind die sog. Bakteriophagen, deren Funktion er jedoch ganz anders darstellt/interpretiert als die übliche Fachliteratur[21]. Lanka, der seine ‚grundstürzende' These umfassend und überzeugend zu begründen versteht, wird zwar, insbesondere im deutschen Sprachraum, bösartig angefeindet, aber an *durchschlagenden* Gegenargumenten herrscht offenbar völliger Mangel.

Der studierte US-amerikanische Arzt Dr. Andrew Kaufman ist ähnlicher Auffassung wie Dr. Lanka. Den Virologen wirft er vor, bloße Exosomen, d.h. «Außenkörper» (von griechisch «exo» = «außen», «draußen» und «soma» = «Körper», «Leib») für Viren zu halten. Dafür kann Kaufman sich auf Prof. James E. K. Hildreth von der renommierten *Johns Hopkins University* berufen. Der veröffentlichte am 15. September 2003 in der Fachzeitschrift für Zellbiologie «Journal of Cell Biology» den Artikel «Wann ist ein Virus ein Exosom» («When is a virus an exosome»), worin er versicherte: «Das Virus ist in jeder Hinsicht ein Exosom.» Tatsächlich enthalten die bläschenartigen «Außenkörper», die nicht selten in den Zellen entstehen und dann ausgeschieden werden, um – wie man bis jetzt lediglich *vermutet* – ‚Müll' abzutransportieren oder bei der Zellreparatur zu helfen, Eiweiße und RNS, also die Hauptbestandteile eines Großteils der angeblichen Viren.[22]

Der britische Arzt Dr. Patrick Quanten weist ebenfalls die Viren-Theorie als ganze zurück, mit ähnlich einleuchtenden Argumenten wie Dr. Lanka.

---

[18] *Oliver Janich* in: «Corona-Lügen» (= Compact Aktuell Nr. 3, Oktober 2020), S. 76.

[19] *Oliver Janich*, mir als leider nur unvollständiger PC-Ausdruck vorliegender Weltnetz-Artikel vom 29. Juli 2020.

[20] Vgl. *Norman und Janet Allinger*, Strukturen organischer Moleküle, München/Stuttgart 1974 (Deutscher Taschenbuch Verlag/Georg Thieme Verlag), S. 135: «Die meisten Proteine [= Eiweiße] besitzen sehr kompakte Strukturen und gehören zur Gruppe der sogenannten globulären Proteine (Kugelproteine).»

[21] Vgl. dazu im einzelnen *Stefan Lanka*, Dismantling the Virus Theory. The «measles virus» as an example (bzw. die deutsche Fassung desselben Artikels «Viren entwirren. Das „Masern-Virus" als Beispiel») in: WISSENSCHAFFTPlus – Das Magazin Nr. 6/2015, S. 38-44, hier: S. 39. Die «orthodoxe» Darstellung findet sich z.B. in *Reinhard W. Kaplan*, Der Ursprung des Lebens. Biogenetik, ein Forschungsgebiet heutiger Naturwissenschaft, 2. überarb. Aufl. Stuttgart/München (Georg Thieme Verlag/Deutscher Taschenbuch Verlag) 1978, S. 55-59; hier wird allerdings für einen *Teil* der Bakteriophagen auch eine Deutung vertreten, die der von Lanka vorgelegten *ein Stück weit* entgegenkommt.

[22] Alles lt. *Oliver Janich* in: «Corona-Lügen» (= Compact Aktuell Nr. 3, Oktober 2020), S. 76.

«Da Viren im klinischen Umfeld unmöglich zu erkennen sind», sagt er, «gibt es auch keinerlei wissenschaftliche Beweise, was die Virusaktivitäten im Inneren der Zellen anbelangt, geschweige denn irgendwelche wissenschaftlichen Beweise für das Verhalten von Viren außerhalb der Zellen.»[23] Ähnlich hat sich jüngst ein wissenschaftlich hochdekorierter Immunologe, Prof. h.c. Dr. mult. J. Menser in einem Weltnetz-Video geäußert: ,Es gibt keine Viren.'[24]

Schon im Dezember 1971 hat Robin Weiss in der Fachzeitschrift «Virology» eine knapp 20seitige Studie veröffentlicht, worin er nachwies, daß scheinbare «Vogel-Tumor-Viren» sich in normalen Zellen durch «krebserregende» Faktoren physikalischer oder chemischer Art erzeugen lassen[25]. Wie es scheint, haben die meisten seiner Fachkollegen sich dafür entschieden, diese hochinteressante Spur lieber zu ignorieren, aus menschlich nachvollziehbaren, aber doch eher wissenschaftsfremden Gründen ... Zwar muß angesichts der wissenschaftlich optimal, nämlich zu genau 100 Prozent überprüfbaren Erkenntnisse von Dr. Ryke Geerd Hamer und seiner Schule die Existenz «krebserregender» Chemikalien, denen immer nur ein sehr weit, meist sogar *extrem* weit unter 100 Prozent liegendes «Risiko» der Krebserzeugung zugeschrieben wird, massivst bezweifelt werden. Die bloße Falschbenennung gewisser physikalischer[26] und chemischer Agenzien als «Krebserreger» ändert jedoch nichts am brisanten Kern der Weiss'schen Studie.

Richard Strohman, Professor für Molekular- und Zellbiologie an der *University of California* in Berkeley, hat sich irgendwann später speziell im Hinblick auf das erst 1987 offiziell «entdeckte» Hepatitis-C-Virus, das ja angeblich die Leber befällt, ähnlich wie Weiss positioniert. Die Fachautoren Engelbrecht/Köhnlein zitieren ihn mit der These: «Toxische Schocks, zum Beispiel Rauchen oder Alkoholkonsum, können die Leber traumatisieren und dadurch genetische Instabilitäten verursachen. Die menschliche Zelle kann also selber die genetischen Teilchen erzeugen, die von orthodoxen Forschern mit ihren PCR-Tests aufgefischt und einfach als von außen eingedrungene Viren gedeutet werden.»[27]

---

[23] *Patrick Quanten*, Von wegen erregen. Der schwache Nährboden der Infektionstheorie, in: «Nexus Magazin», Dezember 2020/Januar 2021, S. 22-29, hier: S. 26.

[24] *J. Menser* auf https://www.youtube.com/watch?v=NJc0VH0sCpw. Das bezieht sich genau auf die hier in Frage stehenden, nämlich als ,Krankheitserreger' präsentierten Viren.

[25] Vgl. *Engelbrecht/Köhnlein* a.a.O., S. 407 Fn. 73. Der Titel der Studie lautet «Induction of avian tumor viruses in normal cells by physical and chemical carcinogens».

[26] Bekanntlich löst *sehr starke* radioaktive Strahlung umgehend tödlichen «Strahlenkrebs» aus, dessen Krankheitsbild sich jedoch deutlich vom normalen Krebs unterscheidet. Mit so hohen Strahlendosen kann Weiss bei seinen Untersuchungen aber nicht gearbeitet haben, weil sie zum sofortigen Zelltod geführt hätten.

[27] *Engelbrecht/Köhnlein* a.a.O., S. 159.

In den gängigen Lehrbüchern steht es natürlich ganz anders. Dort kennt man im Prinzip zwei Grundtypen von (bei Mensch und/oder Tier[28]) krankmachenden Viren: solche mit DNS-Erbgut und solche mit RNS-Genom. DNS ist doppel-strangig, RNS ein-strangig. Die Viren bestehen also «aus einem Stück DNA oder RNA, das etwa 10 bis 100 Gene enthält, und das in eine Hülle aus Protein, [das] Capsid, eingeschlossen ist. Manche Viren haben noch eine zusätzliche Außenhülle, die neben Proteinen z. T. Fettstoffe und Polysaccharide enthalten kann.»[29] Das ist die weithin anerkannte, unhinterfragte, sozusagen «orthodoxe» Theorie. Aber es gibt eine Menge Fachleute, die widersprechen oder zumindest zweifeln. Nicht so grundsätzlich wie Lanka, Quanten, Menser, Kaufman oder Hildreth, sondern bezüglich aller möglichen, von Autor zu Autor wechselnden Teilbereiche der Viren-Theorie.

## *Endogene Retroviren*

Wohl die größten und verbreitetsten Zweifel bestehen am Konzept der sogenannten «Retroviren». Absolut keine Zweifel daran hegt die amerikanische Spitzenforscherin Dr. Judy Mikovits. Die Molekularbiologin ist felsenfest überzeugt davon, vor über einem Jahrzehnt ein für Menschen hochgefährliches Retrovirus, das ursprünglich nur in Mäusen vorkommende XMRV, «isoliert» und «gezüchtet» zu haben. Sie stellt auch keines der vielen von anderen Forschern «isolierten» Retroviren in Frage: weder das für AIDS verantwortliche HIV noch das als erstes seiner Art entdeckte «Humane T-Zellen-Leukämie-Virus» (HTLV-1) noch die zahllosen späteren Entdeckungen. Für sie ist das HTLV-1 «das erste erwiesenermaßen pathogene humane Retrovirus»[30].

Retroviren haben ihren Namen vom lateinischen Wort «retro», weil sie sozusagen «rückwärts» funktionieren. Wie Dr. Mikovits uns – etwas lückenhaft – erklärt[31], streifen diese Viren, sobald sie irgendwann vor Jahrtausenden, Jahrzehntausenden, Jahrhunderttausenden, Jahrmillionen oder Jahrzigmillionen, halt einfach ,im Laufe der Evolution', von irgendwoher in eine menschliche Zelle eingedrungen sind, ihre Eiweißhülle ab und lassen sich mithilfe des Bio-Katalysators (= Enzyms) «Reverse Transskriptase» ihr einstrangiges RNS-Genom in ein doppel-strangiges DNS-Genom «übersetzen». Ist das geschehen, klinken sie sich mithilfe eines weiteren Enzyms, einer «DNS-Integrase», irgendwo in eines der tierischen oder menschlichen Gene im Zellkern ein, die ja nur aus DNS bestehen. Die Viren sind ab diesem Mo-

---

[28] Es gibt auch pflanzenschädigende Viren, aber darauf ist hier nicht einzugehen.
[29] *Kaplan* a.a.O., S. 56f.
[30] *Mikovits/Heckenlively* S. XXIX.
[31] Vgl. ebd. S. 127f, 132f u. öfter. Das Abstreifen der Eiweißhülle wird nicht explizit erwähnt, auch nicht die Rückübersetzung mittels normaler Transskriptase.

# Die Bausteine der Erbsubstanz im Überblick (1)

C = Kohlenstoff-Atom
N = Stickstoff-Atom
O = Sauerstoff-Atom
H = Wasserstoff-Atom
P = Phosphor-Atom

| Einfache Atombindung

‖ Doppelte Atombindung

┊ Schwache Atombindung
(*sog. Wasserstoffbrücken-
bindung*)

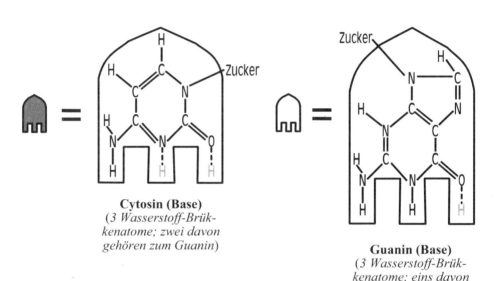

**Cytosin (Base)**
(*3 Wasserstoff-Brük-
kenatome; zwei davon
gehören zum Guanin*)

**Guanin (Base)**
(*3 Wasserstoff-Brük-
kenatome; eins davon
gehört zum Cytosin*)

**Cytosin-Guanin-Verbindung**
(*3 Wasserstoff-Brückenatome; zwei
davon gehören zum Guanin [rechts],
eine zum Cytosin [links]*)

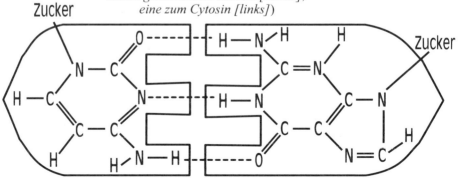

# Die Bausteine der Erbsubstanz im Überblick (2)

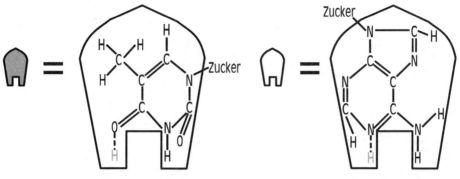

**Thymin (Base)**
*(2 Wasserstoff-Brük-
kenatome; eins davon
gehört zum Adenin)*

**Adenin (Base)**
*(2 Wasserstoff-Brük-
kenatome; eins davon
gehört zum Thymin)*

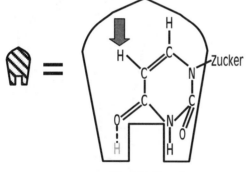

**Uracil (Base)**
*(2 Wasserstoff-Brük-
kenatome; eins davon
gehört zum Adenin; der
Pfeil markiert den
Unterschied zu Thymin)*

**Thymin-Adenin-Verbindung**
*(2 Wasserstoff-Brückenatome; eins
davon gehört zum Thymin [oben],
eins zum Adenin [unten])*

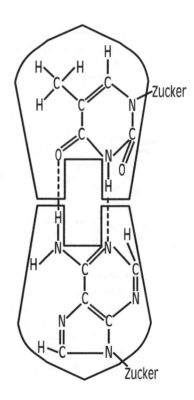

# Die Bausteine der Erbsubstanz im Überblick (3)

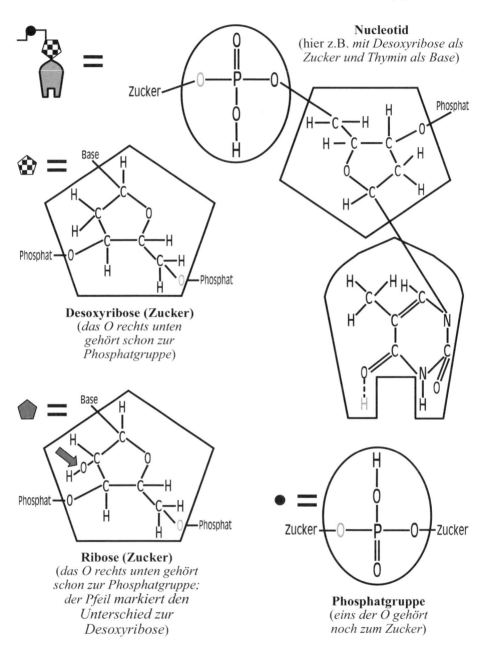

**Nucleotid**
(hier z.B. *mit Desoxyribose als
Zucker und Thymin als Base*)

Phosphat

Zucker

**Desoxyribose (Zucker)**
(*das O rechts unten
gehört schon zur
Phosphatgruppe*)

**Ribose (Zucker)**
(*das O rechts unten gehört
schon zur Phosphatgruppe;
der Pfeil markiert den
Unterschied zur
Desoxyribose*)

**Phosphatgruppe**
(*eins der O gehört
noch zum Zucker*)

# Die zwei Formen der Erbsubstanz

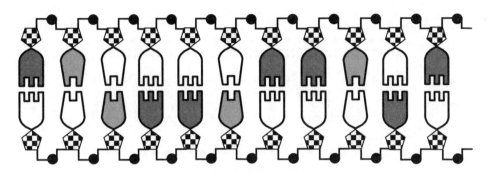

**D**esoxyribo**n**ucklei**n**s**ä**ure (DNS), auch (engl.) **D**esoxyribose **N**ucleic **A**cid (DNA)
(*beispielhafter Ausschnitt*)

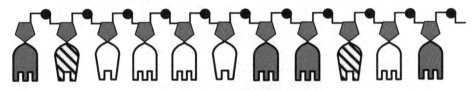

**R**ibo**n**uclei**n**s**ä**ure (RNS), auch (engl.) **R**ibose **N**ucleic **A**cid (RNA)
(*derselbe beispielhafte Ausschnitt wie oben der obere Strang, jedoch anstelle von
Desoxyribonucleinsäure ( ) Ribonucleinsäure ( ) sowie statt Thymin ( )
Uracil( ); RNS ist im Gegensatz zur doppel-strangigen DNS ein-strangig)*

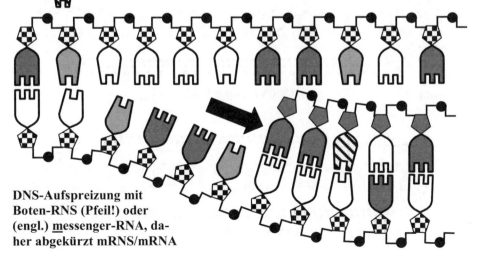

**DNS-Aufspreizung mit
Boten-RNS (Pfeil!) oder
(engl.) messenger-RNA, daher abgekürzt mRNS/mRNA**

# Viren (laut Theorie ...)

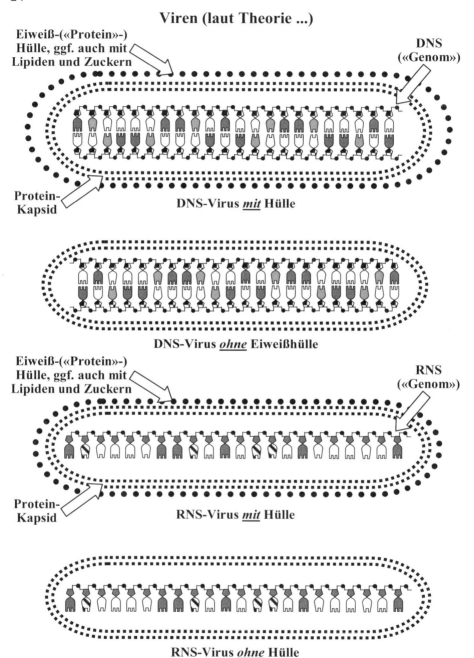

Eiweiß-(«Protein»-) Hülle, ggf. auch mit Lipiden und Zuckern

DNS («Genom»)

Protein-Kapsid

**DNS-Virus _mit_ Hülle**

**DNS-Virus _ohne_ Eiweißhülle**

Eiweiß-(«Protein»-) Hülle, ggf. auch mit Lipiden und Zuckern

RNS («Genom»)

Protein-Kapsid

**RNS-Virus _mit_ Hülle**

**RNS-Virus _ohne_ Hülle**

# Retroviren (laut Theorie ...)

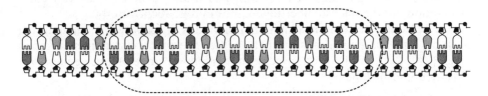

**Menschliche DNS** *(Ausschnitt, schematisch)* **mit eingebautem Retrovirus**
*(angedeutet durch die punktierte Linie)*

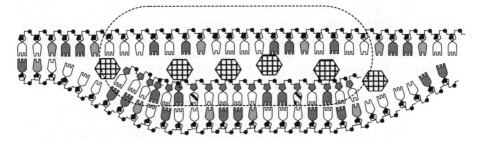

**«Exprimierung», 1. Schritt: das Retrovirus läßt sich mithilfe des Enzyms**
*Reverse Transskriptase* **(RT** ⬡ **) in RNS übersetzen.**

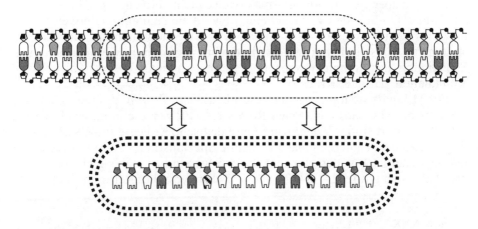

**«Exprimierung», 2. Schritt: das übersetzte RNS-Retrovirus umgibt sich mit
einem Kapsid; gleichzeitig verbleibt es jedoch im wieder geschlossenen DNS-
Doppelstrang und kann sich dadurch jederzeit neu «exprimieren».**

ment bestens «versteckt», denn ihre DNS ist von derjenigen der normalen Gene chemisch nicht unterscheidbar. Sie werden denn auch zusammen mit dem übrigen Erbgut ihres Wirtsorganismus immer schön weiter von einer Generation auf die nächste übertragen, mithin regelrecht vererbt.

Weil also die Retroviren ständig im Innern des Erbguts verbleiben und sich nur von dort aus bemerkbar machen, heißen sie mit vollständigem Namen «endogene Retroviren» (von griechisch «endon» = «innen» und «genesis» = «Werden», «Entstehen»).

Von Zeit zu Zeit, wenn die Gelegenheit günstig ist, weil das Immunsystem ihres Wirtsorganismus momentan versagt, werden die «schlafenden» Retroviren dann plötzlich ganz nach Art eines Gens aktiv. Sie lassen sich, ohne das menschliche Genom zu verlassen, mittels des Enzyms «Transskriptase» «zurück» (also «retro») in die ursprüngliche RNS übersetzen und reproduzieren («exprimieren») sich auf diese Weise selbst. Die neuentstandenen Viren umgeben sich auch wieder mit einer Eiweißhülle und fangen an, in der Zelle Schaden anzurichten. Wie sie das tun, erklärt zwar weder Dr. Mikovits noch irgendjemand sonst. Eine großartige Erklärung wäre an sich auch gar nicht nötig. Denn im Prinzip können egal welche Viren ihre Wirtszelle nur dadurch schädigen, daß sie deren Substanz teilweise oder ganz aufzehren, indem sie sich selber durch wiederholte identische Verdopplungen im Extremfall solange vermehren, bis ‚nichts mehr zu holen ist' und die Zelle abstirbt.

Nur verhält sich das bei den Retroviren anscheinend anders. Sie können wohl «aktiviert werden, um sich zu exprimieren und Schaden zu verursachen», sind aber gleichzeitig «normalerweise nicht vermehrungsfähig»[32]. Wie sie dann also «Schaden verursachen», obwohl sie sich «normalerweise» gar nicht vermehren, bleibt völlig unklar. Mikovits zieht sich auf eine höchst allgemeine Umschreibung zurück: Endogene Retroviren «verursachen eine Schädigung des Immunsystems und führen zu einer breiten Palette von Krankheiten, darunter Krebs»[33].

Für Mikovits steht inzwischen fest: «Etwa acht Prozent des menschlichen Genoms bestehen aus endogenen Retroviren (ERVs), die in unsere DNA [= DNS] integriert sind.»[34] Dem würde ihre deutsche Kollegin Prof. Karin Mölling, auch sie eine international anerkannte Spezialistin für Retrovirologie, allerdings energisch widersprechen. Ihr zufolge sind es keine acht, sondern – man halte sich gut fest! – «50 Prozent»[35]! «Ein typisches Retrovirus hat 8 000

---

[32] Ebd. S. 95.
[33] Ebd. S. XXX.
[34] Ebd. S. 95.
[35] Vgl. *Stefan Lanka*, Fehldeutung Virus II. Anfang und Ende der Corona-Krise (Auszug [= Sonderdruck] aus WISSENSCHAFFTPlus Magazin 02/2020, S. 8f: «Die auf dem Gebiet der zelleigenen, als endogen bezeichneten harmlosen, unvollständigen oder defekten Viren

bis 10 000 Basenpaare», weiß Mikovits.[36] Das ergibt schon bei acht, erst recht jedoch bei 50 Prozent des menschlichen Erbguts – entsprechend über 1,5 Milliarden Basenpaaren! – eine gewaltige, nachgerade unüberschaubare Menge von Retroviren.

Nun hat das Konzept allerdings offenkundige Schwächen. Die erste ist die angebliche ‚evolutionäre‘ Herkunft der Retroviren. Was war zuerst, das Huhn oder das Ei? Wo sind sie ‚entstanden‘, die endogenen Retroviren, in einer lebenden Zelle oder außerhalb? Wenn außerhalb, wie war das möglich, wo sie doch nur in Zellen anderer Organismen überlebensfähig sind? Wenn innerhalb, wie konnten dort so riesige, für den Zellstoffwechsel ganz untypische RNS-Stücke überhaupt ins Dasein treten und sich noch dazu derart verselbständigen, daß sie sich selbst reproduzieren[37]? Dieser Punkt ist unter den Virologen umstritten; viele lassen ihn auch einfach offen.

Skeptische Fachleute stoßen sich aber weniger an der ungeklärten Herkunft als an dem Umstand, «daß Retroviren leicht zu Viren mit stark unterschiedlichen genetischen Profilen mutieren», wie Mikovits meint. «Da sie gewöhnlich leicht lahmgelegt und beschädigt werden, haben die meisten sie als nicht infektiöse Schrott-DNA abgetan.»[38] Die Expertin gleitet über diesen Einwand, dem sie bloß ein Halbsätzchen widmet, einfach hinweg. Man muß sich aber die Bedeutung dessen klarmachen, was sie uns hier mitteilt: Die Mehrheit der Fachleute glaubt nicht an 8 (oder gar 50) Prozent Retroviren im menschlichen Erbgut, sondern interpretiert diese 8 bzw. 50 Prozent als ganz normale, wiewohl nicht funktionale menschliche DNS. Ihnen zufolge gibt es also gar keine «endogenen Retroviren».

Der erst 2019 verstorbene kanadische Prof. Etienne de Harven, ein zu Lebzeiten weltbekannter Viren- und Krebsforscher, pflichtet zwar im Hinblick auf RNA-Tumorviren, die seiner Meinung nach bei *Mäusen* definitiv gefunden wurden, dem Konzept der Retroviren vorsichtig bei. Er hält es zumindest für *möglich*, daß es sich hier um gar keine von außen kommenden, ansteckenden Viren handelt, sondern «vielmehr um endogene defekte Viren, die in unseren [sic![39]] Chromosomen versteckt sind». Doch die beiden Auto-

---

führende Virologin, Frau Prof. Karin Mölling [...] hat in Publikationen und in einem Buch aufgezeigt, daß die Hälfte der Erbsubstanz des Menschen, also die Hälfte der Sequenzen, aus denen unsere Chromosomen bestehen, aus inaktiven und defekten Gensequenzen von Viren besteht.» Bei dem Buch handelt es sich lt. Lanka ebd. Fn. 17 um den Titel «Viruses: More Friends than Foes», der «2016 auch auf Deutsch erschienen ist».

[36] *Mikovits/Heckenlively* S. 127.

[37] Daß sie es ‚irgendwie‘ getan haben «könnten», mutmaßt z.B. *Kaplan* a.a.O., S. 59, nämlich, «daß Teile des Genoms von Zellen sich verselbständigt haben, gewissermaßen „verwildert" sind».

[38] *Mikovits/Heckenlively*, S. 128.

[39] Der Autor scheint an dieser Stelle aus dem Blick verloren zu haben, was er schon im übernächsten Satz für «sicher» erklären wird, nämlich «daß virale Partikel, die man in bereits an

ren des wissenschaftlichen Wälzers, für den er sein Vorwort schreibt, sind dem Retroviren-Konzept nur sehr bedingt hold[40] und halten es – mit einer Begründung, auf die wir noch zurückkommen werden – für zumindest unbewiesen[41].

Sie zitieren beispielsweise aus der Nr. 18/1986 des Magazins «Der Spiegel», in der es hieß, die Krebsforscher hätten «den Retroviren alles Böse zugetraut – die Auslösung von Krebs vor allem – und dafür Spott und Niederlagen ohne Zahl einstecken müssen»[42], natürlich seitens großer Teile der übrigen Fachwelt.

Sie verweisen insbesondere auf den gefeierten Entdecker des wohl bekanntesten Retrovirus, des AIDS-Virus HIV Luc Montagnier. Sie erinnern daran, «daß Montagnier höchstpersönlich in einem Interview mit dem französischen Wissenschaftsjournalisten Djamel Tahi, das geführt wurde am Institut Pasteur in Paris, aufgenommen wurde auf Video und 1997 veröffentlicht wurde in der Zeitschrift *Continuum*, zugab, daß es selbst nach „allergrößten Anstrengungen" nicht gelungen sei, mit Hilfe elektronenmikroskopischer Aufnahmen von Zellkulturen, in denen HIV anwesend gewesen sein soll, Partikel sichtbar zu machen, die von ihrer „Morphologie her typisch sind für Retroviren"»[43].

Aus diesem letzteren Zitat geht übrigens hervor, daß Montagnier und andere seinerzeit genau zu wissen *glaubten*, wie die ‚typische Morphologie', also die typische Gestalt eines Retrovirus aussieht, obwohl sie noch nie eines unter dem Elektronenmikroskop zu Gesicht bekommen hatten ... Ein gewisses Quantum an Spekulation mag durchaus nützlich, ja sogar notwendig sein, um die Wissenschaft voranzubringen. Aber mit belastbaren Resultaten oder Fakten darf man das keinesfalls verwechseln.

Der Schweizer Mediziner und Molekularbiologe Dr. Walter Seelentag faßt die gängige Lehrbuchweisheit über Viren so zusammen: «Sie bestehen aus genetischem Material, dem manchmal auch noch ein paar Enzyme beigegeben sind.»[44] Diese lockere ‚Beigabe' kann natürlich funktionieren, solange die

---

Krebs oder Leukämie leidenden Versuchsmäusen gefunden hat, noch nie in menschlichem Krebsgewebe gesehen oder isoliert wurden».

[40] Vgl. *Engelbrecht/Köhnlein*, S. 43, wo die Vorstellung einer spontanen «Virusproduktion» durch «Körperzellen» «etwa als Reaktion auf Streßfaktoren» dankbar begrüßt wird, weil sie das von den Autoren vornehmlich bekämpfte Konzept von außen kommender ‚pathogener' Viren überflüssig zu machen scheint. Allerdings betrachten die Autoren diese «endogenen Viren», die sie auch als «Partikel» bezeichnen, nicht etwa als krankmachende Ursachen, sondern umgekehrt als Produkte krankmachender Einwirkungen auf den Körper bzw. dessen Zellen.

[41] Ebd. S. 88ff.

[42] Ebd. S. 91.

[43] Ebd. S. 309f.

[44] Walter Seelentag in: «Corona. Was uns der Staat verschweigt» (= Compact Aktuell Nr. 2, Redaktionsschluß 6. April 2020), S. 56.

Viren ihr Kapsid besitzen. Retroviren jedoch besitzen, sobald sie sich selbst aus RNS in DNS übersetzt und in die DNS der Wirtszelle ‚integriert' haben, *kein* Kapsid mehr. Irgendwie schaffen sie es trotzdem, das für ihre ‚Aktivität' absolut unerläßliche Enzym «Reverse Transskriptase» (RT) *dauerhaft* in die Wirtszelle ‚mitzubringen', nämlich, indem sie es codieren und im Bedarfsfalle «exprimieren», meint Dr. Judy Mikovits[45]. Daß die RT nach Angaben ihrer mit dem Nobel-Preis gekrönten Entdecker sowieso immer schon in allen Zellen vorhanden ist (siehe unten), so daß kein Retrovirus sie noch eigens zu «exprimieren» braucht, ignoriert die ‚Expertin' geflissentlich ...

### *«Instabilität» der Retroviren*

Dr. Mikovits und ihr langjähriger engster Mitarbeiter Dr. Frank Ruscetti haben es trotz ihrer heldenhaften Wahrheitsliebe, die sie beide ihre Karriere kostete, anscheinend nie für nötig gehalten, sich im Rahmen ihrer Virenforschung mit kritischen Gegenstimmen auseinanderzusetzen[46]. Die standhafte Weigerung, über den Tellerrand des eigenen, notgedrungen meist eng umgrenzten Forschungsgebiets hinauszublicken, ist in der Wissenschaft zu allen Zeiten eine verbreitete Haltung gewesen, aber vielleicht nie so sehr wie heute. Mikovits beschreibt Retroviren aller Art als außerordentlich «instabil», d.h. wandlungsfähig.

«Retroviren mit bis zu 10 Prozent Variation in ihrem genetischen Code werden immer noch in die gleiche Familie von Retroviren eingeordnet», erklärt sie ganz unbeschwert[47]. Daß «10 Prozent» eine willkürlich gesetzte Grenze bedeuten, stört sie nicht.

Bei den von ihr angeblich «isolierten» Mäuseviren XMRV waren «viele fehlerhaft», «so wie bei den meisten Retroviren einschließlich HIV»[48]. Aber von «fehlerhaft» zu sprechen ist sinnlos, wenn – bei «bis zu 10 Prozent Variation» – offenbar niemand weiß, wie denn das «fehlerfreie» Original überhaupt aussieht oder aussehen müßte.

Doch damit nicht genug. Endogene Retroviren, das zitiert sie aus der Feder von Kollegen in einer wissenschaftlichen Fachzeitschrift und übersetzt es dann aus dem dortigen Fachchinesisch in *etwas* verständlichere Sprache, können «sich mit anderen Pathogenen [= Krankheitserregern] in Ihrem Körper rekombinieren [neu zusammensetzen], um neue Monster zu erschaffen»[49].

---

[45] *Mikovits/Heckenlively* a.a.O., S. 95.
[46] In ihrem Buch, das ausführlich über ihre Forschungen berichtet, findet sich davon jedenfalls keine Spur.
[47] *Mikovits/Heckenlively* a.a.O., S. 15.
[48] Ebd. S. 15f.
[49] Ebd. S. 134f.

Anders gesagt: «Viren kombinieren und rekombinieren sich mit anderen Viren in der Nähe, weshalb es schwierig ist herauszufinden, welches Virus die Probleme verursacht.»[50] Fazit: Nichts genaues weiß man nicht ... aber wir wissen trotzdem, daß ‚es‘ stimmt!

Mikovits beruft sich indes auf eine Studie einer Forschergruppe im «Journal of Virology» von 2013, die sich auf das von ihr, Mikovits selber, entdeckte XMRV bezieht, denn der Titel lautet (übersetzt) «Erzeugung vielfacher Verdopplung fähiger Retroviren durch Rekombination zwischen Pre-XMRV-1 und PreXMRV-2»[51], also zwischen zwei ‚Vorstufen‘ zweier verschiedener ‚Stämme‘. Es gibt aber nicht nur ‚krankmachende‘ Vorstufen ‚krankmachender‘ Retroviren, die sich miteinander neu kombinieren, sondern sogar ‚krankmachende‘ «bloße Stückchen von anderen Viren», die das ebenfalls tun, versichert Mikovits. Zumindest «glaubt» sie das[52] – eigentlich ein verräterisches Wort aus dem Mund einer Wissenschaftlerin.

Es mag ja sein, daß die Genetikerin Barbara McClintock ebenfalls bloß «glaubte» – aber dann jedenfalls das Gegenteil dessen, was Mikovits vermeint. Sie hat nämlich «1983 in ihrer Nobelpreisarbeit berichtet, daß sich das Erbgut von Lebewesen ständig verändern kann, und zwar dadurch, daß es von „shocks" getroffen werde. Diese Schocks können Gifte sein, aber auch Stoffe, die im Reagenzglas Streß erzeugen. Dies wiederum kann dazu führen, daß sich neue Gensequenzen bilden, die zuvor nicht nachweisbar waren (in vivo und in vitro)»[53], also weder in lebenden Zellen noch im Reagenzglas.

Was Mikovits und viele andere als ‚Fehler bei der – aktiven – Viren-Verdopplung‘ sowie als aktive «Rekombination» aller möglichen Retroviren und sogar bloßer Viren-Partikel interpretieren, deuten somit die (1992 verstorbene) Nobelpreisträgerin McClintock und ihre Anhängerschaft gerade umgekehrt als passive Schädigung von Teilen der menschlichen Erbsubstanz durch Gifte und andere Streßfaktoren.

### HIV/AIDS

Das «Humane Immunschwäche-Virus», abgekürzt HIV, ist das weitaus bekannteste Retrovirus. Es soll eine neue Krankheit namens «Erworbenes Immunschwäche-Syndrom», abgekürzt (englisch) AIDS, hervorrufen. Entgegen

[50] Ebd. S. 52.
[51] Ebd. S. 266, Fn. 7 zu Kapitel 3.
[52] Ebd. S. 53: «Ich glaube [!], in ähnlicher Weise braucht es oft kein vollständiges Virus, sondern vielleicht nur ein paar Hundert Basenpaare aus der Virushülle, um die Immunfunktion zu beeinträchtigen. Wir bezeichnen sie als Viruspartikel und tun so, als ob sie unschädlich seien, aber ich glaube [!], daß diese Ansicht wahrscheinlich falsch ist.» Übrigens besteht die «Virushülle» nach allgemeiner virologischer Auffassung aus Proteinen, ggf. auch Lipiden (Fettstoffen) und Polysacchariden (Vielfachzuckern), aber nicht aus «Basenpaaren» ...
[53] Engelbrecht/Köhnlein a.a.O., S. 43.

weit verbreitetem Glauben wogt jedoch – kaum beachtet von der durch die Massenmedien (des-)informierten Öffentlichkeit – innerhalb der Expertenzunft der Streit über Existenz und wahre Natur von HIV bzw. AIDS auch dreieinhalb Jahrzehnte nach seiner angeblichen ‚Entdeckung' so heftig weiter wie eh und je.

Gewiß, eine Mehrheit der Virologen glaubt fest an die Existenz eines HIV und an seine Verursachung von AIDS. Laut Mikovits handelt es sich um die größte Zoonose, d.h. von Tieren auf den Menschen übergegangene Infektionskrankheit überhaupt, unter der, wie sie angibt, «[m]ehr als 60 Millionen Menschen» leiden. «Man ist sich auf dem Gebiet einig», sagt sie, «[...] das menschliche Virus kam von einem Affen- beziehungsweise Schimpansen-Virus.»[54] Halt, nicht so schnell, ruft indes ein ganzer Chor anderer Experten. Wir möchten erst einmal endlich eine elektronenmikroskopische Aufnahme des HIV sehen, und zwar eine solche direkt aus Patientenblut statt immer bloß aus irgendwelchen dubiosen Zellkulturen! Andere wiederum akzeptieren zwar die Existenz des Virus als solchen, können aber keinen nachgewiesenen Zusammenhang zwischen ihm und dem als AIDS ausgegebenen Krankheitsbild erkennen.

Zur letzteren Gruppe zählte der erste gewichtige Kritiker der AIDS-Hypothese, nämlich «Peter Duesberg, Mitglied in der National Academy of Sciences, dem höchsten Wissenschaftsgremium der USA, und einer der renommiertesten Krebsforscher der Welt», der schon 1987 einen fundamental skeptischen Artikel in der Fachzeitschrift «Cancer Research» publizierte[55]. Ihm schloß sich beispielsweise 1989 der Chemie-Nobelpreisträger Walter Gilbert an[56]. Und 1998 ausgerechnet der Erfinder der aktuell in aller Munde befindlichen PCR-Methode und Nobelpreisträger für Biochemie von 1993 Kary Mullis[57].

Zur ersteren Gruppe gehören ebenfalls weltweit hochangesehene Größen ihres Fachs, so etwa Prof. Etienne de Harven, der noch 2006 bemängelte: «Nach wie vor ist nicht ein einziger HIV-Partikel mit Hilfe eines Elektronenmikroskops im Blut von Patienten beobachtet worden, von denen es heißt, sie hätten eine hohe „Viruslast"!» Alle in der Presse vorgezeigten Photos seien computergeneriert oder stammten bestenfalls «lediglich von Zellkulturen aus dem Labor».[58] Dasselbe haben u.a. «die Biologin Eleni Papadopulos und der Mediziner Val Turner von der australischen Perth Group»[59] auszusetzen. Vor der detaillierten fachlichen Kritik des letzteren, aber auch des kanadi

---

[54] *Mikovits/Heckenlively* a.a.O., S. 181.
[55] *Engelbrecht/Köhnlein* a.a.O., S. 128.
[56] Ebd. S. 129f.
[57] Ebd. S. 93, wo Mullis wörtlich zitiert wird.
[58] Ebd. S. 5 (Vorwort zur 1. Aufl.).
[59] Ebd. S. 96.

schen Biologen und AIDS-Experten David Crowe fanden nicht einmal die 2006 von einer deutsch-britischen Forschergruppe mit viel Getöse veröffentlichten neuesten elektronenmikroskopischen Photos angeblicher AIDS-Viren Gnade[60].

Der emeritierte Mikrobiologe an der berühmten *Harvard University* Charles Thomas gründete zu Beginn der 1990er Jahre die «Gruppe für die wissenschaftliche Neubewertung der HIV/AIDS-Hypothese» («The Group für the Scientific Reappraisal of the HIV/AIDS-Hypothesis»), die «Hunderte Mediziner, Molekularbiologen und andere ausgewiesene Kritiker der HIV=AIDS-These versammelte», darunter etliche große Namen. Der Weltnetzauftritt «www.rethinkingaids.com» verzeichnete 2006 sogar bereits mehr als 2000 berufene Kritiker.[61]

Selbst der für die HIV-Entdeckung schließlich mit dem Nobelpreis geehrte Prof. Luc Montagnier gestand 1996 in der TV-Dokumentation «AIDS – die großen Zweifel» von Djamel Tahi: «Es gibt keinen wissenschaftlichen Beweis dafür, daß HIV AIDS verursacht.» Noch Ende Februar 2004 räumte auch der ehemalige Chef der obersten deutschen Seuchenbehörde, des Robert-Koch-Instituts, Reinhard Kurth gegenüber dem Magazin «Der Spiegel» ein: «Wir wissen nicht einmal genau, wie HIV krank macht.»[62]

Andere Leute vom Fach ficht das alles aber nicht an. Was Montagnier 1996 für unbewiesen hielt und Kurth 2004 immer noch nicht «genau» wußte, hatte Judy Mikovits nach eigenem Bekunden schon 1991 in ihrer preisgekrönten Doktorarbeit herausgefunden: «Diese Arbeit veränderte das Paradigma der HIV/AIDS-Behandlung und hat Millionen von Menschenleben gerettet. Sie zeigte auch, daß HIV NICHT AIDS VERURSACHT, da eine genetisch resistente Person mit HIV infiziert sein kann und niemals AIDS entwickkelt. Es war die Immunantwort auf HIV, nicht die Infektion, die den Schaden verursachte.»[63]

Das ist eine hochinteressante Logik, denn wenn AIDS nicht anderes als das englische Akronym für «Erworbenes Immunschwäche-Syndrom» («Acquired Immuno-Deficiency Syndrome») darstellt, kann der «Schaden», den die «Immunantwort» verursacht, ja nur die erworbene Immunschwäche = AIDS sein, und diese «Immunantwort» bzw. der ‚Erwerb' der Immunschwä-

---

[60] Vgl. ebd. S. 97f. Verdächtig kam den kritischen Experten nicht nur die stark voneinander abweichende Gestalt der vorgezeigten «Virus-Partikel» vor, sondern auch die ungewöhnliche, der Viren-Theorie widersprechende Variationsbreite ihres Durchmessers (die größten hatten den doppelten Durchmesser der kleinsten) sowie die nicht weiter erläuterte Angabe der Studien-Autoren, ihre beiden abgedruckten Photos seien «nicht repräsentativ» für die ganze Probe ...

[61] Ebd. S. 129.

[62] Ebd. S. 98.

[63] *Mikovits/Heckenlively*, S. 153; Großschreibung original.

che geht doch offenbar direkt auf die (angebliche) Anwesenheit des HIV, d.h. auf die «Infektion» zurück. Genausogut könnte man dann also sagen: es ist nicht der Treppensturz, der den Beinbruch verursacht, sondern das gebrochene Bein verursacht den Schaden ... Kurzum, Mikovits hatte in Wirklichkeit gar nichts herausgefunden, sondern bloß eine Tautologie formuliert.

Wir «wissen», behauptet Mikovits, «daß HIV mehr als hundert Stämme hat.» Das schafft eine Menge ‚Spielraum' für Tests und Diagnosen, und wirklich schließt sie daraus, daß «PCR-Abweichungen», also falsch-positive oder falsch-negative PCR-Testergebnisse auf HIV, ‚keine Rolle spielen', denn daran sind halt einfach die vielen verschiedenen «Stämme» schuld[64]. Außerdem: «Selbst bei HIV sind die meisten Viren fehlerhaft. Sie sind nicht infektiös und nicht übertragbar. Sie schädigen das Immunsystem durch andere Mechanismen.»[65] In der Kunst, vage Allgemeinplätze als hohe virologische Wissenschaft auszugeben, ist die Forscherin offenbar groß, und nicht bloß sie allein.

«Eine AIDS-Kur wurde nie gefunden; nachweisbare epidemiologische Voraussagen wurden nie gemacht; und ein HIV-Impfstoff wurde ebenfalls nie erfolgreich eingeführt. [...] Und nicht ein einziger Patient, von dem es heißt, er hätte AIDS, wurde je geheilt ....»[66], befand noch 2006, mehr als 20 Jahre nach der HIV-Entdeckung, der «Pionier der Elektronenmikroskopie und Virologie»[67] Etienne de Harven. Im Jahre 2020 hat sich das auf wundersame Weise geändert, glaubt man anderen Größen seines Fachs. Schon «seit rund 30 Jahren» höre die durch Infektionskrankheiten bedingte Sterblichkeit nicht auf zu sinken, beteuert der international als Autorität geltende französische Mikrobiologe Prof. Didier Raoult. Dies sei «dem Rückgang der Sterblichkeit durch die drei großen Killer Tuberkulose, AIDS und Sumpffieber [= Malaria]» zu verdanken, und speziell im Falle von AIDS den «großartigen Bemühungen [...], preisgünstige Medikamente zu bekommen, welche die Patienten retten und die Ausbreitung der Epidemie verhindern»[68].

«Wir haben nicht nur herausgefunden, wie man das Virus ausschalten kann», jubelt auch 2019 Dr. Judy Mikovits, «sondern entdecken gerade, wie man es aus seinen Verstecken herausspülen und ausmerzen kann, sodaß es zu einer tatsächlichen Heilung kommt.»[69] Ähnlich euphorisch äußert sich im Oktober 2020 ihre Kollegin Prof. Karin Mölling: «Dreißig Medikamente gegen HIV haben der Aids-Erkrankung viel von ihrem einstigen Schrecken

---

[64] Ebd. S. 140.
[65] Ebd. S. 52.
[66] *Engelbrecht/Köhnlein* a.a.O., S. 5 (Vorwort zur 1. Aufl.).
[67] Ebd. S. 96.
[68] *Didier Raoult*, Épidémies. Vrais dangers et fausses alertes, Neuilly-sur-Seine (Éditions Michel Lafon) 2020, S. 11.
[69] *Mikovits/Heckenlively*, S. XXXVII.

genommen, obwohl es bis heute keine Impfung gegen das Virus gibt.»[70] Und obwohl HIV ja laut Mikovits – siehe oben – und erst recht gemäß vielen anderen Fachgrößen (wahrscheinlich) gar kein AIDS verursacht ...

Vielleicht ja genau deshalb ist die Pharmaindustrie von der Wirksamkeit ihrer antiviralen «AIDS-Medikamente» weit weniger überzeugt als die Virologen, die wohl davon schwärmen, jedoch die Gebrauchsanweisungen offenbar nie gelesen haben. Auf dem Beipackzettel des AIDS-Mittels «Retrovir» von *GlaxoSmithKline*, das auch unter dem Namen «AZT» vermarktet wird, steht ironischerweise wörtlich: «Retrovir ist kein Heilmittel für eine HIV-Infektion». Exakt dieselbe Formulierung findet sich auf dem Beipackzettel des AIDS-Mittels «Viramune» von *Boehringer-Ingelheim*, das auch als «Nevirapine» in den Handel kommt: «Viramune ist kein Heilmittel für eine HIV-Infektion».[71] Aber doch jedenfalls ein treffliches «Heilmittel» gegen leere Kassen der Apotheken und der sie beliefernden Hersteller ...

### *HIV/AIDS-Nachweise*

Der AIDS-Erreger HIV war eines der ersten Retroviren, die man entdeckt haben wollte. Allerdings ohne *direkten* Nachweis. Das ersatzweise verwendete *indirekte* Nachweismittel für Retroviren, rekapituliert 2006 der Spitzenforscher Etienne de Harven, womit «die Orthodoxie sich diesen Weg bahnte, weg vom echten Beweis mit Viren-Isolierung und elektronenmikroskopischer Aufnahme und vollständiger Partikelcharakterisierung, war das Enzym Reverse Transskriptase. 1970 wurde es zum ersten Mal beschrieben.» Man habe damals «vorschnell» angenommen, dieses Enzym sei «absolut» spezifisch für Retroviren, und daraus gefolgert, überall dort, wo man im Reagenzglas dieses Enzym tätig sehe, seien mit Sicherheit Retroviren vorhanden. Doch schon kurz darauf fanden – immer noch laut De Harven – die Nobelpreisträger Howard Temin und David Baltimore ‚definitiv' heraus, daß Reverse Transskriptase «in allen Zellen vorkommt». Die beiden Fachautoren Engelbrecht/Köhnlein präzisieren: Temin und Baltimore waren selbst die Entdecker der Reversen Transskriptase und wurden genau dafür 1975 mit dem Nobelpreis geehrt[72]. Ihre zusätzliche, 1972 publizierte Entdeckung, daß dieses Enzym entgegen ersten Annahmen mit der Anwesenheit von Viren überhaupt nichts zu tun hat[73], wurde – und wird bis heute – jedoch weithin geflissentlich ignoriert.

---

[70] *Karin Moelling* (sic!) in: Neue Zürcher Zeitung, 15. Oktober 2020.
[71] Zit.n. *Engelbrecht/Köhnlein* a.a.O., S. 144.
[72] Ebd. S. 88.
[73] Ebd. S. 89 wird aus ihrer einschlägigen Studie der Satz zitiert: «Reverse Transskriptase ist eine Eigenschaft, die allen Zellen eigen ist und sich nicht nur auf Retroviren beschränkt.»

Doch lassen wir Prof. De Harven weiter berichten. Obwohl auch die engsten Mitarbeiter des französischen Virologen und nachmaligen Nobel-Preisträgers Prof. Luc Montagnier damals zum selben Schluß gekommen seien[74], habe das Montagnier und seine Gruppe nicht daran gehindert, noch ein volles Jahrzehnt später mit dem Vorhandensein aktiver Reverser Transskriptase «HIV in der Laborkultur nachzuweisen».[75] Ein «Nachweis», der also keiner war.

Trotzdem, Dr. Judy Mikovits, und zweifellos nicht bloß sie, bleibt noch im Jahre 2019 eisern der «Orthodoxie» von 1970 verhaftet: «Wenn bei einer Krankheit reverse Transskriptase vorhanden ist, dann betrachte ich das beinahe als eindeutigen Beweis dafür, daß ein Retrovirus beteiligt ist.»[76] Was auffällt, ist nur die kleine, nicht näher erläuterte Einschränkung «beinahe». Spiegelbildlich dazu schreibt Mikovits an anderer Stelle: «Der Ort, an dem wir hauptsächlich immer RT [= Reverse Transskriptase] vorfinden, ist in der Gegenwart eines Retrovirus.»[77] Wie die erneute kleine Einschränkung «hauptsächlich» zeigt, weiß die Forscherin also durchaus, daß RT ‚nebensächlich‘ auch *ohne* die angeblichen Retroviren angetroffen wird. Sie und andere weigern sich jedoch bis heute, daraus den einzig möglichen Schluß zu ziehen, daß ihre vermeintliche Nachweismethode nichts taugt.

Mittels der Messung der Aktivität von RT haben ihre Fachkollegen Frank Ruscetti und Bernie Poiesz seinerzeit «das erste pathogene humane Retrovirus entdeckt», nämlich «das Leukämievirus HTLV-1», dessen ist sich Mikovits ganz sicher[78]. Der Krebsspezialist Dr. Ryke Geerd Hamer, der Leukämie, gemeinhin auch «Blutkrebs» genannt, als die *überprüfbar* gesetzmäßig auftretende Heilungsphase eines massiven Selbstwerteinbruchs nach dessen Bewältigung erkannt hat, würde über ein «Leukämie-Virus» nur müde lächeln, Dr. Stefan Lanka ebenso. Aber auch eine ganze Riege anderer Fachgrößen, darunter erneut der große Krebsforscher Etienne de Harven, die zwar von Dr. Hamers «Neuer Medizin» partout nichts wissen wollen, von «Krebsviren» egal welcher Art jedoch ebensowenig. «Die Annahme, daß Krebs durch Viren verursacht sein könnte», sagt De Harven 2006, «wurde im Jahr

---

Gemäß ebd. S. 403 Fn. 193 handelt es sich um die Arbeit «RNA-directed DNA synthesis and RNA tumor viruses, *Advances in Virus Research*, 1972, Band 17, S. 129-186».

[74] Lt. ebd. S. 89f waren das Françoise Barré-Sinoussi und Jean-Claude Chermann, «die wichtigsten Co-Autoren des 83er *Science*-Papers von Montagnier» über die Entdeckung von HIV. Gemäß ebd. S. 403 Fn. 194 äußerten sie sich so in ihrer Studie «Purification and partial differentiation of the particles of murine sarcoma virus (M. MSV) according to their sedimentation rates in sucrose density gradients, *Spectra* 1973, Band 4, S. 237-243».

[75] *Engelbrecht/Köhnlein* a.a.O., S. 4 (Vorwort zur. 1. Aufl.).

[76] *Mikovits/Heckenlively*, S. 127.

[77] Ebd. S. 95.

[78] Ebd. S. 33. Noch ausführlicher kommt die Autorin auf S. 95 auf die Umstände dieser vermeintlichen Entdeckung zurück.

1903 das erste Mal formuliert, also vor mehr als einem Jahrhundert – doch bis heute konnte diese These nicht überzeugend untermauert werden.»[79] Schon gar nicht durch die bloße Feststellung von RT-Aktivität – siehe oben.

Nun hat man sich inzwischen noch drei weitere Methoden zum – freilich immer bloß *indirekten* – Nachweis von Retroviren und speziell von HIV/ AIDS einfallen lassen.

Die erste ist der Antikörpertest. Wenn sich irgendwelche von außen eingedrungene oder sonstwie schädliche Mikroben usf. im Körper befinden, bildet dieser nach allgemeiner Ansicht von Biologie und Schulmedizin im Blut sogenannte Antikörper. Diese passen zur jeweiligen Mikrobe oder zum jeweiligen sonstigen Fremdkörper so exakt wie ein Schlüssel zum Schloß. Sie lagern sich an die Mikrobe oder den Fremdkörper an, hindern dadurch deren oder dessen Aktivität und machen die Eindringlinge solchermaßen unschädlich. Findet man also im Blut eines Patienten irgendwelche Antikörper, beweist dies, daß er von irgendwelchen Mikroben oder sonstigen Fremdkörpern befallen ist (oder war), auf die sein Immunsystem reagiert (oder reagiert hat).

Nun leuchtet aber ein: Wer einen Schlüssel findet, weiß deshalb noch lange nicht, wie das exklusiv dazu passende Schloß aussieht. Vielleicht steht auf dem Schlüssel eine bestimmte Hersteller-Nummer oder ein individueller Code. Erst wenn man ein Schloß mit derselben Nummer oder demselben Code findet oder bereits kennt, kann man ihm den Schlüssel korrekt zuordnen bzw. umgekehrt richtig vom Schlüssel auf das dazu passende Schloß schließen. Ansonsten hülfe nur mühseliges Ausprobieren vieler verschiedener Schlösser.

Es gibt nach vorherrschender, also «orthodoxer», aber nicht unumstrittener Ansicht Tausende verschiedener Mikroben[80], die ein Tier oder einen Menschen «infizieren» können, noch ganz abgesehen von den unzähligen möglichen Fremdkörpern. Da ist Ausprobieren absolut keine Option, zumal es ja keineswegs so einfach geht wie bei Schlüsseln und Schlössern. Will man also herauszufinden, auf welche spezielle Mikrobe oder welchen Fremdkörper eine bestimmte Sorte von im Blut gefundenen Antikörpern ‚paßt', muß man die betreffende Mikrobe oder den fraglichen Fremdkörper schon kennen. Das HIV wurde aber noch nie und nirgends wissenschaftlich zuverlässig *direkt* beobachtet; man weiß also gar nicht, wie es aussieht.

Auf dieses fundamentale Problem, das nicht bloß bei HIV und sonstigen Retroviren, sondern überall in der Immunologie auftritt, haben die australi-

[79] *Engelbrecht/Köhnlein* a.a.O., S. 3 (Vorwort zur. 1. Aufl.).
[80] Lt. *Michael Morris*, Lockdown, Fichtenau (Amadeus Verlag) 2020, S. 135 ist allein der chinesische «Fledermaus-Forscher» Tian Junhua jemand, «der in fünf Jahren rund 1 500 neue Viren entdeckte», also praktisch an jedem Werktag eines ...

# Antikörper (laut Theorie ...)
## *(schematisch)*

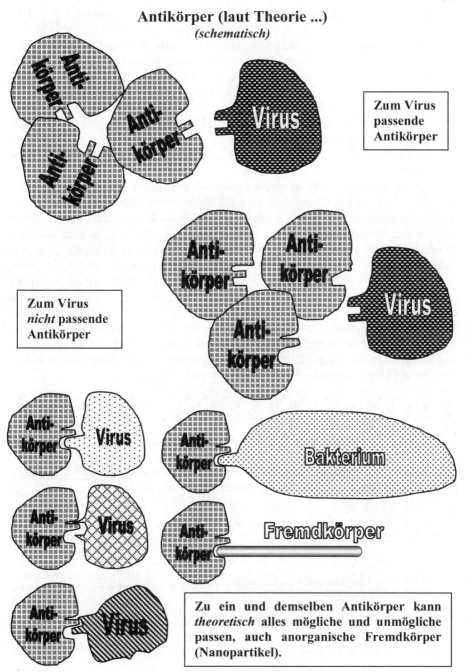

Zum Virus
passende
Antikörper

Zum Virus
*nicht* passende
Antikörper

Zu ein und demselben Antikörper kann *theoretisch* alles mögliche und unmögliche passen, auch anorganische Fremdkörper (Nanopartikel).

38

schen Fachgrößen Eleni Papadopulos-Eleopulos und Valendar (,Val') Turner 1993 in einer eigenen, speziell auf das HIV gemünzten Studie hingewiesen. Man kann zwar einen Schlüssel leicht als solchen erkennen, weiß aber deshalb *allein* noch keineswegs, zu welchem Schloß er gehört. Genauso werden – egal welche! – Antikörper durch Antikörper-Tests durchaus richtig als Antikörper erkannt, jedoch ohne daß man deshalb wüßte, gegen welche ganz bestimmte Mikrobe oder welchen anderen Fremdkörper sie sich richten. «Das heißt: Solange das Virus beziehungsweise der Zellpartikel (das Antigen) nicht genau bestimmt ist, kann niemand sagen, worauf diese Antikörper-Tests reagieren (sie sind damit „unspezifisch", wie es in der Fachsprache heißt).»[81]

Was für Antikörper-Tests gilt, ist genauso auf jene Tests anwendbar, welche die «Polymerase Chain Reaction (PCR)» nutzen, um – angeblich – das Vorhandensein von Virus-DNS oder Virus-RNS nachzuweisen. Um die Polymerase-Kettenreaktion überhaupt in Gang zu bringen, braucht man nämlich Startermoleküle aus ein-strangiger RNS, die genau komplementär zum Anfang und Ende der gesuchten Virus-RNS oder zum Anfang und Ende eines Strangs der gesuchten Virus-DNS aufgebaut sind[82]. Das wiederum heißt nichts anderes, als daß man die gesuchte Virus-RNS oder -DNS, und somit das gesuchte Virus selber, schon vorher ganz genau kennen muß. Während viele AIDS-Experten vor dieser Tatsache die Augen verschließen und behaupten, sie könnten mittels PCR-Tests die AIDS-erregenden HI-Viren nachweisen, die sie gar nicht näher kennen, haben andere Fachleute dies von Anfang an als Unfug zurückgewiesen und tun es bis heute.

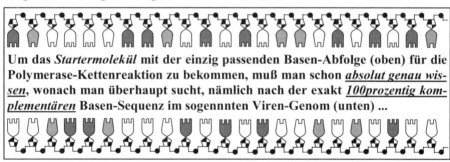

**Um das *Startermolekül* mit der einzig passenden Basen-Abfolge (oben) für die Polymerase-Kettenreaktion zu bekommen, muß man schon _absolut genau wissen_, wonach man überhaupt sucht, nämlich nach der exakt _100prozentig komplementären_ Basen-Sequenz im sogennnten Viren-Genom (unten) ...**

[81] *Engelbrecht/Köhnlein* a.a.O., S. 40. Lt. ebd. S. 395 Fn. 99 handelt es sich bei der Studie von Padopulos/Turner um: «Is a Positive Western Blot Proof of HIV Infection?, *Nature Biotechnology*, Juni 1993, S. 696-707». Lt. ebd. S. 100 war diese Studie, die u.a. nachwies, daß sogenannte «HIV-Antikörpertests» z.B. auch auf Antikörper gegen Tuberkulose-Bakterien reagieren, vor ihrem Erscheinen durch «die weltweit führenden AIDS-Forscher vom Pasteur-Institut in Paris» geprüft und für korrekt befunden worden.

[82] Tatsächlich werden sogar noch zwei weitere benötigt, die ihrerseits wieder komplementär zu Beginn und Ende des komplementären originalen oder vorher aus RNS umgewandelten DNS-Strangs sind.

Engelbrecht/Köhnlein führen beispielsweise den 1978 mit dem Robert-Koch-Preis geehrten Molekularbiologen Prof. Heinz Ludwig Sänger mit der nüchternen Feststellung an: «HIV wurde noch nie isoliert, weshalb auch dessen Nukleinsäure [= RNS] bei PCR-Viruslast-Tests nicht als Standard zum Nachweis von HIV verwendet werden kann.»[83] Obwohl der Tatbestand schon rein theoretisch klar ist, hat man dazu auch noch empirische Studien durchgeführt, die völlig erwartungsgemäß ausfielen, «zum Beispiel die 1999 im Fachblatt *Annals of Internal Medicine* veröffentlichte Arbeit „Fehldiagnose von HIV-Infektionen mittels Viruslast-Testverfahren: eine Fallserie"»[84].

Die dritte Methode besteht darin, in Blutproben genau definierter Menge unter dem Mikroskop die Zahl der T-Helferzellen des Immunsystems zu bestimmen. Eine geringe Zahl deutet angeblich auf das zerstörerische Wirken von HIV hin; allerdings existiert keine einzige Studie, die dieses zerstörerische Wirken *empirisch* nachweist, woraufhin ein beachtlicher Teil der Experten auch diese Methode verwirft, an der ein anderer Teil der Fachwelt nichtsdestoweniger zäh festhält[85]. Eine der vielen kritischen Studien kam 1996 zu dem Schluß, das Zählen der T-Helferzellen habe im Hinblick auf den Nachweis von HIV/AIDS soviel Wert «wie ein Münzwurf»[86].

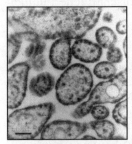

### Das Masern-Virus

Wie so viele andere Viren kann auch dieses im Weltnetzauftritt des Berliner Robert-Koch-Instituts bewundert werden – als elektronenmikroskopische Aufnahme. Es gibt nur einen kleinen Haken an der Sache: ob das nebenstehende Photo tatsächlich so etwas wie ein «Masern-Virus» zeigt, muß ernstlich bezweifelt werden. Spätestens seitdem der Molekularbiologe Dr. Stefan Lanka durch eine aufsehenerregende Wette und einen nachfolgenden noch viel mehr Aufsehen erregenden, langjährigen Gerichtsprozeß schier Unglaubliches ans Licht gebracht hat: Es existierte bis vor wenigen Jahren, ja es existierte sogar

---

[83] *Engelbrecht/Köhnlein* a.a.O., S. 101.

[84] Ebd. Lt. ebd. S. 406 Fn. 54 handelt es sich um eine Studie von Josiah Rich mit dem Originaltitel «Misdiagnosis of HIV infection by HIV-1 plasma viral loadtesting: a case series» in den *Annals of Internal Medicine* vom 5. Januar 1999, S. 37-39.

[85] Vgl. ebd. S. 124f: «Genausowenig kann die Virus-Medizin bis heute erklären, warum selbst bei AIDS-Kranken im Endstadium nur verschwindend wenige Helferzellen mit dem, was als HIV bezeichnet wird, „befallen" sind (obwohl die Orthodoxie gerade behauptet, daß HIV diese Helferzellen angreift und killt).»

[86] Ebd. S. 101. Gemäß ebd. S. 406 Fn. 58 handelt es sich um die Studie «Fleming, Thomas; DeMets, David, Surrogate end points in clinical trials: are we being misled? *Annals of Internal Medicine*, 1. Oktober 1996, S. 605-613».

bis heute keine einzige wissenschaftliche Studie, die den korrekten Nachweis für die Existenz eines Masern-Virus liefert[87].

Lanka lobte am 24. November 2011 eine Belohnung von 100 000 Euro für eine wissenschaftliche Veröffentlichung aus, die beweist, daß es ein Masernvirus gibt. Der junge Arzt Dr. David Barden aus Homburg legte Lanka nicht eine, sondern gleich sechs Studien vor, die angeblich beweiskräftig waren, und forderte das Preisgeld ein. Als Lanka die Beweiskraft dieser Publikationen nicht anerkannte und daher die Zahlung verweigerte, klagte Barden im März 2015 zunächst erfolgreich vor dem Landgericht Ravensburg. Lanka ging in Berufung. Das Oberlandesgericht Stuttgart gab am 16. Februar 2016 der Berufung «vollumfänglich» statt und hob das Ravensburger Urteil als ‚grob fehlerhaft' auf. Barden legte seinerseits Revision ein, scheiterte damit jedoch am 1. Dezember 2016 beim Bundesgerichtshof (BGH). Die Frist für eine Klage vor dem Bundesverfassungsgericht ließ er verstreichen. Das BGH-Urteil ist somit rechtkräftig. Es erkennt, wie schon die Vorinstanz, an, daß keine der sechs von Dr. Barden präsentierten Studien einen gültigen Nachweis für die Existenz eines Masernvirus enthält. Das Oberlandesgericht hat nämlich explizit gegen Barden geurteilt, daß Lankas Bedingung «den Beweis der Existenz des Masern-Virus durch „eine wissenschaftliche Publikation" zu führen, durch den Kläger nicht erfüllt wurde».

Lankas eigene kurze Besprechung der sechs von Barden präsentierten und sämtlich fehlerhaften Studien[88] ergibt folgendes:

1) Die älteste Studie von Enders/Peebles (1954)[89] ist «die einzige und exklusive Grundlage aller anderen ca. 30 000 „wissenschaftlichen" Publikationen zum Thema „Masern-Virus", „Ansteckung" von Masern und „Schutzimpfung gegen Masern"». Indem diese fundamentale Studie nunmehr gerichtsgutachterlich endgültig für ‚wissenschaftlich nicht beweiskräftig' befunden worden ist, «steht fest, daß allen 30 000 Fachpublikationen zu diesen Themen die Grundlage entzogen ist». – John Franklin Enders hatte für seine Studie Zellen im Reagenzglas mit Blut oder Speichel von Masern-Patienten zusammengebracht. Er stellte fest, daß die Zellen daraufhin abstarben (aller-

---

[87] Die nachfolgende knappe Darstellung stützt sich statt auf die reichlich vorhandenen Sekundärquellen, die jedoch teilweise Irrtümer enthalten, direkt auf den ausführlichen Bericht von *Stefan Lanka* selbst, in: «WISSENSCHAFFTPlus – Das Magazin» 2/2017, S. 4-15 sowie auf das Interview mit Stefan Lanka in: «Die Wurzel» Nr. 02/2020, S. 14-21.

[88] Im vorgenannten Artikel in: «WISSENSCHAFFTPlus – Das Magazin» 2/2017, S. 4-15 (die erstgenannte Studie) sowie schon früher in seinem Artikel «Viren entwirren. Das „Masern-Virus" als Beispiel» in: «WISSENSCHAFFTPlus – Das Magazin» 6/2015, S. 38-44 (alle sechs Studien).

[89] Enders, J.F., Peebels, T.C.: Propagation in tissue cultures of cytopathogenic agents from patients with measles, Proc Soc Exp Biol Med 1954 Jun; 86 (2): 277-286, lt. *Lanka* im Weltnetz auffindbar unter «https://archive.org/details//EndersPeebles1954»; dort auch die fünf weiteren nachfolgend angeführten Studien.

dings hatte er zuvor auch ihre Nährlösung stark reduziert und außerdem zelltötende Antibiotika hinzugefügt!). Daraus zog er den Schluß, «daß das Sterben der Zellen entweder ein Beweis für die Anwesenheit und Vermehrung des vermuteten Masern-Virus oder für das Wirken unbekannter Faktoren oder für das Wirken unbekannter Viren in den Zellen selbst sein könnte». Ein *Beweis* sieht sicherlich völlig anders aus. Trotzdem erhielt Enders Ende 1954 für seine völlig gleichgeartete Studie von 1949 zum ‚Nachweis' von Polio-Viren den Nobelpreis für Medizin!

2) Die nächste Studie von Bech/Magnus (1959)[90] hielt zwar zutreffend fest, «daß die von Enders eingeführte Technik nicht geeignet ist, das Masern-Virus zu „isolieren"», setzte aber dennoch das Virus einfach als gegeben voraus ...

3) Zehn Jahre später publizierten Nakai/Imagawa (1969)[91] angebliche elektronenmikroskopische Aufnahmen von Masern-Viren. Sie hatten jedoch die vermeintlichen Viren nicht etwa gemäß der unerläßlichen Standardmethode der sogenannten Dichte-Gradienten-Zentrifugierung sauber von allen anderen Zellbestandteilen isoliert, sondern lediglich «Zellbruchstücke gestorbener Zellen (...) auf den Boden eines Reagenzglases zentrifugiert» und alles, was sich da ansammelte, ohne weiteres «als Viren fehlgedeutet». Wieder kann man nur konstatieren: ein *Beweis* sieht definitiv anders aus!

4) Die vierte Studie von Lund et al. (1984)[92] machte sich genau desselben entscheidenden Fehlers schuldig.

5) Die fünfte Studie von Horikami/Moyer (1995)[93] «beschreibt die Konsensfindung [unter Wissenschaftlern], welche Nuklein-Moleküle aus den abgestorbenen Zellen die sogenannte Erbsubstanz des Masern-Virus darstellen soll, die auch als Genom des Virus bezeichnet wird. Eindeutig geht daraus hervor, daß dutzende Arbeitsgruppen jeweils an kurzen Stücken zelleigener Moleküle arbeiten und diese, einem vorgegebenen Modell folgend, gedanklich und auf dem Papier zu einem ganzen Teil zusammengefügt haben. Dieses gedanklich zusammengesetzte Stück wurde aber in Wirklichkeit nie als Ganzes gesehen und wurde nie aus einem Virus isoliert (...).» Wir werden weiter unten noch sehen, daß die große US-Virologin Dr. Judy Mikovits explizit bestätigt, die von ihr ‚entdeckten' Retroviren auf genau solche Wei-

[90] Bech, V., Magnus, P.: Studies on measles virus in monkey kidney tissue cultures, Acta Pathol Microbiol Scand 1959; 42 (1): 75-85.

[91] Nakai, M., Imagawa, D.T.: Electron microscopy of measles virus replication, J. Virol. 1969 Feb; 3v (2): 187-197.

[92] Lund, G.A., Tyrell, D.L., Bradley, R.D., Scraba, D.G.: The molecular length of measles virus RNA and the structural organization of measles nucleocapsids, J. Gen. Virol. 1984 Sep; 65 (Pt 9): 1535-1542.

[93] Horikami, S.M., Moyer, S.A.: Structure, Transcription, and Replication of Measles Virus, Curr Top Microbiol Immunol 1995; 191: 35-50.

se ‚zusammengebaut' zu haben, und auch ihren Kollegen dieselbe Vorgehensweise bescheinigt!

6) Die sechste Studie von Daikoku et al. (2007)[94] begeht denselben methodischen Fehler wie die dritte und vierte (s.o.). Natürlich muß man sich spätestens jetzt fragen, wieso alle diese Leute sich über Jahrzehnte hinweg so

> **Das Verfahren der Dichtegradienten-Zentrifugierung ist zur korrekten Isolierung von Mikroben vorgeschrieben. Es besteht aus drei Schritten:**
>
> **1) Befüllung eines Reagenzglases mit einer Flüssigkeit, deren Dichte von oben nach unten zunimmt, und Überschichtung dieser Flüssigkeit mit der konzentrierten Probeflüssigkeit.**
>
> **2) Versetzung des Glases in sehr schnelle Drehung um seine Längsachse, so daß die unterschiedlich dichten Bestandteile der Probeflüssigkeit sich auf Höhe ihrer jeweiligen Dichte in sog. Banden ansammeln.**
>
> **3) Entnahme mittels feiner Injektionsspritze.**

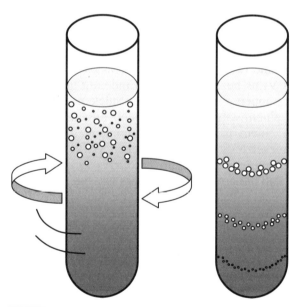

---

[94] Daikoku, E., Morita, C., Kohno, T., Sano, K.: Analysis of Morphology and Infectivity of Measles Virus Particles, Bulletin of the Osaka Medical College 2007; 53 (2): 107-114.

beharrlich weigern, die einfache, erprobte und einzig beweiskräftige Methode der Dichte-Gradienten-Zentrifugierung anzuwenden ...
Zwischendurch, 2012, hatte Dr. Lanka auch noch einen Briefwechsel mit dem Robert-Koch-Institut (RKI). Eine Prof. Dr. Annette Mankertz, Leiterin des Nationalen Referenzinstituts am RKI, teilte mit, das RKI habe zwar eigene Studien zum Masern-Virus angestellt, werde diese aber nicht veröffentlichen und an niemanden herausgeben ... Den Grund dafür vermutet Lanka in einem an ihn gerichteten Brief des RKI vom 24. Januar 2012, in dem es wörtlich heißt: «Masernviren zeigen wie andere Paramyxoviren keine präzise Größe, keinen präzisen Durchmesser; sie messen von 120-400 nm im Durchmesser und enthalten dann oftmals auch Ribosomen in ihrem Inneren.»[95]
Diese Aussagen sind höchst bemerkenswert, weil sie allem widersprechen, was die virologische ‚Orthodoxie' ansonsten über Viren zu wissen behauptet: sie vermehren sich durch *identische Verdoppelung* ihres Genoms und müssen aus diesem Grund zwangsläufig auch *identische Größe* bzw. Durchmesser haben. Außerdem kommen Ribosomen ausschließlich in Zellen vor, während Viren *definitionsgemäß* eben gerade *keine* Zellen sind, so daß sie auch keine Ribosomen ‚enthalten' können.
Das ist aber noch nicht alles. Für das prominente deutsche Virologen-Duo Reiss/Bhakdi gehört das gerichtsnotorisch nie wissenschaftlich nachgewiesene Masern-Virus zu jenen «Viren, die sich wenig verändern» und daher leicht durch Impfungen unter Kontrolle zu bringen sind[96]. Da ist freilich der britische Arzt Dr. Andrew Wakefield ganz anderer Ansicht. Im März 2019 hielt er auf einer Konferenz in Florida «einen großartigen Vortrag über Masern und darüber, wie die Bemühungen, das Masernvirus auszurotten, nur dazu führen, daß neue Stämme erzeugt werden, die genauso tödlich sind»[97].

### Das Schweinegrippe-Virus

Es trägt die offizielle Bezeichnung «H1N1» und machte zum ersten Mal 1976 von sich reden. Zum zweiten Mal dann erst wieder 2009. Wo es sich zwischendurch aufgehalten hatte, bleibt ungeklärt. Man «hielt es für längst verschwunden», sagt Prof. Didier Raoult[98]. Für ihn besteht zwar bis heute

---

[95] *Lanka* a.a.O. (Artikel von 2017), S. 9f.
[96] Vgl. *Karina Reiss/Sucharit Bhakdi*, Corona Fehlalarm? Zahlen, Daten und Hintergründe, 7. Aufl. Berlin 2020, S. 117: «Herdenimmunität bei Viren, die sich wenig verändern wie bei Masern, kann als relativ absoluter Begriff verstanden werden. Immunität beruht hier fast ausschließlich auf Anwesenheit von Antikörpern, weil die „Händchen" des Virus immer gleich aussehen.»
[97] *Mikovits/Heckenlively* a.a.O., S. 252.
[98] *Raoult* a.a.O., S. 75.

44

kein Grund, an der Existenz dieses Virus zu zweifeln. Allerdings erachteten er selbst und eine Reihe von Fachkollegen es im Jahre 2009 für nichts besonderes, sondern für «ein relativ banales menschliches Grippevirus»[99], das bloß «eine herkömmliche menschliche Grippe»[100] hervorrief, während hingegen die Mehrheit der ‚Experten' damals in Alarmismus verfiel, so daß unbedingt ein völlig neuer Impfstoff aus dem Boden gestampft und eingesetzt werden mußte.

Umstritten war und ist aber nicht nur die Gefährlichkeit des Schweinegrippe-Virus, sondern auch diejenige der dagegen angewandten Impfstoffe. Die US-Virologin Dr. Judy Mikovits glaubt ebenso fest an das Dasein dieses Virus wie Prof. Raoult. Sie glaubt aber, völlig anders als er, nicht an die uneingeschränkte Wohltätigkeit der Impfungen gegen die Schweinegrippe. Nicht einmal an deren Wirksamkeit glaubte damals, 1976 Dr. John Anthony Morris, der bereits 36 Jahre lang in leitender Position als für Impfstoffe zuständiger Mikrobiologe zuerst bei den NIH (Nationale Gesundheitsbehörde) und dann bei der FDA (Nationale Behörde für Lebens- und Arzneimittelüberwachung bzw. -zulassung) gearbeitet hatte. Als bei immer mehr Geimpften das sogenannte Guillain-Barré-Syndrom, eine schwere Nervenerkrankung, auftrat, erklärte Morris öffentlich, «daß die Grippeimpfung unwirksam und gefährlich sei»[101]. Mikovits ihrerseits läßt sich nicht über die Wirksamkeit aus, sondern schiebt die Tatsache, daß damals «mehrere Hundert Geimpfte das Guillain-Barré-Syndrom entwickelten», auf den «mangelhaften Schweinegrippeimpfstoff», freilich ohne anzugeben, worin der ‚Mangel' des näheren bestanden haben soll[102].

Das interessante daran ist, daß der große französische ‚Experte' Prof. Dr. Raoult 2009 genau die gegenteilige Erfahrung gemacht haben will: «Die Leute hatten Angst vor einer Lähmung, die sich Guillain-Barré-Krankheit nennt. Doch im nachhinein ist gezeigt worden, daß die nicht geimpften Personen häufiger die Grippe, und somit häufiger die Guillain-Barré-Krankheit bekommen hatten als jene, die geimpft worden waren.»[103] Demnach wäre also in Raoults Augen nicht die Impfung, sondern gerade umgekehrt das Schweinegrippe-Virus selber die Ursache für das Guillan-Barré-Syndrom! Und dies, obwohl ihm zufolge – s.o.! – die Schweinegrippe nur eine «herkömmliche

---

[99] Ebd. S. 78.
[100] Ebd. S. 79 unter Berufung auf eine Studie, die im Juli 2009 im (laut *Peter C. Gøtzsche*, Tödliche Medizin und organisierte Kriminalität. Wie die Pharmaindustrie das Gesundheitswesen korrumpiert, 2. Aufl. München 2020, S. 116) allgemein höchst angesehenen «New England Journal of Medicine (NEJM)» erschienen und zeigte, «daß eine Impfung mit dem herkömmlichen Impfstoff vollauf genügt[e]».
[101] *Mikovits/Heckenlively* a.a.O., S. XVIII (Vorwort von R. F. Kennedy jun.).
[102] Ebd. S. 145.
[103] *Raoult* a.a.O., S. 86.

menschliche Grippe» war, von der noch nie jemand behauptet hat, *sie* sei die Ursache des Guillain-Barré-Syndroms[104] ...

Eine dritte Partei von Fachleuten schüttelt über diesen kuriosen Zwist zwischen H1N1-Gläubigen nur den Kopf, weil sie das Virus sowieso für gar nicht existent, zumindest aber für nie gültig nachgewiesen hält. Ihre Argumente: Die angeblichen «H1N1-Tests» sind wertlos, weil sie «nicht Viren, sondern bestimmte Eiweiß- und Genmoleküle nachweisen, wie sie in jedem Menschen massenweise vorkommen». Das RKI konnte auf Anfrage nicht einmal angeben, *woher* das von ihm vorgezeigte elektronenmikroskopische Photo eines angeblichen H1N1-Virus stammte. Und die WHO gab zwar im April 2009 «völlig überraschend bekannt, die CDC hätte das Genom des Schweinegrippevirus vollständig entschlüsselt», ohne daß WHO oder CDC aber dazu die entsprechende Studie veröffentlicht hätten, so daß niemand ihre Behauptung überprüfen konnte.[105]

Schließlich leistete sich die einzelstaatlich organisierte US-Gesundheitsbehörde CDC auch noch den Luxus zwei Dinge gleichzeitig zu behaupten, die sich offensichtlich nicht miteinander vertrugen: 1) «der Schweinegrippeimpfstoff sei anderen Grippeimpfstoffen *ähnlich* und daher „sicher"»; 2) das H1N1-Virus sei so gefährlich, weil es so *verschieden* von den anderen Grippeviren sei[106] ...

### Erkältungs- und Grippe-Viren

Gemeint sind jetzt nur noch jene Viren, welche nach (fast) allgemeiner Ansicht beim Menschen die ‚normale' Erkältung oder Grippe hervorrufen. Inwieweit sie allerdings überhaupt für die Grippe-Symptome verantwortlich sind, bleibt unklar. Denn ausnahmsweise ist sich die Fachwelt – jedenfalls heute – anscheinend wenigstens *darin* einig, daß wenigstens für *tödliche* Krankheitsverläufe gar keine Viren, sondern vielmehr *Bakterien* verantwortlich sind. Was etwa die berüchtigte «Spanische Grippe» von 1918 betrifft, so wisse man erst seit 2008, sagt Prof. Raoult, «daß 97 % der Opfer im Gefolge einer bakteriellen Überlagerungs-Infektion gestorben sind». Für derlei Superinfektionen infrage kommen auch noch gegenwärtig ihm zufolge vor allem die vier Bakterienarten *Pneumococcus, Streptococcus, Haemophilus influenzae* und *Staphylococcus aureus.*[107] Das Virologen-Duo Bhakdi/Reiss stimmt

---

[104] Vgl. den Artikel «COVID-19» (Stand vom 7. November 2020) in der deutschen «Wikipedia», wo es heißt, das Guillain-Barré-Syndrom sei «oft mit Virusinfektionen assoziiert», also keineswegs immer, auch keineswegs nur mit *Grippe*virus-Infektionen, außerdem bloß «assoziiert», was keine Verursachung besagt oder beweist.

[105] *Engelbrecht/Köhnlein* a.a.O., S. 280-283.

[106] Ebd. S. 284.

[107] *Raoult* a.a.O., S. 59. Vgl. auch ebd. S. 61, wo versichert wird, Pneumokokken-Impfungen könnten schweren Grippeverläufen wirksam vorbeugen, weil «diagnostizierte schwere Grippen oft jene sind, die schon mit einer Superinfektion einhergehen».

46

dem vollumfänglich zu: «Zur Zeit der Spanischen Grippe (...) starben die Menschen wie die Fliegen – nicht an den Viren, sondern durch die Sekundärinfektionen mit den Bakterien.»[108] Und wiederum: «Die Grippe-Viren verwandeln die Lunge in ein Schlachtfeld, das unendlichen Raum für andere „Bösewichter" schafft. Der Tod wird in den meisten Fällen durch Komplikationen wie bakterielle Lungenentzündungen verursacht.»[109]

Bakterien sind wesentlich leichter nachweisbar als die – wie allgemein versichert wird – sehr viel winzigeren Viren. Bei den letzteren als Grippe-Verursachern wird es daher schnell nebulös, sobald man sich ein wenig für die näheren Einzelheiten zu interessieren beginnt. Halten wir zunächst fest, daß eine sichere Unterscheidung zwischen «Erkältung» und «Grippe» in der medizinischen Diagnostik nicht existiert, sondern schwerere Verläufe von «Erkältung» einfach als «Grippe» bezeichnet werden. Infolgedessen differenzieren auch die Virologen nicht zwischen viralen Erregern von «Erkältung» und solchen von «Grippe».

Der amerikanische Arzt Dr. Bruno Fife spricht einfach von einer jährlichen «Erkältungs- und Grippesaison», an der «etwa 200 Viren» beteiligt sein können. Die Humanen Rhinoviren (HRV), ist er sich sicher, sind «für mehr als die Hälfte der jährlich auftretenden Erkältungskrankheiten verantwortlich», die verschiedenen Corona-Viren für «bis zu 30 Prozent», die «diversen anderen Atemwegsviren» für den Rest.[110] Michael Morris ist zwar selbst kein Experte, hat sich jedoch schlaugemacht und ist offensichtlich auf andere Angaben gestoßen: «mehr als zweihundert unterschiedliche Viren-Arten» (worin er immerhin mit Fife in etwa übereinstimmt), aber davon nur «zwischen 10 und 15 Prozent» «Corona-Viren»[111], wobei rein sprachlich offenbleibt, ob sich das auf die Zahl der Viren-Arten oder auf die Zahl der Krankheitsfälle bezieht, obwohl es sich von der Sache her nur auf letztere beziehen kann[112].

Die großen Fachleute Reiss/Bhakdi ihrerseits vergrößern die von Morris genannte und bereits bedenklich weite Prozentspanne von 50 auf 100 Prozent, indem sie schreiben: «Die „normalen" Corona-Viren sind weltweit für 10 bis 20 % der herkömmlichen Erkältungen verantwortlich und verursachen

---

[108] *Reiss/Bhakdi* a.a.O., S. 67.

[109] Ebd. S. 34f.

[110] *Bruce Fife*, Die Plandemie. Profitstreben, Korruption und Täuschung hinter der COVID-19-Pandemie, Rottenburg (Kopp Verlag) 2020, S. 107.

[111] *Morris* a.a.O., S. 215.

[112] Denn es waren lt. *Raoult* a.a.O., S. 90f bis zum ‚Ausbruch' des sogenannten SARS-CoV-2 nur sechs *menschliche* Corona-Viren bekannt: 229E, OC43, SARS-CoV-1, NL63, HKU1 sowie MERS-CoV. – Vgl. ebenso *Fife* a.a.O., S. 23, der allerdings SARS und MERS wegläßt und daher nur die vier auch von Raoult genannten Zahlen-Buchstaben-Kombinationen aufzählt.

Symptome eines klassischen grippalen Infekts.»[113] Man wird bemerken, daß auch hier Grippe bzw. der schwammigere Verlegenheitsausdruck «grippaler Infekt» mit Erkältung gleichgesetzt wird. Vor allem verwundert aber der große Unterschied zwischen den drei *Höchstwerten*: 15 % Coronaviren bei Morris, 20 % bei Reiss/Bhakdi, 30 % bei Fife. Das ist eine Diskrepanz von 33 Prozent zwischen Morris und Bhakdi/Reiss und eine solche von genau 100 Prozent zwischen Morris und Fife.

Aber auch nach unten besteht noch verdächtig viel Spielraum, denn gemäß dem Lungenfacharzt Dr. Wolfgang Wodarg «wissen» «wir», daß bei den jährlichen Grippeerkrankungen «fünf bis 15 Prozent Coronaviren» im Spiel sind[114]. «Fünf Prozent», das sollte man sich schonungslos klarmachen, sind *in absoluten Zahlen* nur halb soviel wie die von Morris und Reiss/Bhakdi als Untergrenze angesetzten «10 Prozent», und umgekehrt diese «10 Prozent» volle 100 Prozent mehr als «fünf Prozent».

So genau braucht man das aber sowieso nicht zu wissen, wiegelt Dr. Wodarg ab. Zwar waren «[f]ünf bis fünfzehn Prozent» Coronaviren «schon immer für unsere Grippe verantwortlich», aber: «Meistens ist es nicht ein Virustyp allein, sondern zwei oder drei, die das ausnutzen und sich dann vermehren. Gerade Coronaviren sind häufig vergesellschaftet und machen uns gleichzeitig mit anderen Viren krank.»[115]

Fazit: ‚Man' ‚weiß' zwar angeblich alles mögliche über Grippe-Viren, aber doch nichts davon so wirklich genau. Stochern im Nebel wirkt beinahe schon elegant im Vergleich mit diesen höchst approximativen und gewundenen ‚Auskünften'.

Die ärgerniserregend hohe und jedenfalls ‚wissenschaftlich' auf keinen Fall mehr hinnehmbare Ungenauigkeit hat natürlich einen Grund, den aber nur Reiss/Bhakdi wenigstens *angeben*, obwohl sie sich damit ins eigene Fleisch schneiden: «Aufgrund ihrer geringen klinischen Bedeutung werden kostspielige diagnostische Maßnahmen zur Feststellung von Corona-Virus-Infektionen nur selten ergriffen.»[116] Offenbar *viel* zu selten, und dann doch wohl nur in den wenigen *reichen* Ländern, um überhaupt irgendeine «weltweit» *seriös* ermittelte Prozentzahl nennen zu können ... Sogar *enorm* viel zu selten, um *seriös* von «etwa 200» oder gar «über 200» Erkältungsviren zu reden, denn ihrer aller «klinische Bedeutung» ist ja kein bißchen größer als die der Corona-Viren ... Von *derart* vielen Viren ist denn auch bei Reiss/

---

[113] *Reiss/Bhakdi* a.a.O., S. 12.

[114] *Wolfgang Wodarg* im Gespräch mit Eva Herman, in: «Corona. Was uns der Staat verschweigt» (= Compact Aktuell Nr. 2, Redaktionsschluß 6. April 2020), S. 14.

[115] Ebd. S. 13.

[116] *Reiss/Bhakdi* a.a.O., S. 13.

Bhakdi, anders als bei Fife oder Morris, in der Tat keine Rede; sie begnügen sich – neben den Corona-Viren – mit bloßen 16[117] ...

Diese Zahl kann allerdings doch wieder täuschen. Denn für dasselbe nach eigenen Angaben mit «zahlreichen Preisen» dekorierte[118] Autoren-Duo steht andererseits fest: Corona-Viren «unterliegen einem ständigen Wandel. Es ist also eine Großfamilie mit etlichen Verwandten.»[119] Dasselbe hat uns weiter oben schon Dr. Judy Mikovits bezüglich ihrer Retroviren beteuert; dasselbe behauptet übrigens auch Prof. Didier Raoult für die Vogelgrippe-Viren[120]. Es fragt sich nur, woher ,man' das alles ,weiß', wenn z.B. Corona-Viren doch bloß so selten ,klinisch diagnostiziert' werden, was ja ohnedies noch keineswegs heißen muß, daß man sie fachgerecht per Dichte-Gradienten-Zentrifuge isoliert und anschließend unter dem Elektronenmikroskop beobachtet. Genau das geschieht nämlich offenbar NIE[121]. Doch bloße PCR-Tests können keinen Ersatz bieten, weil sie bereits als *vollständig* bekannt *voraussetzen*, wonach sie suchen sollen (siehe oben!). Die ,Ständige-Wandlungs'-Hypothese, ob nun auf Retro-, Vogelgrippe- oder Corona-Viren gemünzt, ist also leider ein sprichwörtliches ,Muster ohne Wert'.

Dies umso mehr, als der unterstellte «ständige Wandel» sich nur auf eines überhaupt beziehen kann: die Gen-Sequenz. Denn die legt naturgesetzlich starr fest (sie «codiert»), aus welchen ganz genau bestimmten Eiweißmolekülen sich das Kapsid (und ggf. auch die Hülle) des jeweiligen Virus zusam-

---

[117] Vgl. ebd. S. 36: «... daß jedes Jahr 2,6 Millionen Menschen weltweit an Infektionen der Atemwege versterben (Tuberkulose nicht eingeschlossen). Allein bei den Viren gibt es neben den Corona-Viren noch 16 weitere Vertreter, die dabei eine Rolle spielen (u.a. Adenoviren, Influenza-Viren, Parainfluenza-Viren etc. etc. etc.).»

[118] Vgl. ebd. Buchrückseite. Zu Bhakdi heißt es: «Neben zahlreichen Preisen wurde ihm der Verdienstorden des Landes Rheinland-Pfalz verliehen.» Und zu Reiss: «Ihre fachliche Qualifikation ist durch über 60 Publikationen in internationalen Fachzeitschriften belegt, für die sie zahlreiche Auszeichnungen und Preise erhalten hat.»

[119] Ebd. S. 12.

[120] Vgl. *Raoult* a.a.O., S. 66: «Das [Vogel-]Grippe-Virus weist eine Besonderheit auf: es handelt sich um ein RNS-(anstelle eines DNS-) und somit um ein sehr veränderliches Virus. Im übrigen ist es ein segmentiertes Virus, und unter den sieben Segmenten, aus denen es besteht, können Umstellungen vorkommen, um Virus-Mosaiken zu erzeugen. Das erklärt seine große Veränderlichkeit.»

[121] Vgl. z.B. *Engelbrecht/Köhnlein* passim. Die zahllosen Nachfragen der beiden Autoren bei den zuständigen Wissenschaftlern, Instituten, Universitäten, Fachzeitschriften etc. nach Viren-Studien an *vorschriftsmäßig isolierten* und *erst dann* unterm Elektronenmikroskop photographierten Objekten wurden NIE befriedigt, in keinem einzigen Fall! Dasselbe konstatiert in aller Form Dr. *Stefan Lanka* z.B. in: Viren entwirren. Das „Masern-Virus" als Beispiel, in: WISSENSCHAFFTPlus – Das Magazin Nr. 6/2015, S. 38-44, hier S. 41: «Die Dichte-Gradienten-Zentrifugation ist die wissenschaftlich vorgeschriebene Standardmethode, um die Existenz von Viren zu beweisen. Obwohl diese Methode in fast allen Lehrbüchern der Mikrobiologie als Virus-Isolations-Methode vorgestellt ist, wird sie niemals bei den Experimenten angewandt, mit denen die Existenz von krankmachenden Viren bewiesen werden soll.»

mensetzt. Und mehr als diese beiden Bestandteile, ein RNS-Molekül sowie eine es umgebende Eiweißhülle[122] mit ebenfalls aus Eiweißmolekülen gebildeten «Dornen» oder «Stacheln», hat ein Corona-Virus ja nach allgemeiner ‚wissenschaftlicher' Ansicht nicht zu bieten. Um aber zu *wissen*, daß das Virus «ständig» seine Gen-Sequenz, also die Abfolge der vier Basen in seinem ellenlangen RNS-Fadenmolekül, «wandelt», müßte man es erst einmal per PCR-Test *finden*. Dazu wiederum müßte man jedoch erst einmal *wissen*, wie denn die *noch nicht «gewandelte»* Gen-Sequenz aussieht. Doch hier beißt sich die Katze ersichtlich in den eigenen Schwanz. Denn wenn sich das Virus heute «ständig wandelt», hat es das ja unbedingt anzunehmenderweise gestern, vorgestern, vor drei Wochen, vor fünf Monaten, vor zwei Jahren etc. etc. auch schon getan. Es gibt also unter dieser Voraussetzung gar keine wenigstens irgendwie dauerhafte ‚Normalform', auf welche die «ständigen Wandlungen» bezogen werden könnten, und deshalb kann das Virus auch auf biochemischem Wege, sprich: durch PCR-Tests, unmöglich gefunden werden. Kurz und gut, die Rede von «ständigen Wandlungen» eines Virus ist nichts als leeres *Ge*rede.

Trotz alledem geben die Virologen an, stets präzise darüber im Bilde zu sein, gegen welche ganz konkreten Grippeviren sie alljährlich ihre Grippe-Impfstoffe zu ‚entwickeln' haben. Man lege sich da auf der Nord- und dann wieder auf der Südhalbkugel der Erde jeweils schon im Frühling «auf die vier vorherrschenden Virenstämme (bis 2017/2018 waren es drei)» fest, heißt es in einem deutschen Magazin[123], womit offenbar *von Jahr zu Jahr wechselnde* «Stämme» gemeint sind. Der Amerikaner Dr. Bruno Fife scheint freilich über andere Informationen zu verfügen, denn ihm zufolge waren es 2018/2019 statt vier nur zwei, nämlich «die Influenza-A-Viren H1N1 und H3N2». Das ist deshalb besonders interessant, weil «H1N1» jenes ‚furchtbar gefährliche' Virus ist, das man 2009 offiziell als «Schweinegrippe-Virus» bezeichnete, um dessentwillen die WHO damals eine Pandemie ausrief, dem die offiziellen ‚Experten' umstandslos Hunderttausende von Toten zutrauten und zu dessen Bekämpfung eine Reihe von Regierungen für etliche Milliarden Euro bzw. Dollar Unmengen von Impfstoffen orderten, während man 2018/19 von alledem rein gar nichts gehört hat. Wahrscheinlich deshalb, weil das ‚sich ständig wandelnde' «H1N1» unterdessen zu einer wesentlich ‚harmloseren' Variante ‚mutiert' war – eine wohlfeile Ausrede, die man seitens der Virologie jederzeit vorbringen kann, wenn sich keine bessere findet, denn *nachprüfbar* ist sie natürlich *nicht* ...

---

[122] Es bleibt seltsamerweise bei allen in den Medien anzutreffenden Beschreibungen völlig unklar, ob man sich dieses Virus als bloß mit dem üblichen Kapsid oder auch noch mit einer zusätzlichen Hülle umgeben vorstellt.

[123] *Kurt-Martin Mayer* in: «Focus» Nr. 49/2020, S. 80.

Grippeviren treten auf beiden Hemisphären gehäuft immer nur im Winter-halbjahr auf, das bezweifelt keiner der üblichen ,Experten'. Nur die Erklärun-gen, die sie für diesen merkwürdigen Umstand haben, fallen recht unter-schiedlich aus. «Alle diese zu Atemwegserkrankungen führenden Viren» und somit auch «Coronaviren gedeihen in dunklen Umgebungen und werden durch mäßige Hitze und Sonnenlicht abgetötet»[124], das ja außerdem zu mehr Vitamin D verhilft, und genau «[d]ieses Vitamin verbessert die Leistungsfä-higkeit des Immunsystems gewaltig und schützt uns vor Virusinfektio-nen»[125], meint etwa Dr. Bruno Fife.

Kein Verbrechen in Zeiten staatlich (noch ...) geduldeter Meinungsfrei-heit, so etwas zu meinen, aber doch ein peinliches Eigentor. Denn Fife liefert zur ,Bestätigung' dieser seiner Meinung auch noch eine Graphik. Sie zeigt eine Kurve entsprechend den nach Ländern aufgeschlüsselten Zahlen der Corona-«Todesfälle je 1 Mio. Einwohner»[126] im Winter/Frühjahr 2020, aber dort sind die beiden Länder mit der *bei weitem* höchsten Todeszahl (jeweils ca. 290) ausgerechnet die *sonnigen, wintermilden* Südländer Italien und Spa-nien, während sämtliche fünf im hohen Norden gelegenen skandinavischen Länder, auch das im Winterhalbjahr *extrem sonnenarme und klirrend kalte* Island, *ganz unten* rangieren (Schweden ca. 70, Dänemark ca. 40, Norwegen und Island jeweils ca. 25, Finnland ca. 10) ...

Die üblicherweise von Ärzten verbreitete und vom breiten Publikum dank-bar akzeptierte Erklärung lautet hingegen sehr viel allgemeiner: «Die mei-sten Erkältungen treten im Winter auf, weil der Körper da geschwächter und leichter angreifbar ist.»[127]

Wesentlich Konkreteres hat wiederum Thomas Deitmer, seines Zeichens Generalsekretär der «Deutschen Gesellschaft für Hals-Nasen-Ohren-Heil-kunde, Kopf- und Halschirurgie» (Uff!) anzubieten: «Das Nasen- und Bron-chialsystem könne Viren im Winter schlechter unschädlich machen, sagt HNO-Arzt Deitmer. Der Flimmertransport von Viren und Partikeln auf der Schleimhaut verlaufe bei kälteren Temperaturen und relativ niedriger Luft-feuchtigkeit langsamer und zäher», so daß sie nicht so schnell im Magen lan-den, wo sie abgebaut werden[128]. Wer das wann und wie beobachtet haben will, verrät er allerdings nicht. Tatsächlich kann das Transporttempo der an-geblichen Viren überhaupt nicht beobachtet werden, weil sich die *lebendige*

---

[124] *Fife* a.a.O., S. 23.

[125] Ebd. S. 53f.

[126] Ebd. S. 55; die Zahlen sind wegen der ungenauen Machart der Graphik leider nur ungefähr ablesbar.

[127] *Morris* a.a.O., S. 215, der dies aus eigenem ,Wissen' so formuliert, aber natürlich nur wie-dergibt, was man alle Jahre wieder am Beginn des Winters in der Apotheken-Rundschau und allen möglichen anderen Gesundheitsmagazinen oder -artikeln lesen kann.

[128] *Wilhelm Pischke* (Dpa) in: «Hessische Niedersächsische Allgemeine», 6. November 2020.

Schleimhaut nun einmal nicht unter ein Elektronenmikroskop legen läßt, unter dem allein man – rein theoretisch – das Vorhandensein der behaupteten Viren verifizieren und ihre Transportgeschwindigkeit bei unterschiedlichen Temperaturen und Feuchtegraden messen könnte ... Nun denn, «il fallait oser», sagt man in Frankreich: man mußte es wenigstens probieren.

Der Vorsitzende des Berufsverbands der HNO-Ärzte in Bayern, Bernhard Junge-Hülsing, ist weniger waghalsig und schließt sich deshalb lieber der bodenständigen Vitamin-D-Mangel-Theorie von Dr. Fife an, ergänzt sie jedoch originellerweise durch den Hinweis, «[a]uch depressive Verstimmungen schwächten die Abwehrkräfte. Solche saisonal-ausgeprägten Depressionen sind nach Angaben der Deutschen Depessionshilfe häufig im Winter und Herbst zu beobachten.»[129]

Alles kalter Kaffee, sagt der ausgewiesene Fachmann Prof. Didier Raoult, dem man an dieser Stelle für seine unter so vielen ‚Experten‘ *sehr* selten anzutreffende Ehrlichkeit danken muß. «Erinnern wir daran, daß es das nur in den [klimatisch] gemäßigten Ländern gibt, daß die Grippe während der kalten Monate wütet, sie wütet [nämlich] das ganze Jahr hindurch in den heißen Ländern, und mehr noch während der Regenzeit, die in den Tropen dem Sommer entspricht. Niemand weiß wirklich, was die Ursache für die saisonale Schwankung der Grippe, und übrigens auch der übrigen Infektionskrankheiten, ist.»[130]

O doch, *wir* wissen es sehr wohl, rufen die Vertreter der strikt *psychosomatisch* ausgerichteten Dr.-Hamer-Schule. Erkältung oder Grippe ist nichts anderes als die Lösungs-, also eigentlich *Heilungs*phase eines sogenannten «Stinkekonflikts». Wenn jemandem nämlich ‚etwas stinkt‘, bezieht sich das nicht nur auf die Nase, sondern je nach Schwere und Dauer dieses «biologischen Konflikts» im Extremfall auf den gesamten, bei der Nase ja lediglich beginnenden, aber erst in der Lunge endenden Atemwegstrakt. Und daraus erklärt sich auch die «Frühjahrsgrippe». «In dieser Zeit konnten viele Menschen gleichzeitig ihren Stinkekonflikt lösen und bekommen deshalb gehäuft Schnupfen. Das hat nichts mit sich verbreitenden Viren zu tun, sondern vielmehr damit, daß ihnen vermutlich das winterliche Wetter gestunken hat und sie nun endlich den Frühling genießen können.»[131]

---

[129] Ebd.
[130] *Raoult* a.a.O., S. 81. Vgl. auch ebd. S. 94: « ... denn aus schlecht verstandenen Gründen sind in Frankreich die klimatischen Bedingungen essentiell für die Übertragung der Grippe: außerhalb der Saison keine Epidemie.» Und nochmals ebd. S. 162f: «Im Sommer eine Grippe einzuschleppen zieht keinen sekundären Ausbreitungsherd nach sich, weil das Ökosystem es zu diesem Zeitpunkt nicht erlaubt. Das ist es auch, was teilweise die saisonalen Schwankungen der Infektionen erklärt, obwohl wir nicht genau verstehen, was sich abspielt.»
[131] Mir vorliegendes, aus dem Weltnetz stammendes Manuskript eines Video-Vortrags eines leider nicht genannten Vortragenden (vermutlich Helmut Pilhar), undatiert, aber bereits

Es muß natürlich nicht nur das Winterwetter, sondern können auch allgemein die deprimierend kurzen Tage der sogenannten «dunklen Jahreszeit» gewesen sein. Ohne weiteres verträglich wäre dieser psychosomatische Erklärungsansatz offensichtlich mit dem schon zitierten Befund von Prof. Raoult, daß in den Tropen ‚rätselhafterweise' just die *sommerliche* Regenzeit den Höhepunkt der Grippewelle markiert, denn für einen Teil der Leute mag die Ankunft des Monsuns das langersehnte Ende der Trockenheit bedeuten, die ihnen zuletzt immer mehr ‚gestunken' hat, während es anderen hingegen zunehmend ‚stinken mag', daß der Regen wochenlang nicht mehr aufhören will und sie im Matsch zu versinken drohen ...

Der eingefleischte Schulmediziner Dr. Wodarg wird sich dieser völlig ohne Viren auskommenden Sichtweise auf gar keinen Fall anschließen wollen. Dennoch kann man eine seiner zentralen Feststellungen problemlos als *indirekte* Bestätigung der non-viralen, psychosomatischen Grippe-Deutung auffassen. Um die einzelnen Virustypen, meint Wodarg, kümmern sich «die Virologen, die leben davon. Und die machen dann Impfstoffe und wollen die verkaufen, machen Tests und verdienen daran. Letztlich ändert das aber nichts an der Häufigkeit der Viruserkrankungen.»[132] Gemeint ist: an der Häufigkeit der sogenannten ‚grippalen Infekte'. Daran ändern also alle Impfungen nichts, und dies doch naheliegenderweise am ehesten deshalb, weil es in der realen Welt – anders als in der virologischen Theorie – gar nichts *gibt*, wogegen sie ‚wirken' *könnten*.

### HTLV-1 und XMRV

Das sind – neben HIV – die beiden Spezialitäten von Dr. Judy Mikovits. Das Humane T-lymphotrophe Virus mit der offiziellen Abkürzung HTLV-1 war, wie sie behauptet, «das allererste krebserzeugende humane Retrovirus». Just ihr damaliger Vorgesetzter und späterer Kollege, der Virologe Dr. Frank Ruscetti, hatte es gemeinsam mit dem Arzt Bernie Poiesz im Labor von Prof. Robert Gallo «isoliert»[133], welcher letztere «zwar alle Anerkennung bekam, aber praktisch nicht an der Arbeit beteiligt war»[134]. Daß eine nicht geringe Zahl ihrer Fachkollegen, darunter etliche Berühmtheiten, «Krebsviren» auch Jahrzehnte später als etwas ‚noch nie wissenschaftlich Nachgewiesenes' ablehnen, haben wir bereits gesehen.

Worauf es hier ankommt, ist tatsächlich das Wort «isoliert». HTLV-1 «war in Japan endemisch», d.h. allgemein verbreitet, aber «isoliert» hatte es

---

explizit auf die «Corona-Pandemie» bezogen (Frühjahr oder Frühsommer 2020).

[132] *Wolfgang Wodarg* im Gespräch mit Eva Herman, in: «Corona. Was uns der Staat verschweigt» (= Compact Aktuell Nr. 2, Redaktionsschluß 6. April 2020), S. 14.

[133] *Mikovits/Heckenlively* a.a.O., S. 128.

[134] Ebd. S. 129.

bis zum Beginn der 1980er Jahre noch niemand. Wie sah nun die erstmalige «Isolierung» aus? Wurde vorschriftsmäßig eine Dichte-Gradienten-Zentrifugierung durchgeführt, das solchermaßen gereinigte Virus dann elektronenmikroskopisch photographiert und anschließend biochemisch charakterisiert? Nein. Ruscetti und Poiesz entnahmen vielmehr «einem 62jährigen Mann, dessen Prostratakrebs in seine Lymphknoten gestreut hatte», Zellen, weil die besonders «geeignet» waren, und züchteten daraus eine «Zellinie». In der wiederum suchten und «entdeckten» sie dann ‚virale' Gen-«Sequenzen», die sie anschließend offenbar *gemeinsam mit* bzw. *ununterscheidbar von* den «Zellinien» selber «kultivierten».[135]

Über einen von einem bestimmten Organ in andere bestimmte Organe «streuenden» Krebs würden Angehörige der Schule des Dr. Ryke Geerd Hamer nur entgeistert den Kopf schütteln, denn dieser Schule zufolge hat hundertprozentig nachprüfbarerweise jedes Organ seinen eigenen, spezifischen Krebs, der auch jeweils einem eigenen, spezifischen «biologischen Konflikt» geschuldet ist. Und über die hier angewandte Methode der Viren«entdeckung», die klar wortmißbräuchlich zugleich als Viren«isolierung» deklariert wird, runzelt keineswegs nur der zur Hamer-Schule zählende Dr. Stefan Lanka die Stirn, sondern auch die ganze schon weiter oben (unvollständig) vorgestellte Expertenschar, die ohne möglichst perfekte Reinigung kein angebliches «Virus» akzeptiert.

Für Lanka steht fest: «Die Virologen benutzen das Wort „Isolation" nicht im Sinne des Wortes Isolation und werden verdächtig nervös, wenn sie darauf angesprochen werden. Sie verstehen unter „Isolation" die Erzeugung eines Effektes im Labor, den sie gleichzeitig als a) Infektion, b) Beweis für die Anwesenheit eines Virus, c) Beweis für dessen Vermehrung, d) Beweis für die Zerstörungskraft des angenommenen Virus deuten.» Und da sie schon «seit 1954 glauben, daß sich absterbendes Gewebe bei sog. „Infektionsversuchen" in virales Material verwandelt, deuten sie auch die kurzen Stückchen an Nukleinsäuren als Bestandteile ihrer vermuteten Viren. Aus diesen Nukleinsäurestückchen konstruieren sie gedanklich die viralen Erbgutstränge, die es in Wirklichkeit nicht gibt.»[136]

Das erscheint zunächst als eine wahrlich grundstürzende Behauptung, für die Lanka obendrein keinen einzigen direkten Textbeleg aus der üppigen virologischen Literatur liefert[137]. Trotzdem: er hat recht! Unsere Kronzeugin ist ausgerechnet Dr. Judy Mikovits. Nachdem sie zuerst erzählt hat, Ruscetti/Poiesz hätten das HTLV-1 «isoliert», beginnt sie unvermittelt, aus dem Näh-

---

[135] Ebd.
[136] *Stefan Lanka*, Wie tot sind Viren überhaupt? (Interview mit der Redaktion von «Die Wurzel») in: «Die Wurzel» Nr. 2/2020, S. 14-21, hier: S. 16f.
[137] Jedenfalls hier nicht. Daß er es anderswo dann doch tut, werden wir weiter unten sehen.

54

kästchen zu plaudern: «Ich habe selbst geholfen, den ersten infektiösen molekularen Klon eines HTLV-1 zusammenzufügen. Damals, in der Zeit von 1993 bis 1994, arbeitete ich als Postdoc im Labor von Dave Derse. Ja, das stimmt, ich habe infektiöse molekulare Klone zusammengebaut. Ich kenne ihre Stärken und ihre Grenzen. Weil diese Viren sich gerne in Geweben verstecken, ist es schwierig, sie zu isolieren. Sie kommen nur dann heraus und können im Blut gefunden werden, wenn die Immunabwehr eines Menschen nahe null ist. Man braucht Zellinien, um Retroviren zu kultivieren, und man muß wissen, was man dafür benutzen kann.»[138]

Das heißt doch im Klartext: Weil Retroviren sich *so* gut verstecken, daß man sie gar nicht finden und somit auch nicht «isolieren» (im urprünglichen Sinne des Wortes!) *kann*, «baut» man halt einen «Klon», d.h. eine identische Kopie «zusammen», züchtet *die* dann in «Zellinien» und nennt das am Ende einfach «Isolierung».

Eine ‚identische Kopie‘ von etwas, was man in der sicht- und greifbaren Realität gar nicht vorfindet, kann sich jedoch einleuchtenderweise nur auf ein rein gedankliches ‚Original‘ beziehen. Damit hat Mikovits also eklatant bestätigt, was Lanka behauptet: all die nie in gereinigter Form vorgezeigten «Viren» sind bloß künstliche Gedankenkonstrukte.

Das betrifft dann selbstverständlich auch jenes ominöse «Xenotropic Murine Leukemia Related Virus» mit dem wissenschaftlichen Kürzel XMRV, das «erstmals» Mikovits und Ruscetti aus Mäusen «isoliert» haben wollen. Auch dieses angeblich Leukämie, d.h. Blutkrebs erzeugende Virus ist nämlich ein sog. Retrovirus, das sich – s.o. – «gerne in Geweben versteckt» und bloß theoretisch oder, genauer gesagt, von Mikovits und anderen *angenommenerweise*, also *hypothetisch* im Blut solcher Menschen finden ‚ließe‘, deren Immunabwehr ‚nahe null‘ *wäre*. Daher mußte es notwendigerweise genauso ‚zusammengefügt‘ bzw. ‚zusammengebaut‘ werden wie schon vor ihm das HTLV-1 auch. Wenn Mikovits dem zum Trotz versichert, sie hätten «Elektronenmikroskop-Abbildungen des Virus» präsentiert[139] und «mehrere Stämme von XMRV (...) aus tatsächlichen Patienten isoliert», darf man sich durch solche Formulierungen[140] nicht täuschen lassen. Dies umso weniger, als Mikovits gleichzeitig stolz mitteilt, «daß Frank und ich zusammen mit unseren Forschungseinrichtungen in einer Patentanmeldung vom 6. April 2010 die einzigen Erfinder des XMRV waren»[141] ...!

Viren zu «isolieren» ist also gleichbedeutend damit, sie zu «erfinden», was in gewisser Weise auch für die nicht wenigen elektronenmikroskopi-

---

[138] *Mikovits/Heckenlively* a.a.O., S. 129.
[139] Ebd. S. 90.
[140] Die «tatsächlichen Patienten» sind in Wirklichkeit bloß im Labor kultivierte *Zellinien* von «tatsächlichen Patienten».
[141] *Mikovits/Heckenlively* a.a.O., S. 100.

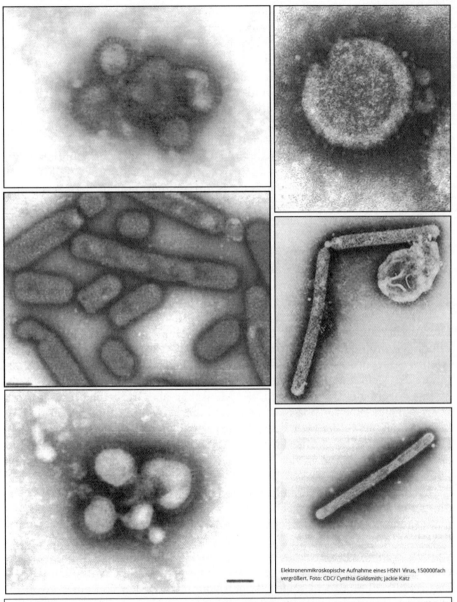

Elektronenmikroskopische Aufnahme eines H5N1 Virus, 150000fach vergrößert. Foto: CDC/ Cynthia Goldsmith; Jackie Katz

LINKS OBEN UND MITTE: 2 x H1N1 («Schweinegrippe-Virus»), *beidemale* im Weltnetz-auftritt des RKI – *suchen Sie die Ähnlichkeit!* – Alle übrigen: H5N1 («Vogelgrippe-Virus»). LINKS UNTEN: RKI, RECHTS UNTEN US-Gesundheitsbehörde CDC, RECHTS OBEN UND MITTE sonstige Weltnetzquellen. Erneut: *Suchen Sie die Ähnlichkeit!*

schen Photos aller nur möglichen «Viren» gilt, die hauptsächlich im Weltnetz kursieren. Da hat man offenbar jeweils schlicht solange in irgendwel-
chem demolierten bzw. denaturierten Zellmaterial herumgestöbert, bis man
auf etwas stieß, was sich in der Einbildungskraft der «Erfinder» einigermaßen ‚passend' mit ihrer «Erfindung» zusammenbringen ließ. Und weil der
Phantasie bekanntlich keine Grenzen gesetzt sind, darf man sich nicht darüber wundern, daß unterschiedliche ‚Forscher' bisweilen sehr unterschiedliche elektronenmikroskopische Aufnahmen ein und desselben ‚Virus' prä-
sentieren ... einschließlich noch viel phantasievollerer Farbgebungen.

Es ließe sich noch vieles zu anderen angeblichen oder vermeintlichen Viren sagen, etwa zum Hepatitis-C-Virus, zum Ebola-Virus, zum Polio-Virus
usw. usf., wo sich die Virologie jeweils auf ähnlich ‚hohem' wissenschaftlichen Niveau bewegt. Das bis hierhin Dargestellte genügt jedoch bereits vollauf als Grundlage zur Beurteilung des SARS-CoV-2, bei dem die Widersprüche der ‚Experten' – wie wir bald sehen werden – noch viel zahlreicher
sind. Wir werfen deshalb nur noch einen kurzen Blick auf seinen gleichna-
migen Vorgänger mit der Beiziffer 1 statt 2.

## *SARS-CoV-1*

Die Abkürzung steht für die englische Bezeichnung «Severe Acute Respiratory Syndrome-Corona-Virus-1», weil dieses Virus ein «schweres akutes
Atemwegssyndrom» hervorruft. «Vor dem Jahr 2002 nahm man an», rekapituliert der Mediziner Dr. Bruno Fife, «daß Coronaviren bei bestimmten Tier-
arten gravierende Erkrankungen, bei Menschen aber nur leichte Erkältungen
verursachen können.» Wie man sieht, lebt die Virologie weitgehend von bloßen «Annahmen», die sich begreiflicherweise leicht als falsch herausstellen
können, denn: «Das Auftreten von SARS in China im Jahr 2002 zeigte jedoch, daß diese Viren in der Lage sind, schwere und weitreichende Epide-
mien hervorzurufen.»[142]

Letzteres würde Frankreichs größter Experte Prof. Didier Raoult so allerdings nicht unterschreiben. Die Krankheit habe damals eine «unverhältnis-
mäßige Panik» erzeugt, findet er. «Sie hat relativ wenige Menschen betroffen, denn insgesamt sind auf der ganzen Welt fast 800 Personen daran gestorben, während die jährliche Sterblichkeit aufgrund von viralen und bakteriellen Infektionen der Atemwege damals zwischen 4 und 5 Millionen lag.»[143]
Das rechtfertigte also in seinen Augen kaum das Reden von einer «weitrei-
chenden» Epidemie, und schon gar nicht von einer «schweren». Obwohl er
andererseits das Kunststück fertigbringt, seinen Lesern an zwei verschiede-

---

[142] *Fife* a.a.O., S. 25.
[143] *Raoult* a.a.O., S. 56.

nen Stellen seines Büchleins zwei deutlich verschiedene Todesopferzahlen zur Wahl zu stellen. Waren es im vorigen Zitat «fast 800», so sind es genau 35 Seiten weiter plötzlich «880», die es nunmehr allerdings bloß gegeben haben «soll»[144]. Die WHO formulierte damals übrigens ähnlich zurückhaltend. Sie registrierte «gerade einmal knapp 800 „wahrscheinliche SARS-Todesfälle"»[145]. Was nur ‚wahrscheinlich' ist, ist bekanntlich nicht sicher ...

Es käme zwar einem Prof. Raoult absolut nicht in den Sinn, die Existenz dieses ersten SARS-Virus infragezustellen; er benennt aber immerhin einige (nicht nur) seiner Ansicht nach seltsame Punkte. Die Erkrankung «erschien, ohne daß man verstünde, wieso» und «verschwand im August 2003, ohne daß man wüßte aus welchen Gründen», ja, sie ist «urplötzlich aufgetaucht» und «ganz genauso urplötzlich wieder verschwunden»[146]. Besonders auffallend erscheinen Raoult die Ungereimtheiten rund um einen angeblichen Super-Verbreiter (englisch/denglisch «superspreader») des Virus. Einen solchen gab es in jenem Hotel in Hongkong, von dem die sogenannte SARS-Epidemie ihren Ausgang nahm, referiert unser Experte, und man «schätzt (...), daß er an die 100 Personen angesteckt hat. Die Art und Weise, wie er sie angesteckt hat, ist nicht recht klar, denn Jahre später ist nachgewiesen worden, daß gewisse angesteckte Personen bis zu 100 Meter vom fraglichen Hotel entfernt lebten, sich nicht in dieses Hotel begeben und keinen direkten Kontakt mit dessen Kunden gehabt hatten. Die Übertragung dieses Virus bleibt also mysteriös ...»[147] Ebenso «mysteriös» für Raoult war eine «nach Toronto exportierte Epidemie», «mysteriös» deshalb, weil ja ansonsten die Krankheit «im wesentlichen auf Fernost beschränkt blieb».[148]

Es gäbe schon eine einleuchtende Erklärung für derlei ‚ungelöste Rätsel', Rätsel, die man übrigens auch von Ebola in den ärmsten Gegenden Schwarzafrikas her kennt, wo die örtlich *und* zeitlich jeweils eng begrenzten ‚Ausbruchsorte' bisweilen Tausende von Kilometern und zugleich lange Jahre auseinanderlagen[149]. Allerdings würde diese Erklärung die Virologen mit ei-

---

[144] Ebd. S. 91.

[145] *Engelbrecht/Köhnlein* a.a.O., S. 187.

[146] *Raoult* a.a.O., S. 56 bzw. S. 58.

[147] Ebd. S. 57f. In Fn. 9 auf S. 58 wird auch die betreffende wissenschaftliche Studie angegeben, die «Jahre später» das ‚Rätsel' ans Licht brachte: Yu I.T., Qiu H., Tse L.A., Wong, T.W.: Severe acute respiratory syndrome beyond Amoy, Gardens: completing the incomplete legacy. Clin. Infect. Dis.; 58(5):683(6), März 2014.

[148] Ebd. S. 92.

[149] Vgl. *Mikovits/Heckenlively* a.a.O., S. 198f, wo der japanische Wissenschaftsautor Yoichi Shimatsu, vormals Herausgeber der Tokyoter «Japan Times», wie folgt zitiert wird: «Das Rätsel im Zentrum des Ebola-Ausbruchs ist, wie der Zaire-Stamm von 1995 (ZEBOV), der seinen Ursprung in Zentralfrika hatte, etwa 4 000 Kilometer östlich in den kongolesischen (zairischen) Provinzen von Zentralafrika es schaffte, ein Jahrzehnt später plötzlich in Guinea-Bissau in Westafrika wieder aufzutauchen. Da keine Hinweise auf Ebola-Infektionen

58

nem Schlag arbeitslos machen und somit um ihr tägliches Brot bringen, so daß sich ihnen just die simpelste Lösung des Rätsels verständlicherweise nicht eben aufdrängt, um das *aller*mindeste zu sagen ... Tatsache bleibt aber: Als die beiden Fachautoren Engelbrecht/Köhnlein keine zwei Jahre nach dem Ende der SARS-CoV-1-«Epidemie», nämlich «im Sommer 2005» beim Berliner Robert-Koch-Institut (RKI) schriftlich anfragten:

«Bitte nennen Sie die Studien, die einwandfrei belegen, daß das SARS-, Hepatitis-C-, HI-, Ebola-, Pocken- und Polio-Virus und der BSE-Erreger nachgewiesen wurden (vollständige Reinigung, Isolierung und Bestimmung der biochemischen Eigenschaften plus elektronenmikroskopische Aufnahme)»,

kam als Antwort nur das sprichwörtliche Schweigen im Walde. Noch in der 9., neubearbeiteten Auflage ihres Buches von 2020 steht unverändert: «Leider haben wir bis heute (trotz mehrfacher Nachfrage) keine einzige Studie genannt bekommen.»[150]

Speziell im Falle von SARS-CoV-1 ist diese verlegene Nicht-Antwort der großen doktorierten und professoralen Experten vom RKI umso verblüffender, als Prof. Raoult zu berichten weiß: «Das SARS war Gegenstand einer Menge Studien, eines Impfstoff-Projekts, auf das ich zurückkommen werde, und einer beträchtlichen Produktion wissenschaftlicher Veröffentlichungen, auch in den besten Fachzeitschriften.»[151]

Kein gutes Omen also, die damalige Flut von Studien und ‚wissenschaftlichen‘ Publikationen ohne auch nur einen *einzigen* glaubhaften Virus-Nachweis. Kein gutes Omen für das, was sich aktuell rund um «SARS-CoV-2» abspielt.

## SARS-CoV-2

Das ‚neue‘ SARS-Virus ist seit seinem ‚Ausbruch‘ ein riesiger Zankapfel der ‚Experten‘ weltweit, genauso wie die von ihm angeblich ausgelöste Krankheit «Covid-19». Anfang Juni 2020 «erklärt Professor Alberto Zangrillo vom [Spital] San Raffaele in Mailand im Fernsehen gegenüber Lucia An-

---

auf dem Transitweg in Flughäfen, Häfen oder auf Fernverkehrsstraßen gefunden wurden, muß die ursprüngliche Infektion von eine[m] der zwei alternativen Wege stammen», und zwar in diesem konkreten Falle nach Shimatsus Ansicht am wahrscheinlichsten von drei *gleichzeitig* mit dem 2005er «Ebola-Ausbruch» in Guinea-Bissau laufenden Impfkampagnen gegen Cholera, Meningitis und Polio ... was eigentlich nur dann einen Sinn ergibt, wenn man weiß, daß die angeblichen Ebola-Symptome «vielen anderen Krankheiten ähneln, wie zum Beispiel Grippe, Malaria oder Typhus» (*Gerhard Wisnewski* in: «Corona. Was uns der Staat verschweigt» [= Compact Aktuell Nr. 2, Redaktionsschluß 6. April 2020], S. 48), so daß ein – nie korrekt isoliertes – «Ebola-Virus» vollkommen entbehrlich und der behauptete «Ebola-Ausbruch» eher als probate Tarn-Geschichte zur Vertuschung schwerer, teilweise tödlicher Impf-Nebenwirkungen erscheint.

[150] *Engelbrecht/Köhnlein* a.a.O., S. 40.
[151] *Raoult* a.a.O., S. 56.

nunziata, daß Covid klinisch tot sei»[152]. Das geht natürlich nur, wenn auch das Virus selber «klinisch tot» ist – obwohl Viren ja nach internationaler Übereinkunft der ‚Fachleute‘ sowieso nicht «leben», was sie aber jetzt geflissentlich vergessen zu scheinen. Im Herbst jedenfalls ist dieselbe Krankheit und mit ihr das Virus auch in Italien auf wundersame Weise wieder von den Toten auferstanden.

Das größte Wunder besteht aber darin, daß es für das zuerst ‚lebende‘, dann ‚tote‘ und endlich wieder ‚auferstandene‘ Virus wieder einmal gar keinen *vorschriftsmäßigen* wissenschaftlichen Nachweis gibt und offenbar auch nie mehr einer zu erwarten steht, denn *wenn* man ihn liefern *könnte*, hätte man es *längst* getan. Gewiß, einschlägige Studien werden in rauhen Mengen produziert, auch etliche solche mit schön anzusehenden elektronenmikroskopischen Photos des SARS-CoV-2 wie es leibt und (eben gerade nicht) lebt. Wer indessen nachhakt – und Engelbrecht/Köhnlein haben es getan –, erlebt das immergleiche. «Die Autoren von zwei einschlägigen Papers (Zhu et al., Wan Beom Park et al.) zum Beispiel, die im Zusammenhang mit dem Nachweis von SARS-CoV-2 genannt werden, konzedieren aber auf Nachfrage, daß auf den in ihren Arbeiten gezeigten elektronenmikroskopischen Aufnahmen *keine* „purified“, also keine vollständig gereinigten Partikel zu sehen seien.»[153] Dabei wäre es eigentlich *so* einfach, eine Dichte-Gradienten-Zentrifuge mit einer entsprechenden Probe zu befüllen und anschließend per Knopfdruck in Gang zu setzen, gehört die doch zur Grundausstattung eines mikrobiologischen Labors ... Wieso haben ausnahmslos alle diese großen virologischen Experten rund um den Globus eine so sagenhafte Angst davor, das Gerät endlich einmal für den Zweck zu benutzen, für den es gedacht ist? Sie werden doch nicht etwa fürchten, bloß ihre kostbare Zeit zu vertun, weil von vornherein klar ist, daß sie auf diese Weise nichts finden können ...?

Dasselbe äußerst gravierende Manko ist selbstverständlich auch anderen fachlich beschlagenen Kritikern aufgefallen. «Es gibt keinen Nachweis für das Corona-Virus, wie Dr. Andrew Kaufman gezeigt hat. Keine der Studien zum Corona-Virus erfüllt die Kochschen Postulate.»[154] Auch Torsten Engelbrecht, diemal jedoch zusammen mit seinem Journalistenkollegen Konstantin Demeter und offenbar lange *nach* der Fertigstellung der neubearbeiteten 9. Auflage seines zusammen mit dem Arzt Dr. Claus Köhnlein verfaßten

---

[152] Weltnetzauftritt «https://www.libreidee.org/2020/06/magaldi-addosso-a-pappalardo-per-salvare-limbelle-conte-2/», Artikel vom 2. Juni 2020.

[153] *Engelbrecht/Köhnlein* a.a.O., S. 353.

[154] *Oliver Janich*, mir als leider nur unvollständiger PC-Ausdruck vorliegender Weltnetz-Artikel vom 29. Juli 2020. Vgl. ders. in: «Corona-Lügen» (= Compact Aktuell Nr. 3, Oktober 2020), S. 76: «Kaufman hat sämtliche Studien über das Coronavirus untersucht und kommt zu dem Schluß, daß bei allen die Postulate von Robert Koch zum Nachweis von Viren nicht eingehalten wurden.»

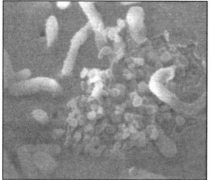

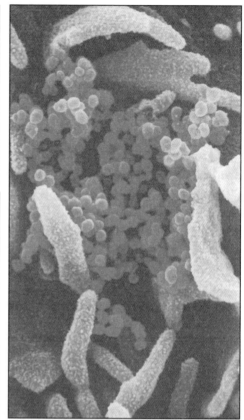

Diese hübschen, gewöhnlich bunt eingefärbten Bildchen – unzweifelhaft elektronenmikroskopische Aufnahmen mit *extremer* Vergrößerung – werden z.B. von der US-Seuchen-Behörde NIAID verbreitet und sollen «Coronavirus-Partikel» darstellen, ohne daß erklärt würde, ob damit die rundlichen Bällchen oder die langen, an Erdnußflips erinnernden Würste gemeint sind. Keines von beiden ergibt einen Sinn (siehe nächste Seite!) ...

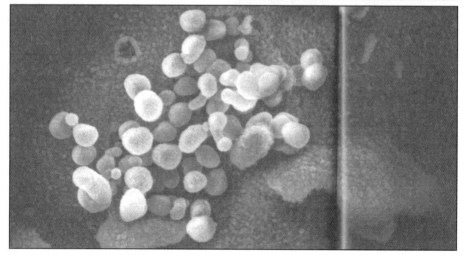

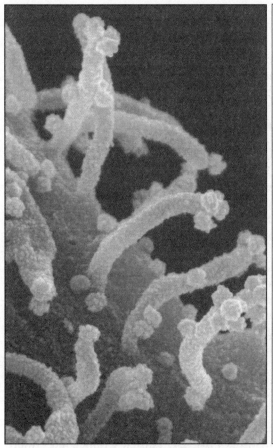

Auch das sollen die «Stacheln» («spikes») des SARS-CoV-2 sein; auch das ist offenbar eine elektronenmikroskopische Aufnahme. Nur weicht sie leider deutlich von denjenigen auf der vorigen Seite ab. Hier gibt es (fast) keine Bällchen; dafür trägt jeder aus der – erkennbar *nicht*-spärischen! – Oberfläche ragende «Stachel» stets genau drei unregelmäßig geformte Körperchen, wie ja auch gerne in den Zeitungen als am PC erzeugte und dann freilich kugelrunde 3-D-Gemälde abgedruckt.

Der Vergleich mit anderen Aufnahmen, die das angebliche SARS-CoV-2 zur Gänze zeigen (siehe unten S. 70-71!), ergibt jedenfalls, daß hier nebenstehend bei weitem zu viele Härchen (um die es sich in Wirklichkeit handeln dürfte) zu sehen sind. Es ist klar, daß hier getrickst wird ...

Standardwerks «Virus-Wahn» hat, unabhängig von Kaufman, *sämtliche* bis Ende September 2020 erschienenen SARS-CoV-2-Studien untersucht, indem er jeweils deren Autoren persönlich anschrieb und fragte:

«„Zeigen Ihre elektronenmikroskopischen Aufnahmen das gereinigte Virus (eine Isolierung)?" Die Antwort war immer die gleiche: Nein. Angefragt hatte man unter anderem bei den Forschern Leon Poon und Malik Peiris, die ihre Studie im *Nature*-Magazin publizierten, bei Myung-Guk Han, einem Virologen aus Korea, der eine Isolation des Erregers in der Publikation *Osong Public Health and Research Perspectives* behauptete, wie auch bei dem chinesischen Forscher Na Zhu, der gleichlautende Aussagen im *New England Journal of Medicine* publizierte. Letztere Abhandlung räumt offen ein: „Unsere Studie erfüllt nicht die Postulate von Koch." Auch der renommierte US-Bakteriologe Charles Calisher erklärt auf die Frage der Journalisten, ob ihm eine wissenschaftliche Studie bekannt sei, die SARS-CoV-2 isoliert habe: „Ich kenne keine solche Publikation. Ich habe nach einer solchen Publikation Ausschau gehalten."»[155]

Darüber, was denn nun eigentlich all diese guten Leute dann *in Wirklichkeit* photographiert haben, gehen die Meinungen der Kritiker auseinander. Nach Dr. Stefan Lankas Ansicht zeigen die Aufnahmen angebliche ‚Virus'-RNS, die man ‚gedanklich zusammengebaut' hat, wobei «passende Sequenzen geglättet und fehlende ergänzt» wurden. Dr. Andrew Kaufman bevorzugt hingegen die Hypothese, daß die abgebildete RNS «aus unseren eigenen Zellen, aus Exosomen stammt».[156] Auch der amerikanische Arzt Dr. Thomas S. Cowan glaubt, daß auf den Photos lediglich ‚ausgeschiedene Zellinhalte' zu sehen sind, die «fälschlicherweise als exogene Viren wie [das] Coronavirus identifiziert werden» können, schreibt die Entstehung solcher Ausscheidungen (die nicht bloß aus RNS bestehen müssen) aber anders als Kaufman nicht *irgendwelchen* Streßfaktoren, sondern vielmehr präzise der neuen 5G-Funktechnologie zu.[157]

Doch die riesige Mehrheit der ‚Virologen' schert sich nicht im geringsten um den fehlenden, weil offenbar definitiv nicht erbringbaren Nachweis. Zum Ausgleich dafür, daß sie die Existenz des Virus partout nicht beweisen können, ‚wissen' diese ‚Experten' umso besser und sicherer, welche Eigenschaften es im einzelnen besitzt. Logik ist eben nicht jedem gegeben, und manche *wollen* sie auch gar nicht haben, weil sie bloß stört[158] ...

### ‚Mutanten' über ‚Mutanten'

«Forscher des Max-Planck-Instituts für biophysikalische Chemie haben die Erbgut-Kopiermaschine des Coronavirus entschlüsselt», heißt es Ende April 2020. Der Direktor des Instituts Prof. Dr. Patrick Cramer hat erklärt,

---

[155] *Federico Bischoff* in: «Corona-Lügen» (= Compact Aktuell Nr. 3, Oktober 2020), S. 78f.
[156] Beide Ansichten zit. n. ebd. S. 79; Lanka ist jedoch anscheinend mißverstanden worden.
[157] Meldung in: «inter-info», August 2020, S. 2. Vgl. auch das Ende 2020/Anfang 2021 wiederholt in der «American Free Press» (z.B. in der Ausgabe vom 11. und 18. Januar, S. 14) geschaltete Werbe-Inserat für Cowans zusammen mit Sally Fallon Morell verfaßtes Buch «The Contagion Myth» («Der Ansteckungs-Mythos»).
[158] Das ist in der módernen (kein Druckfehler!) Wissenschaft durchaus gängig, um nicht zu sagen Standard. So weiß man zum Beispiel bis heute absolut nicht, *wie* das Leben ‚zufällig' durch ‚Selbstorganisation der Materie' entstehen konnte/hätte können, dafür jedoch umso sicherer, *daß* es auf genau solche Weise ‚entstand'. Desgleichen hat man trotz eifrigsten Suchens nie auch bloß eine Spur jener rein hypothetischen «dunklen Materie» gefunden, ohne die das ebenso hypothetische «Urknall»-Modell der ‚zufälligen Entstehung' des Universums in sich zusammenfällt, ‚weiß' aber dafür umso sicherer, *daß* die Sterne und Galaxien des Universums ‚von selbst entstanden' sind. Immer frei nach dem Motto: Unser Düsenflugzeug hat zwar noch gar keine Triebwerke, aber wir fliegen trotzdem schon mal los ...

das «könne sowohl die Wirksamkeit vorhandener Medikamente als auch die Entwicklung neuer Wirkstoffe gegen das Coronvirus verbessern»[159]. Klingt das nicht vielversprechend? Es gibt da nur ein klitzekleines Problem, wenn man einmal ‚großzügig‘ von demjenigen des fehlenden Nachweises des Virus absehen will: das Phantom-Virus zählt inzwischen *mindestens* soviele ‚Varianten‘ oder ‚Mutanten‘ wie die damit befaßte ‚Forscher'schar Köpfe hat. Nur eine Woche nach der vorzitierten Freudenmeldung gießt daher die indonesische *Jakarta Post* auch schon Wasser in den Wein des braven Max-Planck-Direktors. Sie verkündet nämlich, der in Indonesien verbreitete Stamm des Virus unterscheide sich bereits wieder «von mindestens drei anderen bekannten SARS-CoV-2-Stämmen, die den Rest der Welt betreffen». Der Hintergrund: «Die Forschung hat bisher mindestens drei verschiedene Stämme des Coronavirus gefunden, die als Typen S, G und V identifiziert wurden.»[160] Jeder dieser ‚Stämme' hat natürlich ein anderes ‚Erbgut', denn genau das bedingt ihren Unterschied, und dieser Unterschied wird mutmaßlich auch die salopp sogenannte «Erbgut-Kopiermaschine» betreffen, denn die ist in Wirklichkeit nur ein bestimmter Abschnitt auf dem einen einzigen RNS-Fadenmolekül des (allerdings noch nie nachgewiesenen ...) ‚Virus', also selber Bestandteil dessen, was da ‚mutiert'.

Tatsächlich haben «Forscher» sogar noch früher, nämlich bereits im März «nicht weniger als acht verschiedene Subtypen», also Varianten des ‚neuen' Corona-Virus gefunden, deren Genom sich allerdings durch maximal 11 veränderte Basenpaare vom ursprünglichen Typ unterscheiden[161]. Doch dabei kann und wird es nicht bleiben. Die Buchstaben des Alphabets reichen schon wenig später nicht mehr aus, um die inflationär steigende Zahl von SARS-CoV-2-,Mutanten' auseinanderzuhalten. «Seit Wuhan gibt es mehrere Hundert genetische Veränderungen allein beim Corona-Virus»[162], beteuert der Lungenfacharzt Dr. Wolfgang Wodarg Mitte Juli 2020. Aber das ist erst der Anfang. Ein Vierteljahr später wären selbst die Tausende von chinesischen Schriftzeichen bloß noch ein Tropfen auf den heißen Stein. Denn Anfang November erfährt man ganz beiläufig aus dem Munde der «WHO-Chefwissenschaftlerin» Soumya Swaminathan, es seien der WHO «bislang weltweit über 170 000 Gensequenzen des Virus bekannt», und ein ganzer «Stab von Wissenschaftlern werte die Veränderungen des Erregers seit Beginn der Pandemie ständig aus».[163]

---

[159] Meldung in: «Hessische Niedersächsische Allgemeine», 29. April 2020.

[160] Zit. n. *Morris* a.a.O., S. 243.

[161] Lt. «US Today», 27. März 2020, zit. n. «American Free Press», 6. und 13. April 2020, S. 12.

[162] *Wolfgang Wodarg* im Gespräch mit Tilo Gräser in «https://www.rubikon.news/kontakt», 18. Juli 2020.

[163] Dpa-Bericht in: «Hessische Niedersächsische Allgemeine», 7. November 2020.

Da bleibt nur allerinständigst zu hoffen, daß nicht alle von ihnen denselben Ehrgeiz besitzen wie Judy Mikovits und Frank Ruscetti, die sich – siehe oben – 2010 beim US-Patentamt als «Erfinder» ihres XMRV eintragen ließen. Andernfalls wird man ganz bald die bestehenden Patentämter baulich stark erweitern und zuerst Hunderte, dann Tausende neuer Mitarbeiter einstellen müssen. Denn die Zahl der ‚Varianten'/‚Mutanten' steigt und steigt und steigt. Sie steigt im dem Maße, in dem immer noch mehr ‚wissenschaftliche' Trittbrettfahrer auf den Virenbastler-Zug aufspringen und sich endlich auch einmal am ‚Zusammenfügen' oder ‚Zusammenbauen' (Mikovits) einer schönen SARS-CoV-2-‚Variante' versuchen wollen.

*Wir basteln ein SARS-CoV-2*

«NextStrain.org», also «NächsterStamm.org» nennt sich ein «unabhängiger Weltnetzauftritt, der von Wissenschaftlern rund um die Welt betreut wird», und der Name ist Programm, denn es geht da offenbar zu wie im Wartezimmer des Hausarztes, wo es Tag für Tag alle fünf bis zehn Minuten heißt: «Der nächste, bitte!» Im zurückliegenden Jahr hätten «Wissenschaftler es vermocht, vielfältige Stämme des Virus zu sequenzieren» und ihre ‚Entdeckungen' genau hier, auf «NextStrain.org» zu veröffentlichen, meldet Ende November ganz unschuldig die Presse[164]. Nur wer die codierte Sprache der ‚Virologen' zu entschlüsseln weiß, versteht, was das heißt: einen Virusstamm ‚sequenzieren' (statt ihn gemäß den Kochschen Postulaten *nachzuweisen*). Es heißt nichts anderes als: sich eine hübsche Reihenfolge von RNS-Basen ausdenken, was bei nur vier verschiedenen Basen sicherlich keine übermäßige Anstrengung, sondern lediglich ein bißchen Geduld erfordert ...

Im übrigen gibt es zum Basteln gar keine Alternative, wenn man nicht auf SARS- oder andere RNS-‚Viren' verzichten und den Beruf wechseln will. Dr. Stefan Lanka erklärt, warum: «Bis heute ist es den Virologen weder gelungen, aus einem Patienten, einer Fledermaus, einem anderen Tier, noch im Labor ein SARS-Virus zu isolieren und daraus einen intakten und vollständigen Erbgutstrang eines SARS-Virus nachzuweisen. Die Vermutung der Virologen, daß es auch in Wirklichkeit virale Erbgutstränge gibt, die so aufgebaut sind wie die aus kurzen Gensequenzen gedanklich zusammengesetzten Erbgutstränge, konnte bis heute nicht bestätigt werden. Auch auf andere Weise ist es bis heute nicht gelungen – obwohl die sehr einfachen Standardtechniken für die Längenbestimmung genetischer Sequenzen schon lange vorhanden sind –[,] die Existenz und Anwesenheit eines kompletten Erbgutstrangs eines SARS-Virus zu beweisen.»[165]

---

[164] Meldung in: «American Free Press», 30. November und 7. Dezember 2020, S. 3.
[165] *Stefan Lanka*, Fehldeutung Virus II. Anfang und Ende der Corona-Krise (Auszug [= Son-

Doch ein wenig muß man die Virenbastler trotz allem in Schutz nehmen, denn es ist zumindest im allgemeinen (aber wer weiß ...) offenbar nicht etwa so, daß sie einfach bei Null anfangen. Vielmehr suchen sie zunächst pflichtschuldig in ihren *Zellkulturen* aus ‚tatsächlichen Patienten' (Mikovits) nach real vorhandenen Schnipseln von RNS. Von denen gibt es tatsächlich unzählige ‚Varianten', zum Beispiel alle möglichen unterschiedlich langen Sequenzen sogenannter Boten- oder mRNS, die ‚zum Glück' für die Virologen von ihrer wacker behaupteten ‚Virus'-RNS biochemisch absolut ununterscheidbar ist, weil egal welche RNS stereotyp aus (zwar im einzelnen scheinbar chaotisch wechselnden) Abfolgen sogenannter Nucleotide mit je einer der nur vier immergleichen Basen Adenin, Uracil, Guanin und Cytosin besteht. Diese Schnipsel werden dann nach Maßstäben, die uns Normalsterblichen verborgenbleiben, am PC-Bildschirm ‚korrigiert', ‚ergänzt' und zusammengesetzt, bis die Länge des RNS-Fadenmoleküls derjenigen entspricht, von der die ‚Forscher' sich aus nicht näher erläuterten Gründen *einbilden*, daß sie für das Virus ‚typisch' sei.

Genau in dieser Weise hat *nach eigenem Bekunden* Prof. Dr. Christian Drosten seine ursprüngliche Version eines SARS-CoV-2 zusammengeschustert. Nur stand das nie in der «BILD»-Zeitung und wurde auch nie im Fernsehen oder Rundfunk erwähnt. Dr. Stefan Lanka zitiert jedoch überaus dankenswerterweise wörtlich aus einer ‚wissenschaftlichen' Weltnetz-Publikation Drostens vom 23. Januar 2020[166] die entsprechenden, überaus erhellenden Textabschnitte.

Damit, das Virus erst einmal als existent *nachzuweisen*, haben sich Drosten & Co., weil die Sache – warum auch immer – ja so ‚eilig' war, gar nicht erst aufgehalten, sondern ersatzweise bloße «Ankündigungen» einer «Entdeckkung» aufgegriffen, die in den diversen Weltnetz-Plattformen kursierten, nämlich: «Vor der öffentlichen Bekanntgabe von Virus-Sequenzen aus Fällen mit 2019-nCoV haben wir uns auf Berichte aus den Sozialen Medien verlassen, in denen die Entdeckung eines SARS-ähnlichen Virus angekündigt wurde. Deswegen haben wir angenommen, daß ein mit SARS in Verbindung stehendes CoV beim Ausbruch involviert ist.»[167] Wie schon gesagt: die Virologie lebt von ‚Annahmen' ...

---

derdruck] aus WISSENSCHAFFTPlus Magazin 02/2020, S. 4.

[166] *Lanka* ebd. macht zu Titel, Erscheinungsort und Erscheinungsdatum dieser Drosten-Studie auf S. 9 (Fn. 9) die folgenden exakten ‚bibliographischen' Angaben: «Detection of 2019 novel coronavirus (2019-nCoV) by real-time RT-PCR. Prof. Christian Drosten und Mitarbeiter. Euro Surveill. 2020;25(3):pii=2000045. https://doi.org/10.2807/1560-7917. ES.2020.25.3.2000045. Veröffentlicht am 23.1.2020.»

[167] Zit. n. *Lanka* ebd. S. 7, jedoch der von Lanka teilweise falsch übersetzte erste Satz korrigiert gemäß dem ebd. mitgelieferten original englischen Text der Drosten-Studie, der nämlich lautet: «Before public release of virus sequences from cases of 2019-nCoV, we relied

Drosten fährt fort: «Wir haben alle kompletten und partiellen (sofern >400 Nukleotide) mit SARS verbundenen Virus-Sequenzen heruntergeladen, die am 1. Januar auf GenBank verfügbar waren. [... .] Diese Sequenzen haben wir [Einschub von Lanka: anhand einer vorgegebenen SARS-Virus-Standard-sequenz] ausgerichtet und die ausgerichtete [Gesamt-]Sequenz benützt, um unsere Tests zu entwickeln (Abbildung S1 im Supplement zu dieser Publikation).»[168]

Schnipsel, die kürzer als 400 Nucleotide waren, wurden also verschmäht, ohne daß wir erführen, wieso, und woran man die ‚Vollständigkeit' einer «kompletten» Virus-Sequenz eines überhaupt noch nie nachgewiesenen ‚Virus' erkennt, teilen uns die als ‚Experten' firmierenden Bastler vorsichtshalber ebensowenig mit. Aber die ‚Vollständigkeit' ist sowieso nur eine von unzähligen Qualitäten des SARS-CoV-2-Phantoms, über die ‚man' bestens ‚bescheidweiß'. *Daß* etwa Prof. Drosten über seine selbstgebastelte Version bestens bescheidweiß, versteht sich von selbst. Aber auch das, *was* er darüber weiß, ist selbstevident. Er hat in seinem «NDR-Podcast» mehrfach «darauf hingewiesen, daß SARS[-]CoV-2 eng mit dem alten SARS-Virus von 2003 verwandt sei (zum Beispiel im Podcast vom 18. März 2020, Coronavirus Update Nr. 16, Transkript S. 3).»[169] Wie könnte es anders sein, wo er doch – siehe oben – sein «SARS-CoV-2» mangels verfügbarer Originalsequenzen aus lauter alten «mit SARS verbundenen Virus-Sequenzen», d.h. aber, aus lauter SARS-CoV-1-Bruchstücken zusammengeflickt hat ...!?

## *Wo kommt das SARS-CoV-2 her?*

Das hängt entscheidend davon ab, wovon wir hier reden. Falls wir von jenem Exemplar sprechen, welches der Drosten-Test aufspüren will, hat es, wie gerade erst gezeigt, seinen Ursprung im Computer, und noch vorher in der Vorstellungswelt eben dieses Prof. Dr. Christian Drosten von der Berliner Charité. Sollte aber diejenige Version gemeint sein, die Herrn Drosten überhaupt erst dazu veranlaßte, sein elektronisches Virenbastelzeug hervorzuholen und sich damit die für Leute seinesgleichen sowieso nur ‚öde' Weihnachtszeit zu vertreiben, dann tauchte sie in Wuhan auf, einer Stadt, die bis dahin kaum jemand außerhalb Chinas kannte.

---

on social media reports announcing a detection of a SARS-like virus. We thus assumed that a SARS-related CoV is involved in the outbreak.»

[168] Zit. n. *Lanka* ebd. S. 7f, jedoch die von Lanka leider erneut begangenen Übersetzungsfehler korrigiert gemäß dem ebd. mitgelieferten original englischen Text der Drosten-Studie, der nämlich lautet: «We downloaded all complete and partial (if >400 nt) SARS-related virus sequences available in GenBank by 1 January 2020. [... .] These sequences were aligned and the alignment was used for assay design (Supplementary Figure S1).»

[169] Rechtsanwalt Dr. *Reiner Fuellmich*, Brief an Prof. Dr. Christian Drosten vom 15. Dezember 2020 (Aufforderung zur Unterzeichnung einer Unterlassungserklärung), S. 2.

Darüber, wo sich die Wuhaner SARS-CoV-2-Version vorher befunden hat, gibt es eine ganze Reihe konkurrierender Verschwörungstheorien, an deren Verbreitung sich *ausnahmsweise* sogar die Massenmedien beteiligen, die ansonsten von derlei restlos nichts wissen wollen. Corona-Zeiten sind eben Ausnahme-Zeiten! Amerikanische Soldaten sollen das Virus im Oktober 2019 anläßlich einer internationalen Militärsportveranstaltung in Wuhan auf dem Tier- oder Fischmarkt der Stadt hinterlassen haben. Oder amerikanische Forscher im dortigen Hochsicherheitslabor für Viren. Es könnte aber auch «auf importierten Tiefkühlwaren nach China eingeschleppt worden sein», schlägt, freilich erst neuerdings, «Chinas Propaganda» als dritte Möglichkeit vor. Auswärtige orthodoxe Virologen wie Fabian Leendertz vom RKI «vermuten hingegen Fledermäuse aus Südchina als Ursprung»[170], was sie ja von allem Anfang an ‚vermutet' haben. Andere ‚Experten' ‚vermuten' «Geheimdienste» oder «Militärs» hinter der entweder absichtlichen oder unabsichtlichen Freisetzung dieses ihrer Ansicht nach ‚gentechnisch veränderten' und daher ‚hochgefährlichen' Virus[171]. Die US-Regierung vermutet im April 2020 einen «Unfall» im Wuhaner Hochsicherheits-Viren-Labor, bei dem sich ein Mitarbeiter unbemerkt infiziert und «das Virus dann unwissentlich in die Stadt gebracht habe»[172]. Der US-Journalist Bill Gertz hat schon Anfang April 2020 in einer «explosiven Reportage» mit einem chinesischen Video seinen Verdacht untermauert, daß der chinesische Star-Virologe Tian Junhuan, der ständig mit Fledermaus-Viren arbeitet, in seinem nur schwach gesicherten Labor in der Nähe von Wuhan auf das SARS-CoV-2 gestoßen ist und es leichtsinnig wieder entkommen ließ[173]. Vermutungen gibt es also zuhauf.

Weil bloße Vermutungen aber nicht wirklich weiterführen, verlangen die WHO, die US- und auch die deutsche Bundesregierung schon im April 2020 von China «Aufklärung». Amerikanische Medien berichten zu diesem Zeitpunkt, daß die WHO «eine international besetzte Forschergruppe ins chinesische Wuhan schicken will, um zu ermitteln, was womöglich nie ermittelt werden kann». Also von vornherein eine «Mission Impossible»? Nein, so ist es nicht gemeint, sondern «Chinas Regime sperrt sich gegen Aufklärung von außen».[174] Doch dann, Mitte Januar 2021 darf endlich nach langem Hin und

---

[170] Beides lt. Dpa-Bericht in: «Hessische Niedersächsische Allgemeine», 12. Januar 2021.

[171] Z.B. der ehemalige Chef des britischen Geheimdienstes MI6 Richard Dearlove unter Berufung «auf eine Studie eines norwegisch-britischen Forschungsteams (Dalgleish/Sorensen-Papier)» (VAWS-Rundbrief von Mitte Juni 2020). Auch die «führende Expertin für biologische Kriegsführung» Dr. Meryl Nass in einem Online-Symposium am 31. Mai 2020 (lt. *Kevin Barrett* in: «American Free Press», 1. und 8. Juni 2020, S. 22).

[172] *Jörg S. Carl* in: «Hessische Niedersächsische Allgemeine», 24. April 2020.

[173] *Bill Gertz* in der «Washington Times», zit. n. «American Free Press», 6. und 13. April 2020, S. 12.

[174] *Jörg S. Carl* in: «Hessische Niedersächsische Allgemeine», 24. April 2020.

Her doch eine Expertengruppe nach China kommen, um «im Auftrag der Weltgesundheitsorganisation» «nach den Ursprüngen des Coronavirus zu suchen». Viel wird dabei nicht herauskommen, außer einer, nein sogar zwei schönen Urlaubsreisen für diese ‚Experten'. Der mitreisende RKI-Epidemiologe Fabian Leendertz erklärt nämlich, was geplant ist: «Die erste Reise dient dazu, zu schauen, was schon alles an Daten vorliegt, was läuft – und dann einen Plan für Phase zwei zu machen. In dieser Phase zwei werden dann Lücken gefüllt und dadurch hoffentlich die Möglichkeit geschaffen, wissenschaftlich fundierte Hypothesen zu entwickeln und eventuell sogar ein schlüssiges Szenario vorzustellen.»[175]

Es läuft also bestenfalls auf Hypothesen und Szenarien hinaus. Ein förmlicher Beweis für irgendwelche greifbaren Fakten, das klingt hier deutlich genug an, wird wohl nie zu erbringen sein. Anders als in Wuhan wäre das schon in Berlin. Dort könnte man den PC des Prof. Drosten inspizieren, nötigenfalls auch staatsanwaltschaftlich sicherstellen. Und falls der alerte ‚Experte' seine Viren-Datei noch nicht von der Festplatte gelöscht haben sollte, befände sich das Virus sogar noch an Ort und Stelle seines Ursprungs ... Allerdings ist das alles eh längst notorisch, außerdem Berlin im Vergleich zu Wuhan und seinem inzwischen weltberühmten Tier- oder Fischmarkt keine solche ‚Experten'reise wert. Suchen wir also in China, und das, wenn es sein muß, bis zum St.-Nimmerleinstag.

*Ein Virus mit allen Schikanen*

Ehe die Zig- und Hunderttausende von ‚Varianten' auftauchten, war alles noch recht überschaubar, so daß ‚man' verblüffend genau ‚wußte', wie das Virus beschaffen war. Man ‚wußte' es jedoch auch noch hinterher ... Im April 2020 referierte etwa der wenige Monate später verstorbene französische Mediziner Dr. Jean-Pierre Dickès: «Das Genom des Coronavirus (Covid-19) gleicht demjenigen der anderen Viren dieser Art; aber es weist vier Einfügungen auf, die Proteine des AIDS-Virus HIV sind; zwei davon dienen der Anlagerung der beiden übrigen. Bizarrerweise findet man diese Einschaltungen im Genom eines anderen Coronavirus, das die Fledermaus befällt.» Daß «Proteine» im «Genom» absolut nichts zu suchen haben und sich aus chemischen Gründen dort auch absolut nicht ‚einfügen' oder ‚einschalten' lassen, schien Dickès trotz seines ehedem absolvierten Medizinstudiums nicht geläufig zu sein[176]. Auf diese sachlich jedenfalls grottenfalsche Be-

---

[175] Dpa-Bericht in: «Hessische Niedersächsische Allgemeine», 12. Januar 2021.

[176] Vielleicht handelt es sich aber auch nur um eine – allerdings ‚wissenschaftlich' unzulässig – verkürzte Redeweise, denn *Jean-Michel Vernochet*, Covid-19. Chroniques d'une pandémie. La gouvernance de la peur, o.O. (Éditions Le Retour aux Sources) 2020, der ebd. S. 35 über dieselbe Studie wesentlich genauer informiert, formuliert auch wesentlich genauer.

schreibung gestoßen war er im Weltnetzauftritt «*bioRxiv*, einer internationalen Agentur für die Archivierung biologischer Daten», aber die eigentliche Studie war bereits gelöscht worden, nur noch die Zusammenfassung verfügbar, woraus Dr. Dickès auf eine mysteriöse ‚Zensur' schloß, zumal diese seltsame Zusammensetzung des Virus seiner Meinung nach ja deutlich genug auf einen manipulativen Eingriff hinwies ...[177] Allerdings scheint es sich ziemlich eindeutig nicht um die von Prof. Drosten ‚ausgerichtete' ‚Sequenz' gehandelt zu haben; zumindest waren Drosten die vier verdächtigen ‚Einschaltungen' nicht aufgefallen (oder muß man passender sagen: eingefallen ...?).

Auch das, was jedenfalls erst lange nach dem 1. Januar von einer Gruppe chinesischer ‚Forscher' als ‚das' SARS-CoV-2 bis in alle Einzelheiten beschrieben wurde[178], kann schwerlich dasselbe Objekt gewesen sein, das Drosten ursprünglich zusammengestückelt hatte. Ihr «Virus» stammte nämlich aus ‚realen Patienten' direkt vor Ort, sprich: aus Wuhan, dem Ursprungsort! Sie hatten es in neun verschiedenen Patienten gefunden, von denen auch wirklich acht den Fischmarkt besucht hatten. Der neunte allerdings nicht ..., doch immerhin hatte er «in einem benachbarten Hotel übernachtet»[179]. Anscheinend als einziger im einzigen ‚benachbarten Hotel' – oder wieso blieben alle anderen Hotelgäste in allen anderen ‚benachbarten Hotels' verschont? Und alle Anwohner in allen übrigen ‚benachbarten Häusern'? Obwohl ja sowieso die vielen Tausend Besucher des Fischmarktes, aber auch die Händler, dem ‚Virus' noch sehr viel näher gewesen sein mußten als er ... und dennoch nicht ‚befallen' worden waren.

Sei dem wie es sei, um den Nachweis der realen *Existenz* des Virus konnten auch diese ‚Forscher' sich keinesfalls kümmern, weil sie sich ungemein beeilen mußten, ‚es' zu ‚sequenzieren', war ihnen doch Drosten schon sozusagen per Ferndiagnose zuvorgekommen und saßen ihnen viele andere dicht auf den Fersen. Die von Dr. Dickès erwähnten ‚Einschaltungen' fehlten zwar merkwürdigerweise auch in ihrer Version des ‚ursprünglichen' Virus. Dafür

---

Er teilt zunächst mit, daß es sich um eine schon am 31. Januar 2020 (und damit allerdings verdächtig früh ...) publizierte Studie von Biologen zweier indischer Forschungsinstitute (der «Kusuma School of biological sciences» am «Indian institute of technology» sowie des «Acharya Narendra Dev College» an der «University of Delhi») handelt, in welcher es wörtlich heißt: «Drei Einschaltungen codieren das Oberflächen-Glycoprotein gp120, und die vierte codiert das Protein Gag. Diese beiden Proteine ermöglichen das Andocken bzw. den Zusammenbau des AIDS-Virus HIV-1.»

[177] Dr. *Jean-Pierre Dickès* in: «Lectures françaises» n° 756, April 2020, S. 13.

[178] Lt. Dr. *Walter Seelentag* in: «Corona. Was uns der Staat verschweigt» (= Compact Aktuell Nr. 2, Redaktionsschluß 6. April 2020), S. 57 handelt es sich um die im Weltnetz frei verfügbare Studie «Genomic characterisation and epidemiology of 2019 novel coronavirus: implications for virus origins and receptor binding» von Roujian Lu, Wenjie Tan et al. in «The Lancet», deren Erscheinungsdatum er jedoch leider nicht mitteilt.

[179] *Seelentag* ebd. S. 57.

war es aber in allen neun Patienten zu «99,98 Prozent» identisch. Kein Kunststück, wenn man ja selber «sequenzieren» darf. Weiter stellten sie bei dem
«S-Gen, welches das S-Protein codiert», «eine auffallende Übereinstimmung
mit dem SARS-CoV-1» fest[180]. Aus demselben Grund ebenfalls kein Kunststück.

Immerhin: aus diesen Details läßt sich nun endlich erkennen, nach welchen Richtlinien die Virenbastler vorgehen. Sie schauen offensichtlich in
den einschlägigen Gen-Datenbanken nach, welche schon bekannten Gensequenzen welche schon bekannten Proteine codieren, und korrigieren, ergän-
zen, sortieren dementsprechend ihre ‚in [Zellkulturen von] realen Patienten
gefundenen‘ RNS-Schnipsel so, daß eine einigermaßen glaubhafte ‚Proteinhülle‘ dabei herauskommt, warum nicht auch eine ‚zu 99,98 % identische‘.

Der französisch-jüdische Molekularbiologe oder Virologe Dr. Lyons-Wei-
ler vom «Institut für reines und angewandtes Wissen» («Institut des connais-
sances pures et appliquées») verfügt ebenfalls – und zwar direkt aus China –
über Detail-Informationen zu ‚dem‘ neuen Corona-Virus: es «enthält ein ein-
zigartiges „Bindeglied-Fragment", welches ein SARS-Stachel-Protein [...]
codiert, das – seiner Genom-Analyse zufolge – künstlich in das 2019-nCoV
eingefügt worden zu sein scheint»[181]. Hmm, bei Dr. Dickès (s.o.) waren es allerdings noch *zwei* HIV-Proteine, statt nur *eines* SARS-Proteins ...

Lyons-Weilers virologisch nicht weniger (sondern als «wissenschaftlicher Leiter des Institut Pasteur», also in etwa des französischen Gegenstücks
zum deutschen RKI, eher sogar noch mehr) versierter Kollege Prof. Olivier
Schwartz will allerdings am 11. März 2020 gegenüber dem Sender «France
Culture» von irgendwelchen künstlichen Einfügungen überhaupt nichts wissen. Das SARS-CoV-2 besitze eine Sequenz von 30 000 Nucleotiden, verkündet er dem andächtig lauschenden Publikum, und man verstehe solche Sequenzen heute «sehr präzise zu analysieren». Daher «weiß man zum Beispiel
im Falle des Corona-Virus», fährt er fort, «daß es von einem Virus her-
stammt, das natürlicherweise in gewissen Tieren vorkommt, in gewissen Fle-
dermäusen und auch beim Schuppentier. Bei diesen Tieren kann kann man
das Virus zu 90 oder 98 % identisch antreffen ...»[182]

Dasselbe Resultat meldet Ende März in der Fachzeitschrift «Nature Medicine» eine Forschergruppe «um Kristian Andersen vom Scripps Institute in
La Jolla (Kalifornien)», die über ‚das‘ Virus allergenauestens unterrichtet ist,
allerdings *nicht* über irgendwelche ‚Einschaltungen‘ von SARS- oder HIV-
Proteinen ... Von herkömmlichen, ‚harmlosen‘ Corona-Viren unterscheidet
sich SARS-CoV-2 ihres Wissens dadurch, daß «die Protein-Einheit, mit der

---

[180] Ebd. S. 57f.
[181] *Vernochet* a.a.O., S. 27.
[182] Zit. n. «L'Échelle des Valeurs», April-Mai 2020, S. 3.

das Virus die Zellmembran seiner Wirtszellen aufknackt, anders aufgebaut»
ist. «Und auch die Bindestelle seines sogenannten Spike[= Stachel-]Proteins
besteht aus anderen Aminosäuren als bei verwandten Erregern.» Sie ist aber
«nicht so ideal» konstruiert, wie man es bei einem menschlichen Eingriff erwarten würde. «Dies ist ein starkes Indiz dafür, daß SARS-CoV-2 nicht das
Produkt einer gezielten Manipulation ist.»[183] *Wo* sie oder andere das ‚Auf-
knacken' von ‚Wirtszellen' durch dieses – noch nie nachgewiesene – Virus
jemals *beobachtet* haben, verraten sie uns indes *nicht*.

Dummerweise ist der französische Nobel-Preisträger für Medizin Prof.
Luc Montagnier, als ‚Entdecker' des allerdings von ihm oder anderen ebenfalls noch nie nachgewiesenen HIV eine weltweit ‚anerkannte' wissenschaftliche ‚Autorität', sowieso genau entgegengesetzter Ansicht. Er präzisiert zwar
nicht, auf welche der zu diesem Zeitpunkt schon etlichen ‚bekannten' SARS-
CoV-2-‚Varianten' er sich bezieht, versichert jedoch in einer Fernsehsen-
dung vom April 2020: «Wir sind zum Schluß gekommen, daß es in der Tat
Manipulationen an diesem Virus gab (...). Nein, es ist nicht natürlich, es ist
die Arbeit von Profis gewesen, die Arbeit von Spezialisten der molekularen
Biologie, eine äußerst gründliche Arbeit, die eines Uhrmachers sozusagen.»[184] Eben diejenige eines – freilich nur am PC arbeitenden – Virenbast-
lers oder Viren-‚Erfinders', eine Tätigkeit, mit der Montagnier selbst ja ähnlich vertraut sein muß wie seine US-Kollegin Judy Mikovits, so daß man
durchaus geneigt ist, ihm zu glauben ...

Zumal ihm die chinesische Virologin Dr. Li-Meng Yan zusammen mit
zwei weiteren Kollegen im September in einer eigenen Studie beistimmt:
‚das' Virus – freilich ‚vergißt' sie anzugeben, welche der zu dieser fortgeschrittenen Stunde wohl schon weit über 100 000 ‚Mutanten' sie eigentlich
meint ... – läßt sich problemlos binnen weniger Monate im Laboratorium
herstellen. Daß sie es selbst *im Labor* ausprobiert hat, statt bloß theoretische
Erwägungen anzustellen, muß allerdings bezweifelt werden[185], denn der technische Aufwand wäre ungeachtet der behaupteten ‚Problemlosigkeit' mit

---

[183] Zit. n. «Corona. Was uns der Staat verschweigt» (= Compact Aktuell» Nr. 2, Redaktionsschluß 6. April 2020), S. 58 (Kasten) mit dem Quellenvermerk «scinexx.de, 30.3.2020».

[184] Zit. n. dem auf den 8. September 2020 datierten Rundbrief von Erich Hörnle, Bergweg 3,
D-88457 Kirchdorf/Iller, der seinerseits als Quelle angibt: «*www.kla.tv/17087*». Es dürfte
sich trotz der späten Mitteilung um jenen TV-Auftritt Montagniers vom 17. April im Sen-
der *CNews* handeln, bei dem er «China als Quelle des Coronavirus bezeichnete, das im P4-
Labor Sanofi/Lévy/Buzyn von Wuhan geschaffen worden und von dort entwichen wäre»
(*Vernochet* a.a.O., S. 156 Anm. 70).

[185] Denn die im Weltnetzauftritt «Zenote» publizierte Studie trägt den Titel «Unusual Features
of the SARS-CoV-2 Genome Suggesting Sophisticated Laboratory Modification Rather
Than Natural Evolution and Delineation of Its Probable Synthetic Route», dem also zu
entnehmen ist, daß hier bloß theoretisch ‚die *wahrscheinliche* synthetische Route skizziert'
wird ...

Sicherheit enorm. Jedenfalls ist sich aber Yan, ehemalige Forscherin an der «School of Public Health» in Hongkong, sicher: das «SARS-CoV-2 weist biologische Merkmale auf, die unvereinbar mit einem natürlich vorkommenden zoonotischen Virus sind.»[186] Stolpern wird man nur über die hier implizierte Behauptung, ein Virus verfüge über «biologische» Merkmale, da doch nach allgemein akzeptierter Lehrbuchweisheit ein Virus gar kein «bios», d.h. kein «Leben» besitzt.

Dennoch hatte auch jene Version des Phantom-Virus, von der Dr. Dickès berichtete, solche «Lebens»-Qualitäten, was sogar ihm selbst anscheinend nicht ganz geheuer war. Es «soll», formulierte er auffallend vorsichtig, «drei Stunden lang auf einer metallischen Oberfläche wie etwa bei Türgriffen, und mehrere Tage lang im Wasser lebendigbleiben»[187].

Wie ein Virus, also ein strikt ,wissenschaftlich' als Nicht-Lebewesen *definiertes* Objekt, trotzdem ,lebendigbleibt' bzw. ,stirbt', hätten alle die vielen virologischen ,Fachleute', die plötzlich im Zusammenhang mit dem SARS-CoV-2 diese Wörter mit größter Selbstverständlichkeit verwenden, uns nun doch unbedingt eingehender zu erläutern ... Insbesondere auch der Vorzeige-Virologe Prof. Christian Drosten, der noch in einem «Podcast» vom 29. September 2020 wieder beteuert hat, «daß auch bei leblosen Viren immer noch das volle Virusgenom nachweisbar ist»[188]. Wenn das ,leblose Virus' noch sein ,volles Genom' besitzt, ist es ja offenbar noch intakt; wodurch soll es sich dann aber von einem ,lebendigen Virus' unterscheiden? Der Mediziner Dr. Patrick Quanten hat für derlei unqualifizierbare Redensarten der großen virologischen ,Experten' denn auch nichts als Spott übrig: «Viren lauern in der Umgebung und greifen uns an – obwohl man uns weismacht, daß sie nur innerhalb lebender Zellen „überleben" können. Sie dringen in den Körper ein und verursachen Krankheiten – obwohl man uns weismacht, daß sie außerhalb der Wirtszelle überhaupt nicht agieren können. Sie werden über Luft, Wasser und Oberflächen übertragen – obwohl man uns weismacht, daß sie nur innerhalb lebender Zellen „überleben" können.»[189]

Was nun wiederum die künstliche Herstellung ,des' SARS-CoV-2 betrifft, so war man in der Schweiz *wesentlich* schneller als in China. In jeder Hinsicht sogar. Offenbar schon Ende Februr/Anfang März 2020 hat man im Virologie-Institut der Schweiz, angesiedelt in Mittelhäusern im Kanton Bern, nach Angaben des dortigen Chef-Virologen Prof. Volker Thiel geschafft, was in Hongkong erst ein halbes Jahr später gelang: ,das' SARS-CoV-2 «synthetisch herzustellen». Aber nicht «binnen weniger Monate», sondern

---

[186] Meldung in: «American Free Press», 21. und 28. September 2020, S. 3.
[187] Dr. *Jean-Pierre Dickès* in: «Lectures françaises» n° 756, April 2020, S. 16.
[188] Rechtsanwalt Dr. *Reiner Fuellmich*, Brief an Prof. Dr. Christian Drosten vom 15. Dezember 2020 (Aufforderung zur Unterzeichnung einer Unterlassungserklärung), S. 5.
[189] *Quanten* a.a.O., S. 27.

«innerhalb von acht Tagen»![190] Ob im Reagenzglas oder doch nur wieder am PC, ist unserer Quelle leider nicht eindeutig zu entnehmen. Ob komplett mit der allgemein *behaupteten* ‚Proteinhülle' und den ‚Stachelproteinen' oder nur als ‚Genom-Sequenz' bleibt genauso unklar. Doch wird man beidemale bloß das jeweils letztere anzunehmen haben, aus gewichtigen Gründen, die weiter unten im II. Teil dieses Büchleins zur Sprache kommen sollen.

Was ‚man' sonst noch über ‚das' SARS-CoV-2 ‚weiß'? Erstaunlich viel in Anbetracht dessen, daß es ja noch nie als existent nachgewiesen wurde. Zum Beispiel kennt man seine genaue Größe, d.h. seinen Durchmesser, angegeben in Nanometern (Milliardstelmetern). Das Virologen-Duo Prof. Dr. Reiss/Prof. Dr. Bhakdi verkündet: «Größe Corona-Virus: 160 Nanometer (0,16 Mikrometer)»[191]. Das wird manche ihrer Kollegen wundern, besonders jene, die das SARS-CoV-2 zwar nicht vorschriftsmäßig isoliert, aber trotzdem unter dem Elektronenmikroskop photographiert haben. «In [einer Studie] reicht die Bandbreite [der abgelichteten Exemplare] von 60 nm bis 140 nm», melden Engelbrecht/Köhnlein[192]. Da ist also restlos nichts dabei, was den ‚Standard' von 160 nm auch nur annähernd erreicht, zumal der Rauminhalt bzw. die Masse des nach allgemeiner Auffassung kugelförmigen Virus mathematisch-unabänderlicherweise mit dem Quadrat seines Durchmessers zunimmt. «Ein Virus, das eine derart extreme Größenvariation hat, kann es eigentlich nicht geben», merken wiederum Engelbrecht/Köhnlein an[193]. Eigentlich nicht, das stimmt, aber wer weiß, vielleicht kriegen SARS-CoV-2-Viren ja Junge, und wenn man dann den signifikanten Größenunterschied zwischen einer Kuh und einem Kalb zum Vergleich heranzieht, könnten doch noch alle gleichzeitig rechthaben ...

Man kann zwar das SARS-CoV-2 offenbar absolut nicht gemäß den Kochschen Postulaten vorzeigen, geschweige denn gemäß denselben Postulaten seine krankmachende Wirkung beweisen, aber doch wenigstens Personen auf seine Anwesenheit «testen» und für daran «erkrankt» erklären. Möglich ist das, weil Logik – s.o. – für Virologen nicht gilt. Mit den ‚Tests' wiederum hat es seine ganz eigene Bewandtnis, denn ‚das' Virus ist ein ausgesprochen tückisches Objekt. Zum einen läßt es eine sogenannte «Inkubationszeit» verstreichen, während der es sich also «einnistet» und in aller Ruhe auf die ei-

---

[190] *Peter Helmes*, Corona-Hysterie. Kritische Tagebuchnotizen, Hamburg 2020, S. 35, leider ohne Mitteilung des Zeitpunkts der Berner Virus-Synthese. Da es sich jedoch um die «1. Auflage Juni 2020» handelt, kann alles darin Berichtete nur *vor* diesem Zeitpunkt liegen. Verwiesen wird immerhin auf den folgenden Quellenbeleg, der den 3. März 2020 als Datum der Thielschen Bekanntgabe nahelegt: «https://science.apa.at/rubrik/medizin_und_biotech/Coronavirus_wird_auch_in_Berner_Hochsicherheitslabor_erforscht/SCI_2020030 3_SCI39373151253516548».

[191] *Reiss/Bhakdi* a.a.O., S. 65.

[192] *Engelbrecht/Köhnlein* a.a.O., S. 369.

[193] Ebd.

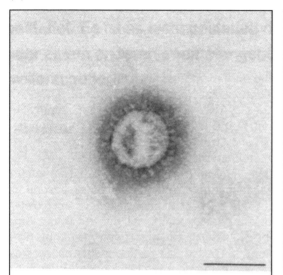

SARS-Coronavirus-2 (SARS-CoV-2, Isolat SARS-CoV-2/Italy-INMI1).
Elektronenmikroskopie, Negativkontrastierung (PTA). Maßstab: 100 nm. Quelle: Robert Koch-Institut

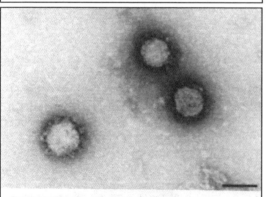

SARS-Coronavirus (Coronaviren).
Transmissions-Elektronenmikroskopie, Negativkontrastierung. Maßstab = 100 nm

Quelle: Hans R. Gelderblom, Freya Kaulbars/RKI

Das sieht zwar wunderbar «isoliert» bzw. «gereinigt» aus, aber die Zotteln rund um den Kreis haben keine Ähnlichkeit und sind auch zahlenmäßig nicht vergleichbar mit den angeblichen Detail-Photos desselben Virus weiter oben auf Seite 60-61.

Ein weiteres Problem ist die Größe. Das Einzelexemplar oben mißt im Durchmesser ziemlich genau die 100 nm des beigegebenen Maßstabs. Von den drei Exemplaren unten bleiben die beiden oberen um ca. 10 nm dahinter zurück. Doch gemäß den großen Virologen Reiss/Bhakdi müßte der Durchmesser statt nur 100 und 90 nm stolze *160 nm* betragen ...!

Das Problem verschärft sich mit dem Photo auf der nächsten Seite. Angefertigt von denselben RKI-Spezialisten Gelderblom/Kaulbars, sind hier die «Viren» nicht bloß unterschiedlich gefärbt, sondern auch noch ein ganzes Stück kleiner. Anhand des (verschämt?) nur verwaschen ganz am linken unteren Bildrand angebrachten Maßstabs läßt sich ihr Durchmesser auf meist bloß ca. 60-70 nm taxieren ... außerdem hat man hier auf jegliche Reinigung bzw. Isolierung völlig verzichtet ...

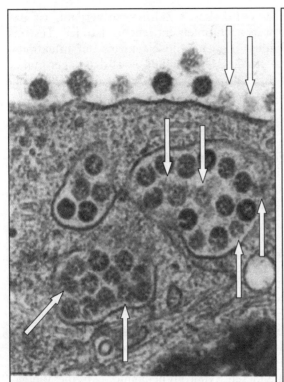

SARS-Coronavirus (Coronaviren), intrazellulär und an der Oberfläche von Verozellen. Transmissions-Elektronenmikroskopie, Ultradünnschnitt.
Maßstab = 100 nm

Quelle: *Hans R. Gelderblom, Freya Kaulbars/RKI*

Die Größe dieser auf höchst seltsame Weise in einer Art von Blasen eingeschlossenen angeblichen SARS-CoV-2-Exemplare schwankt, wie sich anhand des Maßstabs ganz unten links leicht nachmessen läßt zwischen ca. 60 und 70 nm. Diejenige der ‚extrazellulären' reicht jedoch bis zu ca. 100 nm (ganz oben, das zweite von links).

Gemäß der Virentheorie vermehren sich Viren identisch, erzeugen daher mit ihrem identischen Genom auch ein identisch beschaffenes Kapsid bzw. ggf. eine identisch beschaffene zusätzliche Außenhülle. Identisch beschaffen heißt vor allem auch: identische Größe, also identischer Durchmesser!

Sowohl unter den ‚extrazellulären' als auch unter den «intrazellulären» Individuen befinden sich aber sogar etliche mit einem Durchmesser von erheblich weniger als 60 nm (siehe Pfeile!). Die Aufnahme ist somit das, was man auf gut denglisch ein «fake» zu nennen pflegt.

gentliche «Infektion» vorbereitet. Wie und wieso es das tut, obwohl es doch problemlos sofort ‚losschlagen' könnte, verraten uns die ‚Experten' zwar nicht. Stattdessen äußern sie diverse Vermutungen darüber, wie lange diese «Inkubationszeit» wohl dauern möchte. Mehr als vermuten kann man da trotz aller ‚Wissenschaft' leider nichts, weil das Virus ja erstens gar nicht nachweisbar ist und zweitens der sogenannte «Patient» auch «noch» keinerlei Symptome zeigt. Auf «bis zu 14 Tage» taxiert man z.B. in Luxemburg die Inkubationsphase. Ist die vergangen und die Krankheit «Covid-19» endlich ausgebrochen, hat man nur «ungefähr 7 bis 10 Tage» Zeit für einen PCR-

Test mittels Rachen-Abstrich.[194] Wird dieses Zeitfenster verpaßt, ist das Virus schuppdiwupp schon so weit nach unten entfleucht, daß der ‚Test' es «nur noch in den seltensten Fällen» findet. «Ein Nachweis der Infektion», also nicht des Virus selber, sondern des ‚Virusbefalls', «ist dann aber immer noch möglich, und zwar entweder aus dem Lungensekret, dem Stuhlgang oder mithilfe eines Lungenscans (CT-Scan).»[195] Welch ein Glück!

Die Vermutungen darüber, wie lange die ‚Inkubationszeit' dauert, weichen nun freilich – man ahnte es schon – je nach ‚Experte' voneinander ab. «Inzwischen gelten zehn Tage als wahrscheinlichere Inkubationszeit!», meldet pünktlich zu Faschingsbeginn die Presse[196], ohne die Namen jener Fachleute zu nennen, die sich auf diese neue Zahl geeinigt haben. Noch vier Tage zuvor hat man es in der deutschsprachigen «Wikipedia», freilich unter Bezugnahme auf den nicht mehr ganz taufrischen Stand des ‚Experten'wissens des hochoffiziellen RKI vom März/August 2020, wesentlich anders lesen dürfen: «Die Inkubationszeit von COVID-19 beträgt durchschnittlich fünf bis sechs Tage; zwischen Ansteckung und dem Auftreten erster Symptome können aber auch bis zu zwei Wochen vergehen. Vereinzelt treten erste Symptome schon innerhalb von 24 Stunden nach der Ansteckung mit SARS-CoV-2 auf.»[197] Es ist ja auch wirklich egal, wenn man bedenkt, daß die ‚Experten' anfangs «noch von einer Inkubationszeit von vier bis fünf Tagen» ‚ausgegangen' waren[198] ... So ein Virus ist eben einfach unberechenbar!

Die ‚neue' Krankheit, die das ‚neue' Virus am Ende seiner wieviele Tage auch immer langen Inkubation zum Ausbruch bringt, ist offenbar neu eigentlich nur durch die von keinem anderen Syndrom bekannte, extreme Vielgestaltigkeit der Symptome. «Wikipedia», das unübertroffene und unübertreffliche Spiegelbild ‚des modernen Wissens', vermerkt im einleitenden Abschnitt seines gigantischen Artikels zu «COVID-19» mit umwerfender Logik: «Der Krankheitsverlauf ist unspezifisch und kann stark variieren. Nach einer Infektion erkranken 55-85 % der Betroffenen erkennbar an COVID-19.» Die Leute erkranken also «erkennbar» an «Covid-19», obwohl der Krankheitsverlauf «unspezifisch» ist und «stark variiert». Dabei bedeutet «unspezifisch» doch gerade, daß die Symptome *keiner* «spezifischen» Krankheit zugeordnet werden können, weil viel verschiedene, konkurrierende Ursachen infragekommen. Vergleichbares gilt für einen «stark variierenden»

---

[194] Weltnetz-Artikel des Luxemburger – allerdings ‚nur' Statistik-Fachmanns, also Nicht-Mediziners – *Claus Nehring*, 10. August 2020, CN Content, Websites & Blog.
[195] Ebd.
[196] «BILD», 11. November 2020.
[197] «Wikipedia» (deutsch), Artikel «COVID-19», letztmals bearbeitet am 7. November 2020, unter Berufung (für das oben Zitierte) auf : «SARS-CoV-2 Steckbrief zur Coronavirus-Krankheit-2019 (COVID-19). Robert Koch-Institut, 23. März 2020, abgerufen am 14. August 2020.»
[198] *Morris* a.a.O., S. 234.

Krankheitsverlauf; den würde in normalen (statt in «Corona»-)Zeiten ausnahmslos *jeder* Arzt je nach Art der konkret vorliegenden «Variation» auch jedesmal einer anderen, selbstverständlich «spezifischen» Krankheitsursache zuschreiben.

Lauter unspezifische, also *disparate* Dinge dennoch als spezifisch, also *gleichartig* «erkennen», dafür gibt es in der deutschen Sprache einen ganz spezifischen Ausdruck: alles in einen Topf werfen. Als hohe Kunst ärztlicher Diagnostik hat so etwas bisher nicht gegolten ... Kümmert aber niemanden, denn daß das Phantom-Virus eine ‚neue' Krankheit namens «Covid-19» hervorruft, ist allen ‚Experten' sonnenklar. Nur beweisen läßt es sich nach ihren eigenen Angaben halt leider nicht – man muß ihnen einfach glauben! Die Fachautoren Engelbrecht/Köhnlein blieben jedoch ungläubig. Nachdem das Magazin «Focus» den Infektionsmediziner Prof. Thomas Löscher als seinen «Experten» vorgestellt hatte, fragten sie bei dem Mann nach, worauf er seine These vom SARS-CoV-2 als «Covid-19»-Erreger stütze. Er antwortete ihnen am 6. März 2020 per elektronischer Post dasselbe, was wir soeben von «Wikipedia» vernommen haben: «für die meisten Atemwegserkrankungen» gebe es «keine unverwechselbaren spezifischen Symptome», und daher sei «eine Unterscheidung der verschiedenen Erreger rein klinisch nicht möglich». Neu sei somit nicht eigentlich die Krankheit, sondern nur ‚das' Virus.[199]

Macht nichts, dachte sich der Bonner Virologie-Professor Hendrik Streeck, operieren wir doch einfach nach dem Motto «Aus Alt mach Neu!» kombiniert mit jenem anderen «Frechheit siegt!» Gegenüber der «Frankfurter Allgemeinen Zeitung» (FAZ) erklärte er also Mitte März 2020, ohne rot zu werden, mit wichtiger Miene: «Fast alle Infizierten, die wir befragt haben, und das gilt für gut zwei Drittel, beschrieben einen mehrtägigen Geruchs- und Geschmacksverlust.» Den kennt man zwar seit eh und je als ganz gewöhnliches Erkältungsanzeichen, was die FAZ aber nicht davon abhielt, zu titeln: «Wir haben neue Symptome entdeckt»[200] ... So stand es auch hinterher in der am 2. Juni 2020 veröffentlichten Endfassung der sogenannten «Heinsberg-Studie» desselben Prof. Streeck. Eine von der Stadt Berlin erstellte Inhaltsangabe freute sich: «Durch die Heinsberg-Studie konnte erstmals gezeigt werden, daß eine Covid-19-Erkrankung mit einem Verlust des Geruchs- und Geschmackssinns einhergehen kann. Dieser Fund hatte weltweit Beachtung gefunden.»[201]

Angesichts solcher ‚Fortschritte' der ‚Wissenschaft' wird es wahrscheinlich in nicht mehr allzulanger Zeit «weltweit Beachtung finden», wenn eine

---

[199] *Engelbrecht/Köhnlein* a.a.O., S. 366 (vgl. auch S. 353).
[200] Ebd. S. 365 unter Bezugnahme auf die Weltnetzausgabe des Blatts vom 16. März 2020.
[201] Zit. n. «Corona-Lügen» (= Compact Aktuell Nr. 3, Oktober 2020), S. 21.

großangelegte Studie irgendeiner ‚renommierten' Astronomischen Gesellschaft ‚erstmals' zeigen kann, daß die Sonne egal wo auf dem Globus immer nur tagsüber scheint ...

Vielleicht wollte Prof. Streeck aber auch bloß ausprobieren, wie weit man den Spaß treiben kann. Von ihm ist nämlich andererseits der Ausspruch überliefert: «Wäre uns das Virus nicht aufgefallen, hätte man vielleicht gesagt, wir haben dieses Jahr eine schwerere Grippewelle.»[202] Und vielleicht war das ja erneut heimliche Ironie, denn «aufgefallen» ist das Virus bekanntlich nur dadurch, daß plötzlich alle davon reden, während niemand es wissenschaftlich korrekt vorzeigen kann.

Die offizielle, weniger fachlich als politisch motivierte Hysterie, die das Virus als gefährlichen Todesbringer hinstellt, ist allbekannt; sie hat etliche ‚Experten' zu Fürsprechern. Doch viele andere Fachleute erklären das Virus für vergleichsweise ‚harmlos', da es letztendlich nicht mehr Menschen ins Grab befördere als herkömmliche Grippeviren auch. So zum Beispiel neben Streeck der rasch in aller Munde befindliche Hamburger Rechtsmediziner Prof. Klaus Püschel[203] oder Frankreichs Spitzenmikrobiologe Prof. Didier Raoult, der schon am 1. Februar 2020 sagt: «Dieses Corona-Virus ist nicht so schlimm.»[204] Für andere macht das SARS-CoV-2 eine Entwicklung durch. Der Leiter der Virologie an der Essener Uniklinik Prof. Ulf Dittmer sieht im August 2020 «Hinweise darauf, daß sich das Virus bereits abschwächt» und womöglich «im Zuge der Veränderungen irgendwann nur noch eine Erkältung auslöst».[205] Er hat dafür sogar eine, wie er es nennt, «evolutionstechnische» Begründung parat: «„Das Virus möchte nicht in den Tiefen der Atemwege festsitzen." Es wolle lieber weiter nach oben wandern, in die oberen Atemwege, weil es sich von dort aus besser verbreiten kann.»[206] Wir lernen daraus: das Virus, obwohl angeblich ein bloßes RNS-Molekül mit Eiweißhülle, hat einen Verstand und einen Willen, denn es weiß genau, was es will! So ähnlich wie die liebe Sonne: die weiß auch, daß sie immer nur tagsüber scheinen will ...

Wer an dieser Stelle zu lachen beginnt, befindet sich in bester Gesellschaft, denn die Hühner tun längst dasselbe. Wir werden trotzdem wenigstens *versuchen*, ernstzubleiben, wenn wir nun zum nächsten Kapitelchen übergehen: Was um Himmels willen tun gegen das Phantom-Virus und die nichtsdestoweniger genau von ihm ausgelöste ‚neue' Krankheit «Covid-19»?

---

[202] Zit. n. *Johann Leonhard* ebd., S. 15; demnach äußerte Streeck dies in «Stern TV Spezial» Mitte März.

[203] Z.B. in: «BILD», 9. Mai 2020.

[204] Im «Journal du Dimanche», zit. n. «L'Échelle des Valeurs», Juni 2020, S. 4.

[205] So wörtlich in: «BILD», 19. August 2020.

[206] Ebd.

*Wie heilt man «Covid-19»?*

Diese Frage spaltet die ‚Experten' zutiefst. Denn neben den Virologen ‚wissen' ja auch die Ärzte, bisweilen direkt aus ihrer Praxis, so manches über ‚das' Virus zu berichten, wenngleich keineswegs alle dasselbe ... «Ich denke», sagt z.b. der italienische Mediziner Dr. Sandro Giannini, «daß ich die Ursache für die Tödlichkeit des Coronavirus nachgewiesen habe.» Ihm zufolge «ist das Hauptproblem nicht das Virus, sondern die Immunreaktion, die die vom Virus befallenen Zellen zerstört». Ungefähr dasselbe hat Dr Judy Mikovits uns ja weiter oben auch schon zur krankmachenden Wirkung des nie nachgewiesenen AIDS-Virus erzählt. Dr. Giannini begründet seine These so: «Tatsächlich hat kein an rheumatischer Arthritis leidender Patient je unsere COVID-Ambulanzen betreten! Weil sie durch das Cortison, einen starken Entzündungshemmer, geschützt sind!» Sein Erfolgsrezept, bei dem fatalerweise für die Impf-Industrie nichts abfällt, lautet daher: «Heute setzt man in Italien Entzündungshemmer und Antibiotika (wie für die Grippe) ein, und die Zahl der hospitalisierten Personen geht zurück.»[207]

Auch der gestandene deutsche Allgemeinarzt Dr. Wolfgang Gedeon kennt diesen Therapieansatz, ist jedoch damit überhaupt nicht einverstanden: «Für schwere Covid-19[-]Fälle wird jetzt, soweit ich das mitbekommen habe, verstärkt Cortison eingesetzt. Das ist mir völlig unverständlich. Denn weder wirkt Cortison irgendwie virostatisch noch verstärkt es in irgendeiner Weise die körpereigene Abwehr, sondern wirkt im Gegenteil stark immunsuppressiv, reduziert also die Abwehrreaktionen des Körpers! In meiner ärztlichen Zeit wurde es als Kunstfehler betrachtet, wenn man beispielsweise eine virusbedingte Hirnhautentzündung mit Cortison behandelte! Würde Cortison bei Covid-19 wirklich einschneidend helfen, wäre das für mich eher ein Beleg dafür, daß es sich hier nicht um eine primär viral bedingte Erkrankung handelt.»[208] Ja, manche ‚Fachleute' geraten, selbst ohne es zu wollen, ‚virologisch' auf die richtige Fährte, biegen aber dann sogleich wieder zielstrebig ins Weglose ab ...

Glaubt man indessen Dr. Bruno Fife, benötigen die meisten Leute ‚womöglich' überhaupt kein Heilmittel, nicht einmal eine vorbeugende ‚Impfung', «denn Forscher haben vor kurzem herausgefunden, daß der Körper eine langfristige Immunität gegen COVID-19 entwickeln kann, wenn er zuvor bestimmten Formen der Erkältung ausgesetzt war. Studien haben gezeigt, daß etwa 60 bis 80 Prozent der Bevölkerung bereits gegen das Coronavirus

---

[207] Dr. *Sandro Giannini* im Weltnetzauftritt «geopolintel.fr», zit. n. «Courrier du Continent» N° 618, Mai 2020, S. 5.
[208] *Wolfgang Gedeon*, Corona, Crash und Bürgerkrieg. Auf dem Weg in eine globale Diktatur? Rielasingen (WMG Verlag) 2020, S. 66f.

immun sein könnten.»[209] Und «[l]aut einem Forscherteam von der Duke University und der National University of Singapore kann der aus einer früheren Coronavirus-Infektion stammende Immunschutz gegen COVID-19 mindestens 17 Jahre, vielleicht aber sogar lebenslänglich anhalten.»[210] Von dieser Studie weiß auch Dr. Fifes deutscher Kollege Dr. Gedeon: «Bei SARS 1, das 2003 aufgetreten ist, konnten nach 17 Jahren [also im Jahre 2020] noch T-Lymphozyten gefunden und zur Antikörperbildung aktiviert werden.»[211] Unser Glückwunsch geht an die exzellenten ‚Experten‘ in den USA und Singapur, denen es doch wahrhaftig ‚gelang‘ diese T-Zellen so bemerkenswert präzise dem nie nachgewiesenen «SARS-CoV-1» zuzuordnen! Auf welchem Wege sie zu der bahnbrechenden Erkenntnis gekommen sein müssen, daß die Antikörper dieser T-Zellen nicht bloß gegen ‚COVID-03‘, sondern auch gegen ‚COVID-19‘ wirksam einschreiten, verrät uns zwar nicht Dr. Fife, dafür aber Dr. Gedeon: es existiert ihm zufolge eine «Kreuzimmunität im Hinblick auf das neue Corona-Virus»[212], d.h. die Immunitäten gegen verschiedene CoVs ‚überkreuzen‘ sich. Zum – glücklicherweise nur relativen – Pech der Europäer «scheint» (keine Virologie ohne Annahmen!) diese ‚Kreuzimmunität‘ freilich «in Asien noch stärker ausgeprägt zu sein als bei uns». Immerhin ist sie also «bei uns» doch auch irgendwie «ausgeprägt». Wozu wir dann trotz schon ‚ausgeprägter‘ «Kreuzimmunität» nach Ansicht desselben Dr. Gedeon noch auf die Herausbildung einer «Herdenimmunität» warten sollen[213], erschließt sich uns freilich nicht. Es trägt auch nicht unbedingt zur Aufklärung dieses Mysteriums bei, wenn derselbe Dr. Gedeon im selben Büchlein nur eine Seite weiter plötzlich einschränkt, «wir» hätten «im Hin-

---

[209] *Fife* a.a.O., S. 107. Als seine Quellen führt Fife ebd. S. 157 Anm. 10 und 11 die beiden folgenden an: «OffG: „STUDIES: 60% of people naturally RESISTANT to SARS-COV2" in: *OffGuardian*, 12. Juni 2020; *off-guardian.org/2020/06/12/study-80-of-people-naturally-resistant-to-coronavirus/.*» – «Nelde, A., Bilich, T., Heitmann, J.S., u.a.: „SARS-CoV-2 T-cell epitopes define heterologous and COVID-19-induced T-cell recognition" in: *Research Square*, 16. Juni 2020; *www.researchsquare.com/article/rs-35331/vl.*» – Gut möglicherweise ist in beiden Quellen von ein und derselben Studie die Rede und diese – man beachte die Übereinstimmung der Zahlenangaben! – auch wiederum identisch mit der von *Gedeon* a.a.O., S. 48 leider ohne nähere Angaben erwähnten Studie der «Uni Tübingen». Ihr zufolge fanden sich «bei 81 % der Probanden, die keine Corona-Infektion hatten, dennoch Antikörper gegen das neue Virus». Weiter referiert Gedeon: «In der Gruppe der 6- bis 16jährigen hat man in Tübingen bei 60 % der Probanden neutralisierende Antikörper gefunden, die als Herdenschutz wirken und eine Ausbreitung in dieser Altersgruppe verhindern.»

[210] *Fife* a.a.O., S. 108 unter Berufung (S. 157 Fn. 13) auf: «Le Bert, N., Tan, A. T., Kunasegaran, K., u.a.: „Different pattern of pre-existing SARS-COV-2 specific T cell immunity in SARS-recovered and uninfected individuals" in: *bioRxiv*, 27. Mai 2020; *www.biorxiv.org/content/10.1101/2020.05.26.115832vl.full.pdf.*»

[211] *Gedeon* a.a.O., S. 49.

[212] Ebd.

[213] Ebd. S. 41.

blick auf die T-Zell-Immunität» leider «keine praktikablen Untersuchungs-methoden». Soll das etwa heißen, daß wir die ‚Forscher' der beiden oben genannten Universitäten zu früh beglückwünscht haben, indem die lediglich mit ‚nicht-praktikablen Untersuchungsmethoden' zu ihrem dann ja wohl kaum zuverlässigen Ergebnis kamen!? Wie schade!

Sei dem wie es sei, die «mindestens 17 Jahre» «Immunschutz» «gegen COVID-19» wären, das muß man schon sagen, sowieso relativ wenig für ‚Immunität' gegen ein nie als existent nachgewiesenes Virus. Es steht auf einem anderen Blatt, daß sie trotzdem eine relativ schlechte Nachricht für die Impfstoff-Industrie wären. Da aber zum Glück für die ‚Impfstoff'-Produzenten im Weltmaßstab betrachtet nur relativ wenige Menschen über eine «Kreuzimmunität» verfügen, die immer noch vom uralten SARS-CoV-1 herrührt, bleiben «Covid-19»-Arzneien unerläßlich, in den Augen so gut wie aller Corona-gläubigen medizinischen ‚Experten'. Zumindest, solange es noch keine oder noch nicht genügend ‚Impfstoffe' gibt. Es fragt sich nur, *welche* Heilmittel. Die Angebotspalette ist nämlich so verblüffend bunt wie wohl bei keiner anderen Krankheit. Ganz oben rangiert für viele jedoch nicht etwa Cortison, sondern vielmehr Chloroquin bzw. das chemisch gleichartige Hydroxychloroquin.

Der amerikanisch-jüdische Arzt Zev Zelenko praktiziert in Monroe im US-Bundesstaat New York und stellt im Weltnetz sein nach eigenen Angaben hervorragend wirksames Behandlungsrezept gratis zu Verfügung: «Hydroxychloroquin 200 mg zweimal täglich fünf Tage hindurch; Azithromycin 500 mg einmal täglich fünf Tage hindurch; Zinksulfat 220 mg einmal täglich fünf Tage hindurch.» Er stützt sich, sagt er, auf Daten aus China und Südkorea sowie eine jüngst in Frankreich veröffentlichte Studie. Er und seine Helfer haben seit ca. einer Woche schon 400 Patienten so behandelt und bisher ausnahmslos alle 400 vor dem Tod, einer künstlichen Beatmung, ja sogar vor einem Krankenhausaufenthalt überhaupt bewahrt! Nebenwirkungen in Form von Brechreiz und zeitweiligem Durchfall traten nur bei rund jedem zehnten Patienten auf.[214]

Der italienische Arzt Dr. Sergio Resta, Krebschirurg und Redakteur des renommierten medizinischen Nachschlagewerks «Enciclopedia Medica Italiana», schwört ebenfalls auf Hydroxychloroquin + Azithromycin (ein gängiges Antibiotikum), womit sich ihm zufolge in der Anfangs- und auch noch in der mittleren Phase der «Krankheitsentwicklung» beste Erfolge erzielen lassen.[215] Dieselbe Therapie befürwortet der mit einem halben Jahrhundert Praxis nun wahrlich altgediente französische Landarzt Dr. Jean-Louis Bellaton. Er habe Hydroxychloroquin «wie alle anderen Ärzte 50 Jahre hindurch verschrie-

[214] «Courrier du Continent» N° 618, Mai 2020, S. 5 mit der Quellenangabe «caducee.net».
[215] *Sergio Resta* in: «Chiesa viva», September 2020, S. 10.

ben», und dies «ohne den geringsten Zwischenfall», während es hingegen bei Verordnung der Allerweltsmittel Paracetamol und Aspirin schon zu Leberzirrhosen bzw. Magen- und Darmblutungen gekommen sei.[216]

Hydroxychloroquin «ist seit etwa 60 Jahren in Gebrauch» und war, von «Studien» bestätigt, schon 2005 gegen das SARS-CoV-1 wirksam, beteuert auch Dr. Bruno Fife. Jüngst publizierte Studien, die das in Abrede stellen, haben schlicht übersehen, daß die Behandlung eben möglichst früh beginnen und durch die Gabe von Zink ergänzt werden muß. Er weiß auch präzise anzugeben, wieso das so ist: «Das Medikament wirkt wie ein Schlüssel, der genau die Tür in der Zellmembran öffnet, durch die Zink in die Zelle eindringen kann. Zink hindert das Virus dann an der Vermehrung.»[217]

Seltsamerweise funktioniert Hydroxychloroquin jedoch bei anderen ärztlichen ‚Fachleuten‘ genausogut ohne Zink, obwohl doch erst das Zink ‚das Virus an der Vermehrung hindert‘ ... Offensichtlich ohne Zink therapiert jedenfalls der weltbekannte Virologe und Tropenmediziner Prof. Didier Raoult in seinem riesigen Zentralklinikum für Infektionskrankheiten in Marseille. Er setzt dort Hydroxychloroquin zusammen mit Azithromycin gegen «Covid-19» ein und vermag dadurch die Sterblichkeitsrate seiner Patienten auf 0,5 % zu senken, wie er nicht ohne Stolz verkündet[218]. Besonders interessant ist seine Begründung dafür. Azithromycin, sagt er ist «ein banales, aber gegen dieses Virus wirksames Antibiotikum»[219]. Übrigens nicht nur gegen «dieses» Virus; vielmehr «weiß man», «daß es oft gegen RNA-Viren wirkt», so zum Beispiel «perfekt gegen das Zika-Virus.»[220]

Bei Dr. Fife ist der *eigentliche* ‚Wirkstoff‘ also Zink, bei Prof. Raoult hingegen Azithromycin, so daß man sich fragt, wozu dann das Hydroxychloroquin überhaupt noch benötigt wird. Um dem Zink die Tür zu öffnen, behauptet Fife. Daß es aber auch dem Azithromycin die Tür öffnet, behauptet hingegen Raoult nicht. Dafür behauptet er etwas anderes, noch viel Unerhörteres: ein «Antibiotikum» sei gegen «Viren» «wirksam». Weiß ausgerechnet er, der beinahe schon übergroße[221] Fachmann, denn nicht, daß Antibiotika, wie der Name sagt, nur gegen «Lebewesen» (vgl. griech. «bios» = «Leben»), nämlich gegen Bakterien, d.h. gegen Einzeller *mit eigenem Stoffwechsel*, wirken, aber nicht gegen Viren, denen nach allgemeiner Lehrbuchweisheit jeglicher eigene Stoffwechsel – und damit auch jeglicher *Angriffspunkt* für egal

---

[216] Zit. n. *Jérôme Seguin* in: «Lectures françaises» n° 758, Juni 2020, S. 13.

[217] *Fife* a.a.O., S. 59 bzw. 61.

[218] *Raoult* a.a.O., S. 106f.

[219] Ebd. S. 106.

[220] Ebd. S. 117.

[221] Vgl. ebd. S. 9f: «... meines Wissens bin ich der weltweit am meisten zitierte Experte auf dem Gebiet der Infektionskrankheiten („expert scape“).» Der englische Ausdruck in Klammern bedeutet soviel wie «Säulen-Experte», offenbar im Sinne einer ‚tragenden‘ Säule ...

welches Antibiotikum – *fehlt*? Wenigstens Dr. Fife scheint es zu wissen, denn er interpretiert ironischerweise den ihm wohlbekannten Therapieansatz von Prof. Raoult anders herum: das von Raoult mit Hydroxychloroquin kombinierte Azithromycin, meint Fife, ist ein «Antibiotikum zur Behandlung von Sekundärinfektionen»[222], d.h. von hinzukommenden *Bakterien* (s.o.!).

Der praktische Arzt Dr. Wolfgang Gedeon kennt und sieht das hier obwaltende Problem: «Man weiß zwar, daß Viren im Gegensatz zu Bakterien keinen eigenen Stoffwechsel haben, aber man handelt so, als wären sie nur kleinere Bakterien. Damit kann man sich viele virologische Reaktionen nicht ausreichend erklären. Insbesondere kann man die Kochschen Infektionskriterien nicht 1 : 1 auf die Wirkungsweise von Viren übertragen.» Ja, nicht einmal das allererste, nämlich die ‚infektiösen' Viren erst einmal plausibel vorzuzeigen, ehe man versucht, sie als ‚infektiös' zu erweisen. Aber so meint Gedeon es nicht. Er schlägt vielmehr eine rein theoretisch-spekulative ‚Lösung' vor: Die «infektiöse Wirkung» von Viren «ist indirekter und in höherem Maße von Cofaktoren, auch von Co-Bakterien, abhängig als die der Bakterien». Nur drei Sätze weiter im Text räumt er jedoch etwas kleinlauter ein: «Es geht hier um das noch sehr unerforschte Verhältnis zwischen Bakterien und Viren: Wie verändern Viren die Bakterien, und wie die Bakterien die Viren?»[223] Das Verhältnis ist also noch gar nicht erforscht, aber ihm sind trotzdem schon zwei der unerforschten Dinge klar: Viren und Bakterien «verändern» sich gegenseitig, und Viren benötigen für ihre «infektiöse», d.h. «ansteckende» oder «befallende» «Wirkung» «in höherem Maße Cofaktoren», darunter auch «Co-Bakterien». Recht hat er! Wozu braucht man Forschung dort, wo sich mit aus dem Ärmel geschüttelten Hypothesen viel effizienter operieren läßt ...

Es hängt durchaus mit dem großzügigen Forschungsverzicht zusammen, daß auch Azithromycin im Grunde genommen verzichtbar ist, für die «Covid-19»-Therapie, denn der medizinische US-Experte Prof. Dr. Harvey Risch von der *Yale School of Public Health* hat Hydroxychloroquin – bei frühzeitiger Verabreichung – als «sehr wirksam» gegen «Covid-19» erlebt, «vor allem in Kombination mit den Antibiotika Azithromycin oder Doxycyclin und dem Nahrungsergänzungsmittel Zink»[224] ... Es muß auch wiederum laut jenem selben Prof. Didier Raoult, der zwar dem Azithromycin deutliche ‚Wirksamkeit' zuschreibt, *überhaupt kein* Antibiotikum, nicht einmal Doxycyclin sein, denn die Chinesen «haben schnell zeigen könne, daß das Chloroquin, eines der einfachsten und weltweit am meisten verschriebenen Medikamente,

---

[222] *Fife* a.a.O., S. 62.
[223] *Gedeon* a.a.O., S. 29.
[224] *Harvey Risch* in «Newsweek», 23. Juli 2020, zit. n. *Fife* a.a.O., S. 64.

84

vielleicht die beste Behandlung des Corona-Virus und die beste Vorbeugung ist»[225] ...!

Unterdessen schreien andere Zeter und Mordio. Das bisherige Allerweltsmedikament Hydroxychloroquin ist plötzlich ‚gefährlich' bzw. ‚giftig', und das nicht nur in den Augen solcher ‚Experten', die man mit einiger Berechtigung verdächtigen kann, in diesem Falle ganz anderen als bloß gesundheitlichen Interessen das Wort zu reden, weil für die pharmazeutische Industrie mit Hydroxychloroquin nun einmal das große Geld nicht mehr zu verdienen ist[226]. Nein, auch der zumindest im vorliegenden Falle solcher Interessenkonflikte ganz unverdächtige deutsche Immunologe und Toxikologe Prof. Dr. Stefan Hockertz gibt sich ‚entsetzt' darüber, welche ‚Schäden' man im Zuge der aktuellen SARS-CoV-2-Bekämpfung bereits an den mit Chloroquin traktierten Patienten angerichtet habe[227].

Nicht ganz so entsetzt sind zwar die beiden Virologen Bhakdi und Reiss. Ihnen zufolge hat übrigens sogar die WHO ursprünglich Chloroquin «hochdosiert» gegen «Covid-19» empfohlen, während es am 13. Januar 2020 auf Betreiben der nicht *völlig* unverdächtigen Gesundheitsministerin Agnès Buzyn in Frankreich plötzlich als «Gift» aus dem Handel genommen worden war, ehe Prof. Raoult dieses Verbot mit viel Mühe wenigstens teilweise rückgängig zu machen vermochte ...[228] Das Mittel ist jedoch zumindest für «ein Drittel der hispanischen Bevölkerung» in den USA keine Option, fahren Reiss/Bhakdi fort, denn dieses Drittel «trägt einen Gendefekt (Glukose-6-Phosphat Dehydrogenase), der zur Unverträglichkeit von Chloroquin führt», so daß die «schweren Nebenwirkungen tödlich sein» können.[229] Dr. Gedeon ergänzt fachkundig: «Bei Menschen, die aus dem Mittelmeerraum stammen, findet sich häufiger ein *Favismus-Syndrom*. Sie sind dadurch für Chloroquin

---

[225] *Raoult* a.a.O., S. 102.

[226] So z.B. die Schweizer Medikamentenzulassungsbehörde «Swissmedic», deren schon allein wegen des Zeitpunkts suspektes Alarmgeschrei das Journalisten-Duo *Konstantin Demeter/ Sebastian Engelbrecht* («Fatale Therapie», 28. Mai 2020 im Weltnetzauftritt «Rubicon») bemerkenswert unkritisch weitergibt: «Swissmedic» behauptet den beiden zufolge, daß die seit Jahrzehnten bekannten und seitdem bereits milliardenfach verschriebenen Malaria-Mittel Chloroquin bzw. Hydroxychloroquin, über die sich bisher niemand aufgeregt hat, «die Leber, die Nieren oder die Nerven schädigen und zu tiefen Blutzuckerspiegeln führen sowie daß sie schwere Herzrhythmusstörungen verursachen können, die manchmal tödlich verlaufen, vor allem, wenn sie in höheren Dosierungen oder in Kombination mit dem Antibiotikum *Azythromycin* eingesetzt werden. Die US-amerikanische FDA», deren unzählige und immer neue schwere Interessenkonflikte mit «Big Pharma» jedoch nur zu gut bekannt sind, «warnt ebenfalls insbesondere vor dieser Kombination bei COVID-19-Patienten.»

[227] Z.B. in einem mir vorliegenden langen Video-Interview vom November 2020, das vom Rottenburger Kopp-Verlag veranlaßt wurde und auch vertrieben wird.

[228] *Vernochet* a.a.O., S. 138. Vgl. *Raoult* a.a.O., S. 107.

[229] *Reiss/Bhakdi* a.a.O., S. 44f.

besonders anfällig, so daß sie nicht selten durch die Therapie infolge Zerfalls ihrer Blutzellen zu Tode kommen.»[230]

Die fachlich zweifellos beschlagenen (aber von wem bezahlten?) Autoren diverser frisch angefertigter Hydroxychloroquin-Studien hegen indessen völlig andere Befürchtungen, die sich keineswegs auf «ein Drittel der hispanischen Bevölkerung» in den Vereinigten Staaten oder auf «Menschen aus dem Mittelmeerraum» beschränken. Namentlich warnen sie davor, das Mittel «könne Herzrhythmusstörungen verursachen»[231], außerdem die Netzhaut bzw. das Sehvermögen schwer schädigen[232], und daraufhin hat die WHO am 26. Mai 2020, als Bhakdi/Reiss ihr Büchlein bereits abgeschlossen hatten, ihre in diesem Büchlein noch vermeldete Empfehlung wieder zurückgenommen[233]. ‚Experten‘ können sich schließlich auch einmal irren, nicht wahr?

Daß Hydroxychloroquin plötzlich derart viele und schwere Komplikationen mit sich bringt, von denen man bislang kaum etwas oder gar nichts wußte, ist natürlich sehr bedauerlich, denn es wäre ansonsten nicht bloß ein preisgünstiges Allerwelts-, sondern zugleich ein regelrechtes Allheilmittel. Zumindest wurde es bisher – trotz all der furchtbaren jetzt so jäh ans Licht gekommenen Komplikationen – als solches verwendet, denn man hat das ursprüngliche *Malaria*-Medikament nach Angaben von Dr. Fife «nicht nur zur Bekämpfung von Coronaviren, sondern auch zur Behandlung von Arthritis, Lupus, Diabetes und Krebs eingesetzt»[234]. Mit welchem Erfolg, das läßt unser Gewährsmann freilich offen. Fest steht hingegen, daß nach übereinstimmender Auffassung der medizinischen ‚Experten‘ wenigstens Malaria, Arthritis und Diabetes ganz sicher *nicht* durch «Viren» verursacht sind und Diabetes eine völlig andere Ursache (nämlich Insulin-Mangel) als Arthritis hat, Arthritis wiederum eine ganz andere als Malaria (einzellige Parasiten) ...

Zum Glück gibt es aber jede Menge Alternativen. Dr. Fife etwa ist da kein bißchen kleinlich. Statt mit Hydroxychloroquin + Zink (+ Azithromycin [oder + Doxycyclin]) bekommt er «Covid-19» bzw. seinen Erreger, das nie vorgezeigte SARS-CoV-2 wahlweise auch mit folgenden Substanzen in den Griff:

1) Vitamin D, denn: «Ein niedriger Vitamin-D-Spiegel im Blut macht für die Infektion mit dem Coronavirus anfälliger.» Die Experten-Empfehlung

---

[230] *Gedeon* a.a.O., S. 66.

[231] *Fife* a.a.O., S. 59.

[232] Vgl. *Raoult* a.a.O., S. 107: «Andere haben geschrien, das ergebe Augenschäden, doch man weiß sehr gut, in der [medizinischen Fach-]Literatur, daß es nach mehrjähriger Einnahme geschieht, daß man eine mechanische Ansammlung [von Chloroquin] in der Netzhaut feststellen kann, aber nicht nach zehntägiger Einnahme.»

[233] Lt. *Konstantin Demeter/Sebastian Engelbrecht*, Fatale Therapie, 28. Mai 2020 im Weltnetzauftritt «Rubicon».

[234] *Fife* a.a.O., S. 59.

lautet: «Erwachsene müssen etwa 4000 IE pro Tag einnehmen, um den Blutspiegel zu erreichen, der laut Studien gegen das Coronavirus schützt.»

2) Ein Schritt zurück im Vitamin-Alphabet hat (vermutlich) dieselbe Wirkung: «Vitamin C wurde ebenfalls empfohlen und wird in einigen Krankenhäusern auch zur Behandlung von COVID-19-Patienten eingesetzt. Gegenwärtig laufen Studien zur Bestätigung der Wirksamkeit von hochdosiertem Vitamin C bei der Behandlung der Infektion.»

3) Quercetin bzw. 4) molekularer Wasserstoff, d.h. $H_2$, denn: «Auch Quercetin, Zink und molekularer Wasserstoff wurden bereits als mögliche Mittel zur Bekämpfung des Coronavirus empfohlen.»[235]

US-Präsident Donald Trump hatte zwar Hydroxychloroquin – übereinstimmend mit der anfänglichen WHO-Empfehlung – über den grünen Klee gelobt, wurde aber dann, als er selbst an «Covid-19» erkrankte, mit dem Antikörper-Mittel «Regeron»[236] wieder gesund, an dessen Herstellerfirma er ganz zufällig selbst finanziell beteiligt ist.[237] Das hilft trotz der Zufälligkeit vielleicht ja ein wenig erklären, warum er es in seiner ersten öffentlichen Rede nach seiner Genesung als förmliches Wundermittel pries: «Ich habe Regeneron genommen, und es war unglaublich, ich habe mich sofort wohlgefühlt.» Nicht allen ,Experten‘, von denen nämlich manche erneut ganz zufällig an gewissen Impfstoffproduzenten beteiligt sind oder von ihnen beschäftigt werden, wird gefallen haben, daß er anfügte, dieses Heilmittel sei für ihn «viel wichtiger als der Impfstoff»[238]. «Regeneron» ist eigentlich der Name der Firma, nicht des Mittels, erfährt man später; das Mittel selbst heißt «REGN-COV2», und es gibt auch noch ein gleichartiges Produkt vom Konkurrenten «Eli Lilly» mit dem zungenbrecherischen Namen «Bamlanivimab».[239]

Etliche weitere verheißungsvolle, anderswo kaum bekannte Vorschläge für wirksame «Covid-19»-Therapien kommen übrigens aus Italien. Nach Ansicht von Prof. Giulio Tarro genügen bereits «200 ml Plasma eines Geheilten, um das Corona-Virus zu besiegen»[240]. Prof. Di Donno seinerseits hat in Mantua erfolgreich ein «Hyperimmun-Serum» ausprobiert, das überdies den Vorteil besitzt, daß «es sich im Vergleich zum Impfstoff in kurzer Zeit und zu reduzierten Kosten herstellen läßt»[241]. Man kann aber auch ,wirksam‘ vorbeugen, meint der Arzt Prof. Giuseppe Di Bella. Er wird, anders als Dr. Bruno Fife, sogar *ganz* vorn beim Vitamin-Alphabet fündig und empfiehlt

---

[235] Alles ebd. S. 55.
[236] Vgl. dazu *Karin Mölling* in: «Neue Zürcher Zeitung», 15. Oktober 2020.
[237] *Donald Jeffries* in: «American Free Press», 19. und 26. Oktober 2020, S. 30.
[238] Zit. n. d. (ins Italienische übersetzten) Dokumentation der ganzen Rede in: «Chiesa viva» N° 543, Dezember 2020, S. 19f, hier: S. 19.
[239] *Silke Hümmer* in: «BILD», 25. Januar 2021.
[240] Zit in: «Chiesa viva» N° 541, Oktober 2020, S. 15.
[241] Ebd.

«Retinoide, Derivate von Vitamin A», wenngleich auch Vitamin C «in hohen Dosen» und/oder «Vitamin D3» durchaus infragekommen. Prof. Di Bellas Favorit für die *direkte Bekämpfung* des SARS-CoV-2 ist jedoch «ein physiologisches Molekül, das eine grundlegende Wirkung auf die Immunität hat, und zwar das Lysozym. Es ist ein basisches enzymatisches Protein, das wir im Blutkreislauf und in den Sekreten vorfinden. Es wirkt auf alle RNS-Viren ein, die sauer sind, indem es ihre feine Membran zerstört.» Lysozym macht ein Viertel des Komplexes aus 30 Serum-Eiweißen aus, «die eingreifen, um das gesamte Immunsystem zu aktivieren». Man kann aber die Virus-zerstörende Wirkung noch erheblich steigern, wenn man als Verstärker das Serum-Eiweiß Lactoferrin hinzufügt. Daß dieses letztgenannte Protein «gut als Anti-Virus-Mittel funktioniert», hat jetzt endlich auch eine italienische Universität anerkannt, deren Namen er allerdings nicht nennt.[242]

Ebenfalls in Italien hat ‚man‘ aber durch Autopsien von am Corona-Virus Verstorbenen auch herausgefunden, hmm ja, Sie ahnen es vielleicht schon, also, «die italienischen Ärzte haben entdeckt, daß es nicht das Virus ist, das den Tod verursacht, sondern ein Bakterium» ...! Zu dieser Erkenntnis sind zwar – siehe oben – Raoult und Reiss/Bhakdi auch schon gekommen, allerdings leider nur bezüglich der «Spanischen Grippe». Nun denn, die Bekämpfung dieses nicht näher bezeichneten ‚Bakteriums‘, die unmittelbar zur Heilung der Krankheit «Covid-19» führt, erfordert lediglich «Antibiotika, Entzündungshemmer und vor allem Blutgerinnungshemmer wie das schlichte Aspirin. Die Chinesen kannten dieses simple Heilmittel schon und haben es nicht weitergesagt ...»[243] Wie schändlich!

In Kuba hat man bereits erstaunlich früh, nämlich irgendwann vor Ende Juni 2020, ein anderes «sehr wirksames» Medikament gegen «Covid-19» gefunden, «Interferon Alpha 2B», und dies sehr wohl weitergesagt.; bloß hat die deutsche Bürokratie die von einem Unternehmer beantragte Einfuhr dieses Mittels nicht genehmigt[244]. Vielleicht ja deshalb, weil bereits mehr als genug Vitamin A, C und D, aber auch Zinksulfat und Aspirin auf dem hiesigen Markt (sogar rezeptfrei!) erhältlich sind, und die tun's ja – je nach ‚Experte‘ – ebensogut ...

Auf Madagaskar genügt gar – nach offiziellen staatlichen Angaben – zur erfolgreichen Behandlung derselben Krankheit «Covid-19» ein Extrakt aus einer dort natürlicherweise vorkommenden Artemisia-Art (zur selben Pflanzengattung gehört unser Wermut); dieses Mittel sei auch in der traditionellen chinesischen Medizin gebräuchlich, wird versichert, und die Heilung erfolge

---

[242] *Giuseppe Di Bella* in: «Chiesa viva», N° 541, Okt. 2020, S. 14ff, hier: S. 16.

[243] Blog von *Anne Brassié*, zit. in: «Lectures françaises» n° 759-760, Juli-August 2020, S. 26.

[244] *Helmes* a.a.O., S. 47 unter Berufung auf zwei seriöse Weltnetzauftritte, die auch angegeben werden. ·

«in sieben Tagen».[245] Das sei durchaus möglich, urteilt ein – nicht namentlich genannter – Mikrobiologe: «Das Element Selen sei ein probates Basis-
Mittel gegen viele Viren und besonders in Artemisia enthalten.»[246]

Als ob die Auswahl immer noch nicht groß genug wäre, hat man das
Uralt-Mittel «Remdesivir» des US-Pharma-Unternehmens «Gilead» wieder
hervorgeholt. Die WHO hat es «zur Behandlung von COVID-19 empfohlen»[247], obwohl es leider noch nie gegen irgendein Virus gewirkt hat[248]. Einige ‚Experten' sprechen sich für seinen Einsatz gegen «Covid-19» aus, andere sind strikt dagegen. «Remdesivir hemmt die Virusvermehrung», meldet
die Presse; es kann jedoch «die Leber- und Nierenfunktion schädigen – bis
zum Leberversagen.» Und sie zitiert einen gewissen Dr. Allwang mit den
Worten: «Das Medikament wird eigentlich bei Patienten verwendet, denen
es sehr schnell sehr schlecht geht.»[249] Zyniker würden vielleicht anfügen: Na
klar, denn wenn die kurz darauf sowieso sterben, fallen die Nieren- und Le-
berschäden eh nicht mehr ins Gewicht. Pech nur für Dr. Allwang, daß gerade
einmal eine Woche später eine neue Corona-Studie zum x-ten Mal[250] belegt:
Remdesivir bringt keinerlei Nutzen.[251] Pech auch für Dr. Christoph Spinner,
Infektologe und Oberarzt in München. Noch am 31. März hat ihn die
«BILD»-Zeitung auf beinahe einer ganzen Seite genau erklären lassen,
warum er seinen «Covid-19»-Patienten Remdesivir verordnet und wie das
Mittel wirkt. Der ‚Experte' wörtlich: «Das Corona-Virus dockt an ACE2-En-
zyme an. Die ACE2-Enzyme fungieren quasi als Antennen. Über diese An-
tennen gelangt das Virus in die Zellen. Remdesivir soll dazu beitragen, die
Vervielfältigung der Viren in einem frühen Stadium einzudämmen.» Durch
Verhinderung des Andockmanövers. Vielleicht würde Remdesivir das ja auch
tatsächlich tun, *wenn* «SARS-CoV-2» mehr als ein nie real vorgezeigtes
Phantom wäre.

Was jedenfalls hilft, ist «Famotidin». «Der Magensäureblocker senkt das
Sterblichkeitsrisiko bei älteren Covid-19-Patienten (unveröffentlichte Studie).»[252] Über den dahintersteckenden Mechanismus kann man freilich nur
rätseln, denn nach gängiger virologischer ‚Weisheit' – siehe oben! – werden

---

[245] *Vernochet* a.a.O., S. 158f; es handelt sich um die Art «Artemisia annua».
[246] Lt. *Wolfgang Rinner* in: «Der 13.», Juni 2020, S. 5.
[247] *Fife* a.a.O., S. 71.
[248] *Raoult* a.a.O., S. 107. Vgl. auch *Fife* a.a.O., S. 71: «Es war ursprünglich nicht als Mittel
gegen das Coronavirus, sondern gegen andere Viren wie den Ebola-Erreger gedacht. Da
Studien jedoch seine Unwirksamkeit gezeigt hatten, war es bis 2020 auch nicht zur Behandlung irgendwelcher Krankheiten zugelassen worden.»
[249] «BILD», 7. Oktober 2020.
[250] Vgl. dazu im einzelnen *Fife* a.a.O., S. 71-74.
[251] Vorgestellt u.a. im «Deutschlandfunk», tägliche Wissenschaftssendung 16.35-17.00 Uhr,
16. Oktober 2020.
[252] «BILD», 7. Oktober 2020.

z.B. Grippeviren, darunter auch die Corona-Viren, durch die Flimmerhärchen der Rachenschleimhaut in den Magen befördert und dort zerlegt, natürlich von der Magensäure, die man also möglichst *nicht* «blocken» sollte ...

Glücklicherweise ist aber niemand auf Famotidin angewiesen. Man kann es ebensogut mit allen möglichen anderen sogenannten Virostatika, d.h. antiviralen Medikamenten versuchen, und wenn man es nicht selbst tut, tun es die Ärzte. Buchstäblich: sie *versuchen* es. Schon Ende Mai 2020 heißt es: «Insgesamt werden weltweit Experimente mit mehr als 140 Wirkstoffen durchgeführt.» Darunter befinden sich namentlich die gegen das – nie nachgewiesene – H5N1 (Vogelgrippe-Virus) oder das – ebenfalls nie nachgewiesene – HIV (AIDS-Virus) ‚entwickelten‘ Virostatika «Lopinavir»/«Ritonavir», «Oseltamivir» («Tamiflu»), «Darunavir», «Favipiravir» («Avigan») und weitere. Aber auch das normalerweise gegen rheumatische Arthritis eingesetzte Mittel «Tocilizumab»/«Actemra» ist im März 2020 in China «zur Behandlung von COVID-19-Patienten» zugelassen und im April von der WHO in zehn Ländern erprobt worden, um seine «Wirksamkeit» zu ‚ermitteln‘.[253] Bei derlei Versuchen und Erprobungen gelegentlich ‚anfallende‘ tote Patienten lassen sich ohne Schwierigkeiten und völlig wahrheitsgemäß als «im Zusammenhang mit Covid-19/dem Corona-Virus Verstorbene» deklarieren, denn der «Zusammenhang» zwischen den Versuchen und «Covid-19» bzw. dem «Corona-Virus» ist ja offensichtlich.

Italien hat es besser. Dort ist schon im Frühsommer 2020 eine rund 2 000-köpfige Vereinigung von Ärzten, Rechtsanwälten und Richtern unter dem Namen «Der Häretiker» («L'Eretico») entstanden, angeführt «von dem Forscher Pasquale Bacco, dem Virologen Giulio Tarro und dem Richter Angelo Giorgianni». Insbesondere die Ärzte unter ihnen werfen der Regierung in Rom «absurden Alarmismus» und ebenso absurde «Einschränkungen für ein Virus» vor, «das niemanden mehr tötet und wofür die italienischen Mediziner seit Monaten alle klinischen Gegenmaßnahmen gefunden haben».[254] Einige dieser ärztlichen Gegenmaßnahmen haben wir ja schon vorgestellt, darunter Prof. Tarros «200 ml Plasma eines Geheilten». Ähnliche Plasma-Therapien werden auch hierzulande ins Gespräch gebracht. Scheinbar als Alternative zu Hydroxychloroquin, Remdesivir, Aspirin, Zink, Vitamin C oder D und hundert anderen Mitteln.

Aber eben nur scheinbar. Denn während Prof. Tarro mit seinem «Plasma eines Geheilten» das Virus «besiegt», ist der Frankfurter Transfusionsmediziner Prof. Erhard Seifried weit weniger zuversichtlich. Seine «Bluttransfu-

---

[253] *Konstantin Demeter/Sebastian Engelbrecht*, Fatale Therapie, 28. Mai 2020 im Weltnetzauftritt «Rubicon».
[254] Wie stets *anonymer* Artikel «Magaldi: Trump salvi l'Italia, se ci tiene ai voti progressisti» auf «https://www.libreidee.org/2020/07/», verfaßt am 8. Juli 2020.

sion mit Antikörpern» «von Menschen, die bereits von Corona geheilt sind», bewirkt ihm selbst zufolge lediglich, «daß möglichst viele Viren abgefangen werden und sich nicht mehr vermehren können». Doch ein «Heilmittel», erläutert die Presse, ist das nach Seifrieds Auskunft nicht, eher eine «Überbrükkung, bis ein solches Mittel gegen die Viren gefunden ist».[255] Obwohl ja viele seiner Kollegen – siehe oben – «ein solches Mittel» schon *längst* «gefunden» haben wollen, und dies gleich dutzendfach ... Andere deutsche ‚Experten' wiederum zeigen sich zum selben Zeitpunkt optimistischer, so etwa Holger Hackstein, Chef der Transfusionsmedizin an der Uniklinik Erlangen: Blutplasma «mildert und verkürzt den Krankheitsverlauf», meint er, auch wenn dafür seltsamerweise die zwei- bis vierfache Menge dessen nötig ist, womit Prof. Giulio Tarro auskommt[256]. Aber der Italiener «mildert und verkürzt» ja mit seinen bescheidenen 200 ml nicht nur «den Krankheitsverlauf», sondern «besiegt das Virus», und man weiß doch aus Erfahrung: manchmal ist weniger mehr ...

Ein paar Monate später haben «Studien aus den Niederlanden, Irak und China» ergeben, «daß die Überlebenschancen der Patienten steigen, wenn sie mit dem Plasma und den darin befindlichen Antikörpern behandelt werden». Auch die Resultate einer an der Medizinischen Hochschule in Hannover «schon seit Monaten» laufenden Studie «mit Blutplasma von Genesenen» unter Leitung von Prof. Dr. Rainer Blasczyk sind nach seinen Worten «vielversprechend», aber warten muß man noch mindestens bis «Ende des Jahres»[257]. Wieso eigentlich, wenn man in Italien bereits seit einem halben Jahr soweit ist? Was dann im Januar 2021 aus den USA nach Deutschland kommt, sind ersatzweise *synthetisch hergestellte* «monoklonale Antikörper» der Firma «Regeneron», also das weiter oben schon vorgestellte Mittel «REGN-COV2». Von einer ‚Expertin', der «Frankfurter Virologin Sandra Ciesek», gebührend instruiert, erläutert die Presse diesen neuen Fachbegriff wie folgt: «Monoklonal bedeutet, daß die eingesetzten Antikörper alle gleich sind und das Virus an einem fest definierten Ziel angreifen. Im Unterschied dazu bildet der menschliche Körper nach einer Impfung einen Mix an Antikörpern, die an das Virus an verschiedenen Stellen binden können. Fachleute sprechen in diesem Fall von polyklonalen Antikörpern.» Das neue Wundermittel nimmt sich letztere zum Vorbild und «mischt (...) zwei monoklonale Antikörper. Sie richten sich gegen zwei Regionen des Spike-Proteins auf der Oberfläche des Virus Sars-CoV-2.»[258] Das verdoppelt naturgemäß die Chan-

---

[255] *Marie Sophie Krone* in: «BILD», 7. April 2020.
[256] *Irena Güttel* (Dpa) in: «Hessische Niedersächsische Allgemeine», 9. April 2020. Dort heißt es: «Mit einer Spende von 600 bis 800 Millilitern Plasma können die Mediziner ein bis zwei Patienten behandeln.»
[257] «BILD», 26. August 2020.
[258] *Christina Horsten* in: «Hessische Niedersächsische Allgemeine», 25. Januar 2021.

ce, das ominöse «Stachel-Protein» des nie als existent nachgewiesenen Virus *trotzdem* zu erwischen. Es könnte jedoch am bis heute fehlenden Existenz-Nachweis für das Virus liegen, daß seinem supergefährlichen «Stachel-Protein» selbst auf diese Weise nicht endgültig beizukommen ist und «die Antikörper bei einer fortgeschrittenen Covid-19-Erkrankung wohl nicht wirklich helfen können»[259]. Schade, schade, wirklich schade!

Wer, von diesem entmutigenden Befund abgeschreckt, etwas besseres sucht, könnte ersatzweise zu «Raloxifene» greifen, falls ihn «Covid-19» erwischt haben sollte. Das nie vorgezeigte SARS-CoV-2 hat zwar längst unzählige ‚Varianten‘, doch durch beide Erschwernisse läßt sich die «Forschungsgemeinde», resilient wie sie ist, nicht abschrecken. «Über 100 Bio-Institute, Forschungszentren und Pharma-Unternehmen» haben ein Projekt mit der Bezeichnung «Escalate4CoV» gegründet, um herauszufinden, «welche Moleküle sich am besten für den Kampf gegen Coronavirus-Proteine eignen». Ein Hochleistungsrechner hat die theoretisch infragekommenden «über 500 Milliarden solcher Moleküle» mit einem Tempo von nur 50 Millisekunden pro Molekül auf ihre Eignung hin zu untersuchen begonnen und ist schon im Juni 2020 «bei dem bereits bekannten Generikum Raloxifene fündig geworden». Da das Mittel längst zugelassen ist, muß man es nur noch ein wenig erproben; danach kann es «für die Behandlung von schwachen Covid-19-Symptomen eingesetzt werden»[260], heißt es Mitte September 2020. Wieso nicht auch für starke Symptome, wenn doch ‚das‘ Virus tatsächlich angegriffen wird? «Mystère», würde man in Frankreich nur lakonisch antworten, «keine Ahnung».

Für solche, denen keines der zahllosen bisher empfohlenen, erprobten oder standardmäßig eingesetzten Medikamente gegen «Covid-19» so recht behagen mag, hält Dr. Wolfgang Gedeon noch einen ganz andersgearteten Therapie-Vorschlag bereit, der durch seine Einfachheit, unschlagbare Preisgünstigkeit und Eleganz ebenso besticht wie durch seine Originalität: «Fieber ist nach wie vor das wichtigste Selbstheilungsmittel des Körpers gegen Viren, die bei einer bestimmten Temperatur inaktiviert und apathogen [= nicht mehr krankheitserregend] werden!»[261] Wie ist es nur möglich, daß vor ihm noch niemand *darauf* gekommen ist!? Zumal dieser Ansatz in überaus glücklicher Weise das Unvermeidliche mit dem Nützlichen bzw. Heilsamen verbindet, denn nach offiziellen Angaben der WHO ist just «Fieber» jenes «COVID-19-Symptom», das bei weitem am häufigsten auftritt, nämlich bei «87,9 %» aller Patienten[262]! Da trägt also die Krankheit in fast neun von zehn

---

[259] Ebd.
[260] *Detlef Drewes*, «Hessische Niedersächsische Allgemeine», 19. September 2020.
[261] *Gedeon* a.a.O., S. 68.
[262] Lt. «Wikipedia» (deutsch), Artikel «COVID-19», Stand vom 7. November 2020.

Fällen ihre eigene Heilung schon in sich! Wenn das die Masse der Impfwüti-gen und Impfwilligen bloß wüßte!

### *Wie ansteckend ist das SARS-CoV-2?*

Ziemlich schlimm, glaubt man der deutschsprachigen «Wikipedia»[263]. Glau-ben muß man auf jeden Fall, denn dort steht zu lesen: «Es wird angenommen [!], daß sich das Virus wie andere Erreger von Atemwegserkrankungen haupt-sächlich durch die Abgabe virushaltiger Partikel verbreitet, welche beim At-men, Husten, Niesen und Sprechen durch infizierte Personen freigesetzt und dann von gesunden Personen aufgenommen werden.» Sicher, annehmen kann man alles mögliche, sogar Geldzuwendungen der Bill & Melinda Gates Foun-dation[264], und, wie schon gesagt, die Virologie lebt nun mal von Annahmen. Aber doch nicht einzig und allein vom Annehmen, sondern auch wiederum vom Abgeben, denn sie gibt tatsächlich Erklärungen nach Art der vorstehend zitierten ab. Ohne sich dafür zu schämen.

Doch der Ansteckungs-Koeffizient dieses Phantom-Virus ist wirklich ex-trem schwer einzuschätzen. Er hängt nämlich erstens von den jeweiligen Um-ständen, zweitens von der jeweiligen ‚Mutante'/‚Variante' und drittens vom jeweiligen ‚Experten' ab, den man dazu befragt. Fragt man den vermutlich weltgrößten Fachmann Prof. Didier Raoult, erhält man folgende Antwort: «(...) die Ansteckung wird definiert durch die Zahl der mit der Krankheit infizierten Personen. Nun ist aber diese Weise, die Übertragung darzustellen, keineswegs vernünftig. Es ist eine Art, äußerst komplexe Erscheinungen in Mathematik umzuwandeln, was nie hellsichtig ist. Zu den Ursachen für die Übertragung gehört diejenige zwischen den Menschen, doch geben nicht alle Menschen die Krankheit auf dieselbe Weise weiter. Manche sind „super-spreaders"; die Kinder sind ansteckender, aber weniger krank; die Senioren sind anfälliger, aber weniger infektiös, mit Ausnahme der unter Immun-schwäche leidenden, die Virusvermehrungen aufweisen, die bedeutend sein können.» In China zum Beispiel komme die in Europa unbekannte Sitte hin-zu, ständig auf den Boden zu spucken.[265] «Es gibt die Veränderlichkeit der Mikroben, der Zahl der Mikroben, des Wirts, des Übertragungswegs, selbst bei den auf Menschen beschränkten Krankheiten.» Außerdem den Wechsel der Jahreszeiten und die Temperaturschwankungen. Deshalb sind allgemein-gültige Aussagen schlicht unmöglich.[266] Das wiederholt Raoult noch mehr-mals in seinem Büchlein.[267] Natürlich nicht ohne Grund, denn viele ‚Fach-

---

[263] Artikel «COVID-19», Stand vom 7. November 2020.
[264] Siehe dazu vom Verf. «Superlogen regieren die Welt» Nr. 9.
[265] *Raoult* a.a.O., S. 98f.
[266] Ebd. S. 100.
[267] Vgl. ebd. S. 57: «(...) die von allen Epidemiologen und von den Leuten, welche Modelle anfertigen, benutzte Übertragungsrate hat überhaupt keinen Sinn. Die Menschen übertra-

leute' rund um den Globus erlegen sich da wesentlich weniger Zurückhaltung auf, zumal es sich meist nicht um Virologen, sondern um Statistiker handelt. Sie ‚wissen' entweder, daß ‚das' Virus sehr ansteckend, wenig anstekkend oder demnächst gar nicht mehr ansteckend ist.

Letzteres weiß zum Beispiel der Vorsitzende der «Israelischen Raumfahrt-Agentur» und zugleich des israelischen «Nationalen Rats für Forschung und Entwicklung» Prof. Isaac Ben-Israel. Wie er statistisch errechnet hat, «geht die Ausbreitung des Virus nach 70 Tagen auf fast Null zurück, unabhängig davon, wo es zuschlägt und welche Maßnahmen die Behörden dagegen ergreifen», und zwar weltweit.[268] Bekanntlich hat diese Vorhersage, publiziert in der «Times of Israel» vom 19. April 2020, keinerlei Ähnlichkeit mit dem, was die Behörden und ihre virologischen bzw. medizinischen Zuarbeiter weltweit seitdem Monat für Monat, Quartal für Quartal an Schreckensmeldungen verbreiten und die riesige Mehrheit der Leute ihnen auch brav abnimmt. Das muß in diesem Falle absolut nicht an Prof. Ben-Israel und seinem mathematischen Modell liegen. Eher schon an etlichen «Parametern», die er als Nicht-Virologe und Nicht-Politiker einfach nicht kannte, darunter die Phantom-Natur von «SARS-CoV-2», aber auch etliche geostrategische und geopolitische Faktoren. Ein reines Phantom-Virus kann sich nämlich stets neu und mit fast beliebig hoher Infektionsrate verbreiten, wann immer es den Eine-Welt-Gelüsten ganz bestimmter Leute so gefällt[269] ...

Andere ‚Experten' fangen es schlauer an, indem sie ihre Thesen über die theoretische Ansteckungs- bzw. Ausbreitungsgeschwindigkeit ‚des' Virus an eine konkrete Bedingung knüpfen, von der sie dank diskreter ‚politischer' Beziehungen ganz genau wissen, daß sie nicht eintreten wird. So beispielsweise Mitte März 2020 der vom Staat angestellte französische Epidemiologe und Statistiker Prof. Philippe Ravaud: «Die aktuelle Hypothese lautet, daß ohne eine Ausgangsbeschränkung 30 Millionen Menschen in Frankreich [vom Virus] befallen werden werden, mit einem Höhepunkt in 50 Tagen. Nur eine massive Mobilisierung der Bürger (mit mindestens 50 % der Gesamtheit der französischen Bevölkerung unter strikter Einschließung binnen ganz kurzer Frist) wird es ermöglichen, den Höhepunkt der Epidemie abzu-

---

gen das Virus nicht mechanisch mit einem gleichbleibenden Rhythmus auf ihre Umgebung.» Auch ebd. S. 83: Da Infektionskrankheiten «komplex» sind und «viele Parameter» besitzen, «können sie weder Gegenstand mathematischer Modelle noch sehr genauer Vorhersagen sein». Nochmals S. 150: «Die neuen Propheten sind die Mathematiker, wie die alten Propheten die Astronomen waren, die von der Astronomie in die Astrologie abgeglitten waren. Die Mathematiker erschaffen Modelle, um die Zukunft vorherzusagen, und die Übereinstimmung dieser Modelle mit der Wirklichkeit ist kaum größer als diejenige der Vorhersagen der alten Propheten mit dem, was hinterher geschah.»

[268] Zit. n. *Fife* a.a.O., S. 49.

[269] Siehe dazu vom Verf. «Superlogen regieren die Welt» Nr. 9.

flachen.»[270] Die «Einschließung» würde natürlich so sicher kommen wie das Amen in der Kirche, so daß dem Mann der Beweis seiner «Hypothese» ebenso sicher erspart bleiben würde, was er auch schon wußte, als er sie vortrug.

Für eine israelische Forschergruppe «um den Chemie-Nobelpreisträger Michael Levitt» steht unterdessen im Juli 2020 nach Anstellung entsprechender Studien fest, «daß es bereits eine Vor-Immunität gibt und daß aus diesem Grund in keinem der untersuchten Länder mehr als 20 % der Bevölkerung sich mit SARS[-]CoV-2 infiziert hat. Behauptungen des Inhalts, niemand sei immun und jeder könne sich infizieren, entbehren jeglicher Grundlage.»[271]

Dennoch heiß umstritten ist die Frage, ob «symptomlos Infizierte», bei denen also «Covid-19» gar nicht ‚ausbricht‘, infektiös *sind* bzw. sein *können* oder nicht. Für den Schweizer Immunologen Prof. Beda Stadler ist «die Vorstellung, Viren könnten sich unkontrolliert im menschlichen Körper vermehren, ohne daß wir dies merken, immunologisch undenkbar». Aber es muß ja keine «unkontrollierte» Vermehrung sein; die bloße Anwesenheit des SARS-CoV-2 im Körper, selbst wenn es durch das Immunsystem (noch) im Schach gehalten, also ‚kontrolliert‘ wird, ‚könnte‘, zumindest unter Umständen, für eine Weitergabe an andere Personen sorgen, so z.B. nach Ansicht des RKI ‚ein bis zwei Tage‘ *bevor* die «Symptome» doch noch auftreten[272].

Letztlich also ein unlösbares Problem für die gesamte Viren- und Coronagläubige Zunft der ‚Experten‘, denn sie können ja offenbar das ominöse SARS-CoV-2 definitiv nicht wissenschaftlich korrekt isolieren und daher auch nicht glaubhaft nachweisen, weder bei sogenannten «Covid-19»-Patienten noch bei ‚symptomlosen‘, aber ‚wahrscheinlich‘, ‚vermutlich‘ oder auch nur ‚eventuell‘ «Infizierten». Da entscheidet *letztlich* jeder für sich selbst nach der berühmten Formel ‚π x Daumen[273]‘.

Das solchermaßen erzielte Resultat lautet bei Reiss/Bhakdi: Des großen Virologen Prof. Christian Drosten publizierte Behauptung, «daß auch asymptomatische Personen sehr ansteckend sein können», war *nachweislich* falsch, denn er machte sie an einer einzigen Chinesin auf einer Münchener Tagung im Januar 2020 fest, von der sich aber hinterher herausstellte, daß sie ihre starken Erkältungs-, pardon, ihre «Covid-19»-Symptome medikamentös un-

---

[270] *Vernochet* a.a.O., S. 55.
[271] Inhaltlich so zusammengefaßt von Rechtsanwalt Dr. *Reiner Fuellmich*, Brief an Prof. Dr. Christian Drosten vom 15. Dezember 2020 (Aufforderung zur Unterzeichnung einer Unterlassungserklärung), S. 3 unter Bezugnahme (vgl. S. 2) auf einen Artikel der Wissenschaftler Udi Qimron, Uri Gavish, Eyal Shahar und Michael Levitt in «Haaretz» vom 20. Juli 2020, im Weltnetz auffindbar unter «https://www.drop-box.com/s/72hi9jfcqfct1n9/Haaretz-20Jul20_ENGLISH%2012082020%20v3.pdf?dl=o».
[272] Vgl. *Fuellmich* ebd., wo beide Ansichten – nur inhaltlich, nicht wörtlich – wiedergegeben und quellenmäßig näher ausgewiesen werden.
[273] Zur Gedächtnisauffrischung: π = (gerundet) 3,14; Daumen = Abkürzung für «Peilung über den Daumen».

terdrückt hatte – erstaunlicherweise, muß man sagen, weil es zu diesem frühen Zeitpunkt noch gar keine öffentlich bekannte Medikation für diese «neue» Krankheit gab, die damals auch noch gar nicht «Covid-19» hieß ... Aus der erweisbaren Falschheit dieser einen Drostenschen Studie folgt für das Virologen-Ehepaar dann ganz allgemein, wiewohl nur implizit (denn *geradeheraus* zu sagen wagen die beiden es *nicht*), daß «asymptomatische Personen» entweder kaum oder vielleicht sogar überhaupt nicht ‚ansteckend‘ sind.[274]

Dr. Maria Van Kerkhove, ihres Zeichens «technische Leiterin der WHO für die COVID-19-Pandemie» kam im Frühsommer 2020 unter Anwendung derselben Formel ‚$\pi$ x Daumen‘ zum gleichen Ergebnis. Gegenüber der Presse erklärte sie am 8. Juni auf Anfrage eines Journalisten wörtlich: «Nach den uns vorliegenden Daten scheint es noch immer selten vorzukommen, daß das Virus von einer asymptomatischen Person auf einen anderen Menschen übergeht. Uns liegt eine Reihe von Berichten aus Ländern vor, die sehr detailliert Kontaktpersonen ermitteln. Sie verfolgen asymptomatische Fälle sowie ihre Kontakte, finden aber keine Weiterübertragung. Eine solche ist sehr selten – und vieles davon wird in der Literatur nicht veröffentlicht.»[275]

Als die WHO-Spitze der Dame umgehend klargemacht hatte, daß diese These ‚politisch‘ äußerst unerwünscht war, vollzog sie gehorsam bereits am Folgetag eine Kehrtwende. Sie habe es «versäumt», bedauerte sie, «die auf Annahmen basierenden Computer-Modellierungsprogramme zu erwähnen, deren Schätzungen zufolge die asymptomatische Übertragung für bis zu 40 Prozent der Fälle verantwortlich sei».[276] Da waren sie also wieder, die virologischen «Annahmen». Außerdem wird deutlich: Man kann es drehen und wenden, wie man will – oder wie gewisse ‚andere‘ es wollen.

Die Lage hat sich sowieso ‚dramatisch‘ verändert, seit im Dezember 2020 in Großbritannien die vermutlich schon über 200 000ste ‚Mutante‘ des noch nie vorgezeigten Virus ‚entdeckt‘ worden ist, die jedoch eine unangenehme Spezialität aufweist: sie ist «bis zu 70 Prozent ansteckender» als ... ja, als was denn nun eigentlich? Als ‚das‘ ‚bisherige‘ Virus, lassen die ‚Experten‘ verlauten, geradeso, als ob sie von den ungeheuerlich vielen vorherigen ‚Mutanten‘, aus denen heraus ja diese neue ‚Mutante‘ ihrerseits ‚mutiert‘ ist, noch nie gehört hätten. Das sind aber nur «Erdnüsse» (dengl. «peanuts») im Vergleich zu anderen ins Auge fallenden Besonderheiten dieser bestürzenden ‚Entdeckung‘. Sie verläuft nämlich nach demselben logisch höchst originellen Muster wie die ‚Entdeckung‘ des ursprünglichen SARS-CoV-2 selber: Existenz-Nachweis nicht möglich, aber alle Eigenschaften genau bekannt.

---

[274] Vgl. *Reiss/Bhakdi* a.a.O., S. 36ff.
[275] *Fife* a.a.O., S. 111.
[276] Ebd. S. 113.

Ehe man daher überhaupt ‚entdeckt' *hat*, daß es eine ‚Mutante' mit erhöhter Infektiösität *gibt*, wird doch wenigstens die ‚Entdeckung' schon einmal hinausposaunt. Anders kann man die folgende Pressemeldung beim besten Willen nicht deuten:

«Am 21. Dezember verhängten die Behörden in London eine fast vollständige Ausgangssperre über die Stadt aus Furcht, daß das Virus SARS-CoV-2, das Covid-19 verursacht, mutiert sei und dadurch sogar noch ansteckender und tödlicher geworden sei. Die Mutationen umfassen bedeutende Änderungen an dem „Stachel"protein, welches das neue Coronavirus benutzt, um menschliche Zellen zu infizieren. „Es laufen Bemühungen zur Erhärtung dessen, ob irgendwelche von diesen Mutationen zu erhöhter Übertragung beitragen oder nicht", hielt eine Gruppe von Wissenschaftlern vom Covid-19 Genomics UK Consortium in einer amtlichen Erklärung fest. Die britische Regierung berief sich auf einen Anstieg neuer Infektionen, der ihr zufolge teilweise in Verbindung mit dem neuen Mutantenstamm stehen könne.»[277]

Da steht also nichts fest, ist nichts geklärt, wird etwas bloß abstrakt als ‚teilweise' ‚möglich' vermutet, aber nichtsdestoweniger sofort mit lautem Trara als Quasi-Tatsache in die Welt gesetzt. Schon am frühen Morgen desselben 21. Dezember ist für die deutsche Presse bzw. ihre Agenturen alles klar, noch ehe die zitierten Wissenschaftler sich um die Erhärtung bloßer unsicherer Vermutungen «bemühen» wollen: «Die Virus-Mutation ist nach britischen Behördenangaben bis zu 70 Prozent ansteckender als die bisher bekannte Form und breitet sich vor allem in London und Südostengland rasant aus.»[278]

Das ist allerhöchst bemerkenswert aus gleich zwei Gründen. Zum einen existieren zu diesem Zeitpunkt nicht bloß eine («die») «bisher bekannte Form», sondern vermutlich 200 000 oder noch mehr «bekannte Formen», da es ja schon rund sieben Wochen vorher nach offiziellen WHO-Angaben «über 170 000» waren (s.o.) und, falls sich überhaupt irgendetwas «rasant ausbreitet», dies die Menge der ‚Varianten'/‚Mutanten' ist. Zum anderen läßt sich gemäß Prof. Raoult überhaupt keine fixe Ansteckungsrate ‚des' SARS-CoV-2 (oder irgendeines anderen ‚Virus') angeben. Es hat auch wirklich noch *nie* irgendeiner der zahllosen ‚Experten' eine solche allgemeingültige Rate anders denn als bloßen «Schätzwert» zu beziffern gewagt, und diese «Schätzwerte» gehen – man ahnte es – um viele Hundert Prozent auseinander[279].

---

[277] Meldung in: «American Free Press», 28. Dezember 2020 und 4. Januar 2021, S. 3.

[278] *Benedikt von Imhoff/Anja Garms* (Dpa/Afp)in: «Hessische Niedersächsische Allgemeine», 21. Dezember 2020.

[279] Vgl. den Riesen-Artikel zu «COVID-19» auf «Wikipedia» (deutsch, Stand vom 7. November 2020), wo alle möglichen Angaben aller möglichen ‚Experten' weltweit für die (übrigens erbärmlich ungenau definierte) sogenannte «Basisreproduktionszahl» (nicht des Virus natürlich, sondern der ‚Infizierten', denn die ahmen das Virus nach und fangen gleichfalls

Wenn es also plötzlich heißt «bis zu 70 %», ist das eine komplett sinnfreie Floskel, solange nicht präzisiert wird: «70 %» von *was* bzw. von *wieviel*? Man kann ja auch all den lieben Seelen, die diese Zahl «70 %» ohne Nachdenken akzeptieren und prompt vor Angst zu schlottern anfangen, nicht einfach sagen: Ihr seid zehnmal so dumm! Nun gut, vielleicht könnte man das schon, aber wenigstens die *aller*intelligentesten unter ihnen würden doch – vielleicht bzw. hoffentlich – nachfragen: zehnmal soviel wie *wer* bitte?

Die Infektiosität oder «Ansteckungsfähigkeit» eines ‚Virus‘ läßt sich, wenn überhaupt, tatsächlich nur strikt mathematisch erfassen. Um wiederum dies zu können, müssen *alle* relevanten Parameter, d.h. Rechengrößen *exakt benannt* und genauso *exakt quantifiziert* werden. Zum Beispiel: Wodurch steckt das Virus an? Durch *soundsoviel Zentimeter* Abstand zwischen Mund/ Nase zweier Personen? Durch *soundsoviel* Viren *pro Kubikzentimeter* Luft? Durch seine konstante (oder wenigstens: durchschnittliche) Vermehrungsrate von *soundsoviel* identischen Verdopplungen *pro Zeiteinheit*? Dadurch, daß jeweils *x von hundert* Virus-Einzelexemplaren auf der Mund- oder Nasenschleimhaut *haftenbleiben*? Dadurch, daß immer *x von hundert* haftenbleibenden Virus-Einzelexemplaren in eine Schleimhautzelle *eindringen*?

Nimmt man die britischen «Wissenschaftler» mit ihrer Presseerklärung strikt beim Wort, haben sie sich jedoch auf nichts von alledem bezogen, sondern lediglich vage von «bedeutenden Änderungen an dem „Stachel‘‘-protein» gesprochen, «welches das neue Coronavirus benutzt, um menschliche Zellen zu infizieren». Um es zu wiederholen: Noch niemand unter all den Tausenden von ‚Forschern‘ rund um den Erdball, die so ungeheuer viel über ‚das‘ nie nachgewiesene Virus ‚wissen‘, hat das SARS-CoV-2 (oder egal welches andere ‚Virus‘) beim aktiven Eindringen in eine lebende Zelle beobachtet. Die größere oder geringere Eindringfähigkeit ‚des‘ Virus hätte aber selbst dann, wenn es dieses Virus und diese seine Fähigkeit überhaupt gäbe, gar nichts mit seiner «Ansteckungsfähigkeit» zu tun, sondern vielmehr mit seiner biochemischen Aggressivität auf molekularer Ebene, die etwas völlig anderes ist.

Der große deutsche Vorzeige-‚Experte‘ Christian Drosten übrigens bekommt nun offenbar doch kalte Füße. Er hat nämlich – was aber dank absoluten Stillschweigens der Medien niemand weiß – gerade erst Mitte Dezember die auf 18 Seiten ausführlich begründete Aufforderung des Göttinger Rechtsanwalts Dr. Reiner Fuellmich erhalten, einem Berliner Unternehmer, der insbesondere dank seiner, Drostens ‚wissenschaftlicher‘ Beratung der deutschen Bundesregierung in der «Corona-Pandemie» wirtschaftlich schwer geschädigt wurde und wird, eine erste Entschädigungsrate von 50 000 Euro

---

an, sich zu ‚reproduzieren‘ ...) unverbunden nebeneinanderstehen und von «1,4» bis zu «5,7» reichen ...

zu überweisen und außerdem eine «strafbewehrte» Unterlassungserklärung zu unterschreiben – bis spätestens zum 22. Dezember[280]. Im Gespräch mit dem «Deutschlandfunk», das anschließend ganz ausnahmsweise auch gedruckt in der Presse nachlesbar ist, entschließt sich Drosten daher am 21. Dezember einen Moment lang[281] zur Wahrheit. Es sei noch keineswegs klar, ob diese ‚Mutante‘ wirklich «stärker übertragbar» sei. «Aber woher kommen dann diese 70 Prozent ansteckender, die das Virus sein sollte, von denen Boris Johnson gesprochen hat?», fragt DLF-Journalist Philipp May. Drostens entwaffnende Antwort: «Diese Zahl ist einfach so genannt worden. Das gehört zu vielen anderen Motiven.» «Unwissenschaftlich?» hakt der Journalist nach. «Na ja», entgegnet Drosten. «Das gehört eben zu vielen anderen Motiven in dieser ganzen Geschichte, wo ich mich frage, inwieweit ist es jetzt so, daß hier ein Wissenschaftler mal einen Schätzwert genannt hat, vielleicht auch, weil er danach gefragt wurde, was er denn sagen würde, wenn er müßte – und dann verselbständigt sich diese Information. Dann geht es in die Politik und die Politiker nennen dann solche Zahlen und die Medien nehmen das auf. Plötzlich steht so ein Wert im Raum, 70 Prozent, und keiner weiß überhaupt, was damit gemeint ist.»[282] Eben, eben ...

Gerade *weil* das keiner weiß, hat man Anfang November 2020 in Dänemark mir nichts dir nichts 17 Millionen Zucht-Nerze getötet, ohne daß irgendein Aufschrei der normalerweise gellend lauten Tierschutz-Lobby vernommen wurde. «Es hatte sich herausgestellt, daß das Corona-Virus, das Covid-19 verursacht, in ihnen mutiert war und an menschliche Farmer weitergegeben wurde.» Es waren schon «mindestens 12 Leute» mit der neuen ‚Mutante‘ ‚infiziert‘ worden, und die «Forscher» befürchteten, «daß der neue Stamm so gefährlich sein könnte, daß er neue Behandlungen für die Krankheit nutzlos machen könnte»[283]. Worin die nur ‚befürchtete‘ ‚Gefährlichkeit‘ des näheren bestehen und was das für «neue Behandlungen» sein sollen, wo es doch schon so unzählig viele Behandlungsmöglichkeiten gibt (s.o.), erfährt man nicht. Impfstoffe können jedenfalls *nicht* gemeint sein, denn darüber,

---

[280] Das von *Fuellmich* im Weltnetz unter «www.fuellmich.com» publizierte Schreiben mit Datum vom 15.12.2020 liegt mir vollständig vor.

[281] Denn schon am 23. Dezember befindet er sich gegenüber «BILD» wieder zumindest halbwegs «auf Linie», indem er – bei näherer Betrachtung übrigens bemerkenswert *schlau* – formuliert: «Aktuelle Daten erhärten den Verdacht, daß die in Großbritannien im September erstmals festgestellte Virusvariante stärker übertragbar ist als andere gleichzeitig in der englischen Bevölkerung vorkommende Varianten.» Greifbar ist da gar nichts, weder die «aktuellen Daten» noch die (nur *einige* von vielen, und nur von in der *englischen* Bevölkerung vorkommenden ... ) «anderen Varianten» noch die Stärke der ‚stärkeren Übertragbarkeit‘.

[282] «Zerbster Volksstimme» (= Lokalausgabe der «Magdeburger Volksstimme»), 22. Dezember 2020 mit dem Hinweis: «Die volle Fassung des Interviews finden Sie auf www.Deutschlandfunk.de/interview.»

[283] Meldung in: «American Free Press», 16. und 23. November 2020, S. 3.

daß die sogar gegen den soeben aufgetauchten ‚bis zu 70 Prozent ansteckenderen' britischen Stamm unvermindert wirksam sein werden, herrscht nur sechs Wochen später schönste ‚Experten'einigkeit, noch ehe irgendeine diesbezügliche Studie auch nur begonnen worden ist.

Bei schon Anfang November «über 170 000» ‚Varianten'/‚Mutanten' ist die Auswahl natürlich unüberschaubar groß, und da kann es kaum ausbleiben, daß ab und zu eine dieser ‚Varianten' in die Schlagzeilen gerät, ohne daß die ‚Experten' anzugeben wüßten, wieso eigentlich. Man suche in der folgenden, hier vollständig zitierten Pressemeldung nach irgendetwas, was die sogenannte «Südafrika-Mutation» gegenüber den anderen wohl schon weit über 200 000 SARS-CoV-2-Versionen so bemerkenswert macht: «Die Landesregierung von Baden-Württemberg hat den ersten Nachweis der Corona-Mutation B.1.351 aus Südafrika in Deutschland gemeldet. Betroffen sei eine Familie, die am 13. Dezember nach einem längeren Aufenthalt in Südafrika in den Zollernalbkreis zurückgekehrt und in Quarantäne gegangen sei, so das Stuttgarter Sozialministerium am Dienstag. Am Montag sei der Nachweis der Variante von der Berliner Charité bestätigt worden.»[284] Der genannte Montag ist der 11. Januar, und somit ist das einzig bemerkenswerte an dieser ‚Mutante', daß man volle vier Wochen benötigt hat, sie «nachzuweisen», was auch immer das nun heißen mag, angesichts des in Wirklichkeit noch nie und nirgends wissenschaftlich korrekt nachgewiesenen Virus.

Übrigens weiß man über einen Monat nach dem ‚Auftauchen' der britischen ‚Mutante' immer noch nicht, wie stark bzw. um wieviel mehr als was auch immer sie ‚ansteckend' ist. Dafür ‚weiß' man aber dann doch, daß die südafrikanische ‚Mutante' sich dadurch auszeichnet, in irgendwie ähnlicher Weise wie die britische ‚ansteckender' zu sein. Weiter ‚weiß' man, daß auch die kurz danach ‚entdeckte' brasilianische ‚Mutante' namens «P1» eine ‚höhere' Infektiosität besitzt. Bei dieser ‚Mutante' hat man in Fachkreisen darüber hinaus eine böse Vorahnung. «Forscher vermuten, daß P1 sogar bereits Immunisierte wieder infizieren kann!», munkelt die «BILD»-Zeitung.[285] Dasselbe wird voraussichtlich bei der demnächst in Italien (wieder neu) zu entdeckenden Variante «P2» der Fall sein. Aber nun Spaß beiseite, nein, doch noch nicht, denn es gibt da einen alten Witz: Begegnet der Lehrer nach langen Jahren zufällig seinem ehemaligen dümmsten Schüler als einem offenbar gut situierten Jahrmarktshändler. Also Fritz, wundert sich der Lehrer, wie hast denn *du* das geschafft, wo du doch im Rechnen immer eine Null warst? Ganz einfach, Herr Lehrer, ich kaufe das Paar Strümpfe für 5 Euro ein und verkaufe es wieder für 10 Euro, und von diesen 5 Prozent lebe ich. Daran muß man unwillkürlich denken, wenn aus Großbritannien die Nach-

---

[284] Meldung in: «Hessische Niedersächsische Allgemeine», 13. Januar 2021.
[285] «BILD», 18. Januar 2021.

richt kommt, die dort ‚entdeckte‘ ‚Mutante‘ des SARS-CoV-2 sei «bis zu 70 Prozent» ansteckender, und Bayerns Ministerpräsident Markus Söder dies am 12. Januar 2021 so versteht, «die Mutation habe eine „bis 70fach schnellere Verbreitung“»[286], ohne daß wenigstens der dies berichtenden Presse dabei etwas auffällt ...

Als die «BILD»-Zeitung am 17. Januar 2021 beim Kanzleramt, also faktisch beim dortigen ‚Experten‘ Dr. med. Helge Braun, konkret nachfragt, was es «über die Bedrohung durch die britische Corona-Mutation» wisse, erhält sie keine Antwort.[287] Braun ist wohl verstimmt, weil dasselbe Blatt am Vortag öffentlich gemacht hat, er, Braun, habe «in einer internen Besprechung zugegeben: Man habe zwar „keine Beweise, aber Indizien“ für die Gefahr der neuen Corona-Variante»[288]. Der Mainzer Virologe Prof. Bodo Plachter ist hingegen sicher: «Über die britische Variante des Corona-Virus weiß man, daß sie Menschen leichter infizieren kann.»[289] Das ist allerdings keine Neuigkeit mehr. Mir der wartet erst Kanzlerin Angela Merkel, obwohl ja eigentlich keine ‚Expertin‘, am 21. Januar auf. Jetzt plötzlich ‚weiß‘ sie, welche Gefahr von der ‚Mutante‘ droht: «Die bisherigen Erkenntnisse deuteten daraufhin», wird sie am Folgetag wiedergegeben, «daß diese um ein Vielfaches ansteckender sei»[290]. Um ein Vielfaches, das ist bauernschlau, weil mathematisch korrekt, aber nichtssagend, ausgedrückt, denn auch das 1,1fache oder 1,01fache oder 1,001fache usw. usf. eines x-beliebigen Betrags wird immer dessen ‚Vielfaches‘ sein ...

Tatsache ist: Noch am 16. Januar hat die Presse trotz der in Großbritannien seit dem 21. Dezember laufenden «Untersuchung» über die neue ‚Variante‘ nichts neues zu berichten, sondern nur dies: «sie soll nach Medienberichten 70 Prozent ansteckender sein. Eindeutige wissenschaftliche Belege dafür fehlen allerdings.»[291] Um dem anhaltenden und offensichtlich nicht behebbaren Mangel an wissenschaftlichen Belegen entgegenzuwirken, beschließen daraufhin am 22. Januar die Staats- und Regierungschefs der EU, statt nach solchen Belegen fortan «viel häufiger nach den Virusmutanten zu suchen»[292]. Es erhebt sich somit bei diesem verflixten Virus dasselbe Grundsatzproblem wie bei der berühmten Heisenbergschen Unschärferelation: Entweder kann man das Virus zwar nicht nachweisen, weiß aber alles darüber, oder man findet zwar die Varianten/Mutanten, weiß aber nichts näheres über sie ...

---

[286] «BILD», 16. Januar 2021.
[287] «BILD», 18. Januar 2021.
[288] «BILD», 16. Januar 2021.
[289] «BILD», 18. Januar 2021.
[290] Dpa/AfP-Bericht in: «Hessische Niedersächsische Allgemeine», 22. Januar 2021.
[291] «Hintergrund – Corona-Mutationen in Großbritannien, Südafrika und Brasilien» in: «Hessische Niedersächsische Allgemeine», 16. Januar 2021.
[292] Dpa-Bericht in: «Hessische Niedersächsische Allgemeine», 23. Januar 2021.

*Wie tödlich ist das SARS-CoV-2?*

Schreckerregend tödlich, glaubt man Politik, Medien und einigen Vorzeige-Experten, und diesen Glaubensakt leisten ja denn auch die meisten lieben Mitmenschen frei nach dem Motto «Credo quia absurdum»[293]. Selbst massenmedial *nicht* als ,Experten' vorgeführte Ärzte machen da häufig keine Ausnahme. Ein New Yorker Radiologe, der seinen Namen nicht in der Zeitung stehen sehen will, berichtet im Sommer 2020 in einem Leserbrief: «(...) ich habe Leute [an Covid-19] sterben gesehen. Das ist ganz real. Ihre Chancen, daran zu sterben, sind gering, da stimme ich zu, aber Sie werden sich nicht wünschen, eine ausgewachsene Covid-19 zu bekommen. Dieses Virus tut Dinge, die ich nie zuvor gesehen habe, wie massive Blutverklumpung und Gefäßschäden.»[294]

Ein Radiologe ist kein Virologe, daher verläßt er sich natürlich auf jene ,virologischen Experten' unter seinen Arztkollegen, die ihm versichern, seine Patienten mit «massiven Blutverklumpungen und Gefäßschäden» litten an «Covid-19». *Selbstverständlich* hat er solche schweren Krankheitssymptome auch schon früher gesehen, sie jedoch da nie mit irgendeinem ,Virus' in Verbindung gebracht – wieso auch? Er ist also jetzt schlicht einer Suggestion erlegen.

Mit der sogenannten «Letalität» von ,Viren' ist es nun allerdings so eine Sache ... Viele, sehr viele Fach-(oder auch einfach bloß ...)Leute führen seit dem Beginn des Aufruhrs (neudengl. «hype») um das angeblich so tödliche SARS-CoV-2 immer wieder eine ganz bestimmte Vergleichszahl im Munde bzw. ins Feld: die Zahl der Grippe-Toten in Deutschland 2017/2018, die offiziell, nämlich vom RKI, mit «25 000» angegeben wurde. Daran zu erinnern ist honett, viel mehr aber auch nicht. Manche haben diese Zahl offensichtlich sogar grob mißverstanden und behaupten, es seien da «allein in Deutschland 25 000 Menschen mehr [gestorben] als im Durchschnitt anderer Jahre»[295]. So war es zwar vom RKI *nicht* gemeint. Ist aber egal, denn es regiert hier wie überall in der ,Virologie' ohnedies nackte Beliebigkeit. Doch das stellt sich wie so oft erst heraus, wenn man tiefer gräbt. Das Fachautoren-Duo Engelbrecht/Köhnlein hat sich die Mühe gemacht. Nicht bezüglich der Grippesaison 2017/2018, sondern betreffs derjenigen 2004/2005. In der nämlich sollten nach RKI-Angaben hierzulande «15 000 bis 20 000» Menschen an der Grippe gestorben sein.

---

[293] «Ich glaube es, denn es ist absurd.»

[294] Leserbrief («Name der Redaktion bekannt») in: «American Free Press», 29. Juni und 6. Juli 2020, S. 31.

[295] *Kurt-Martin Mayer* in: «Focus» Nr. 49/2020, S. 80. – Exakt dasselbe Mißverständnis findet sich bei *Gedeon* a.a.O., S. 22.

Die auffallend hohe Unsicherheitsspanne von immerhin 5000 Personen oder 33 % kam unseren Gewährsleuten mit Recht merkwürdig vor. Noch enorm viel merkwürdiger war aber, daß das Statistische Bundesamt für 2004 gerade einmal «9» (in Worten: neun!) Grippetote verzeichnete und auch die Krankenhausstatistiken bloß auf «12» (in Worten: zwölf!) kamen. Engelbrecht/Köhnlein erkundigten sich daher irgendwann später im Jahre 2005 schriftlich beim RKI, wie eine derart horrende Diskrepanz möglich sei. Das doch selber ‚offizielle‘, nämlich bundeseigene Institut gab erstaunlicherweise zur Antwort, daß «„die offiziellen Statistiken zu ‚Influenza-Toten‘ den wahren Einfluß [der Grippe-Viren] unterschätzen. Denn sehr viele [Influenza-]Tote sind ‚versteckt‘ in anderen Krankheiten.“» Das sei der Grund dafür, daß «„auch die Daten des Statistischen Bundesamtes kaum die wahre Anzahl der Influenza-Toten wiedergeben“». Diese Auskunft mochten unsere wissenschaftlich geschulten Gewährsleute jedoch nicht unbesehen akzeptieren; sie baten also um die Nennung einer Studie, die das freischwebend Behauptete solide untermauerte. Doch selbst wiederholte Nachfragen hatten keinen Erfolg – das RKI blieb einfach stumm ...

Nicht viel besser erging es den beiden Fachautoren mit den zwei anderen Hilfsbehauptungen des RKI. Zum einen beteuerte das Institut, «man sei auf die 15 000 bis 20 000 Grippe-Toten gekommen, indem man eine „international anerkannte“ und „peer reviewed“ Rechenmethode angewendet» habe; zum anderen suchte es sich damit herauszureden, «daß „es häufig dabeisteht“, daß es sich bei den Influenza-Todeszahlen um Schätzwerte handele». Darum gebeten, a) detaillierte Unterlagen über die ‚international anerkannte Rechenmethode‘ und b) einschlägige eigene Publikationen mit dem beigefügten Vermerk, es handele sich bloß um ‚Schätzwerte‘, als Belege zu liefern, versprach das RKI, beiderlei «bis spätestens Ende Januar 2006» zu schicken. Es kam jedoch – nichts![296]

Fazit: Das RKI *zählt* keine Grippe-Toten, sondern ‚errechnet‘ und ‚schätzt‘ sie nach sorgsam unter der Decke gehaltenen, weil offenbar wissenschaftlich absolut nicht koscheren ‚Kriterien‘. Wenn das aber ‚am grünen Holz‘, sprich bei der ‚normalen Grippe‘ geschieht, was wird dann erst ‚am dürren‘, also im Falle von «Covid-19» geschehen, in dem laut Prof. Drosten ja noch so «viele andere Motive» mitspielen?

Immerhin, Prof. Didier Raoult hat eine durchaus plausibel wirkende Erklärung für die nur anfänglich hohe Todesrate bei «Covid-19»-Patienten: «sie ist durch die Vornahme diagnostischer Tests eingeebnet worden, wie das jedesmal der Fall ist. Die ersten Fälle scheinen alle tödlich, weil nur die sehr schweren Formen getestet werden, aber in dem Maße, in dem die Dia-

---

[296] Alles lt. *Engelbrecht/Köhnlein* a.a.O., S. 266f.

gnostik ausgeweitet wird, nimmt der Anteil der Toten unaufhörlich ab.»[297] Raoult geht deshalb davon aus, daß sich die Todesrate wohl bei «derjenigen der Grippe» einpendeln wird, «die in der Gegend von 0,1 % liegt».[298]

Ähnliche Einschätzungen haben meist schon recht früh so viele andere ‚Experten' im In- und Ausland abgegeben, daß es gar nicht nötig ist, sie langatmig zu zitieren: 0,05 bis 0,1 % bzw. «50 Prozent der Grippe-Todesrate» (Dr. Bruno Fife, US-Arzt)[299]; «nur im Ausnahmefall eine tödliche Krankheit, in den meisten Fällen jedoch eine überwiegend harmlos verlaufende Virusinfektion» (Prof. Klaus Püschel, Rechtsmediziner, Hamburg)[300]; «keine außergewöhnliche medizinische Gefahr» (Dr. Wolfgang Wodarg, Lungenfacharzt)[301]; ein Coronavirus, das «in etwa die gleiche Gefährlichkeit besitzt wie Influenza» (Prof. Stefan Hockertz, Immunologe/Toxikologe)[302]; mit 99 % milden Verläufen deutlich harmloser als die Grippe (Dr. David Katz, Mediziner an der *Yale University*/USA)[303]; die Mortalitätsrate mit 0,05 % «niedriger als die einer Grippewelle» (Prof. John P.A. Ioannidis, Mediziner/Epidemiologe an der Stanford University/USA)[304]; identische Todesrate bei herkömmlichen Corona-Viren und dem ‚neuen' Corona-Virus (im Wissenschaftsjournal «Science» erschienene französische Studie)[305]; unter 0,1 (exakt: 0,03) % in Kalifornien, 0,05 % in Spanien, 0,09 % in Schweden, 0,1 % im Bundesstaat New York gegenüber 0,13 % bei der gewöhnlichen Grippe in den USA insgesamt (Dr. Dan Erickson, Kalifornien)[306]; kein Unterschied zu anderen Coronaviren (im Wissenschaftsjournal «International Journal of Antimicrobial Agents» erschienene Studie)[307]; «1 %, oder womöglich

---

[297] Im selben Sinne haben sich unabhängig voneinander auch Prof. Hendrik Streeck (Virologe, Bonn) in der «Frankfurter Allgemeinen Zeitung» vom 16. März 2020 und Prof. Gerd Antes (Medizinstatistiker, Freiburg) gegenüber «Spiegel Online» am 31. März 2020 geäußert. Siehe die wörtlichen Zitate in: «Corona. Was uns der Staat verschweigt» (= Compact Aktuell Nr. 2, Redaktionsschluß 6. April 2020), S. 19 bzw. 20.

[298] *Raoult* a.a.O., S. 97f.

[299] *Fife* a.a.O., S. 25 bzw. 99.

[300] Püschel gegenüber der Presse («Hamburger Morgenpost») Anfang April 2020, zit. n. *Morris* a.a.O., S. 124.

[301] Wodarg im «Flensburger Tageblatt» vom 29. Februar 2020, zit. n. «Corona. Was uns der Staat verschweigt» (= Compact Aktuell Nr. 2, Redaktionsschluß 6. April 2020), S. 12.

[302] Hockertz in «Radio RS2» am 24. März 2020, zit. n. «Corona. Was uns der Staat verschweigt» (= Compact Aktuell Nr. 2, Redaktionsschluß 6. April 2020), S. 19.

[303] Katz in der «New York Times» vom 20. März 2020, siehe das wörtliche Zitat in: «Corona. Was uns der Staat verschweigt» (= Compact Aktuell Nr. 2, Redaktionsschluß 6. April 2020), S. 20.

[304] Ioannidis in «Statnews.com» am 17. März 2020, zit. n. «Corona. Was uns der Staat verschweigt» (= Compact Aktuell Nr. 2, Redaktionsschluß 6. April 2020), S. 21.

[305] Zit. bei *Reiss/Bhakdi* a.a.O., S. 18; lt. ebd. S. 149 Fn. 6 ist die Studie auffindbar unter «https://www.sciencedirect.com/science/article/pii/S0924857920300972».

[306] *Vernochet* a.a.O., S. 165f.

[307] Dort am 19. März 2020 vorab elektronisch publiziert unter dem Titel «SARS-CoV-2: fear versus data»; zit. n. *Engelbrecht/Köhnlein* a.a.O., S. 368.

weniger als 1 %» der vergleichsweise winzigen Zahl der Hospitalisierten (Prof. Dr. Chris Whitty, Arzt/Epidemiologe, England)[308]; weltweit 0,21 % (von der WHO publizierte Studie von Prof. John Ioannidis, *Stanford University*/USA)[309]; usw. usf.

Nur der große Vorzeige-Experte Prof. Christian Drosten vom Berliner Großklinikum «Charité» kommt «für Deutschland» auf das Fünf- bis Dreißigfache, nämlich ‚etwa ein Prozent‘[310]! Aber er läßt ja am Ende (s.o.) durchblicken, daß es «viele andere Motive in dieser ganzen Geschichte» gibt ... Alle Prozentzahlen beziehen sich übrigens nicht auf die Gesamtbevölkerung, sondern bloß auf die Zahl der «Infizierten». «Infiziert» sind diese Unglücklichen von einem noch nie glaubhaft vorgezeigten ‚Virus‘, das überdies bei der großen Mehrzahl – aber auch hier streiten sich die ‚Fachleute‘ über Prozentzahlen – gar keine Symptome erzeugt. Doch zum Glück gibt es «Tests», wahre Wunderwerke heutiger Virologie, die es schaffen, das symptomlos ‚krankmachende‘ Phantom-Virus trotz alledem zuverlässig aufzuspüren ... Und der allseits gefeierte Pionier auf diesem Feld ist (war) erneut Prof. Christian Drosten.

*Was zeigen die Tests auf SARS-CoV-2?*

Die Tests verhalten sich ganz ähnlich wie der Wald. Oder wie ein Computer. Der Volksmund weiß: «Wie man in den Wald hineinruft, so schallt's heraus.» Computer-Programmierer wissen: «Nur was man in den Elektronenrechner hineinsteckt, kommt letztlich wieder heraus.» Weil das auch den großen ‚Experten‘, die lauter Corona-Tests ‚entwickeln‘, klar ist, verfahren sie in derselben Weise. Prof. Christian Drosten, der als erster *weltweit* seinen Test vorstellt und vermarktet, wodurch er einen für die Konkurrenz kaum noch einholbaren Vorsprung erzielt, steckt in den Test jenes ‚Virus‘ hinein, das er ab Weihnachten 2019 kunstvoll aus alten angeblichen SARS-CoV-1-Sequenzen und anderem ‚SARS-ähnlichen‘ Viren-Genom-Material, das im Weltnetz kursiert, zusammengebastelt hat. Er ist auch so ehrlich, das ausdrücklich zu erwähnen (s.o.!). Trotzdem wird der ‚Test‘ sogleich von allen offiziellen (und den meisten nicht-offiziellen) ‚Experten‘ weltweit freudig akzeptiert und eingesetzt. Zumal er wahrlich wundersamerweise für egal welche der Anfang November 2020 nach WHO-Angaben schon «über 170 000» ‚Varianten‘/;Mutanten‘ immer gleich gut geeignet ist und bleibt.

Tatsächlich eignen sich der Drosten-Test und die zahllosen gleichartigen Nachahmerprodukte, die alle auf der sogenannten «Polymerase-Kettenreaktion» oder englisch «Polymerase Chain Reaction» (PCR) beruhen, sogar für

---

[308] Zit. n. dem Blog «https://michael-mannheimer.net», Artikel vom 14. Oktober 2020.
[309] «BILD», 21. Oktober 2020.
[310] Ebd.

noch viel mehr. Die Firma «CD Creative Diagnostics» zum Beispiel, die ihre eng an Drosten angelehnte «Kreativität» offen im Namen führt, vertreibt einen als «SARS-CoV-2 Coronavirus Multiplex RT-qPCR Kit» bezeichneten Test, der auch seinerseits nicht umsonst mit dem Wörtchen «multiplex» garniert wird, läßt er sich doch, wie die Gebrauchsanleitung löblicherweise nicht verhehlt, ,nebenher', ob gewollt oder nicht, dazu verwenden, statt SARS-CoV-2 auch «andere Viren», ja sogar «Bakterien» nachzuweisen ...[311]

Macht aber nichts, denn wie die Fachleute der amerikanischen Gesundheitsbehörde CDC festgestellt haben, sind die alternativ zu den PCR-Tests benutzten Antikörper-Tests auch nicht besser. Wörtlich schreiben die CDC im Juni 2020 in ihrem Weltnetzauftritt: «Ein positives Testergebnis bedeutet, daß Sie Antikörper aus einer Infektion mit einem Virus aus derselben Virenfamilie (genannt Coronaviren) haben, wie beispielsweise dem Virus, das die Erkältung verursacht.»[312]

Das ist einerseits pädagogisch höchst einfühlsam formuliert, denn der Durchschnitts-Amerikaner wäre wohl mental heillos überfordert, wenn man ihn Knall auf Fall wissen ließe, daß es in Wirklichkeit – siehe oben! – nicht «ein», sondern «rund 200» bzw. «über 200» ganz verschiedene Viren sind, welche «die Erkältung» verursachen (können).

Aber andererseits nicht diplomatisch genug, um dem deutschen Virologen Prof. Georg Bornkamm eine peinliche Blamage zu ersparen, hat der doch in der «Süddeutschen Zeitung» wörtlich beteuert: «(...) das neue Coronavirus ist den bisherigen Viren keineswegs ähnlich», und daraus gefolgert, «deshalb könne es beim Testen auch nicht mit den älteren Viren verwechselt werden»[313] ...

Eine Reihe kritischer Fachleute warnt denn auch, da sie in den offiziellen Medien wegen der von Drosten nur angedeuteten «vielen anderen Motive in dieser ganzen Geschichte» längst nicht mehr zu Wort kommt, im Sommer und Herbst 2020 auf diversen Weltnetzkanälen, «positiv» ausfallende PCR-Tests seien «keine Beweise für eine Erkrankung der betreffenden Person oder für eine Infektionsgefahr durch dieselbe. Siehe Prof. Dr. Stefan Homburg (https://twitter.com/SHomburg/status/1313858525102247938/pho-to/1), Prof. Dr. Ulrike Kämmerer (https://www.youtube.com/watch?v=Ymer59v TrSA), Prof. Dr. Stefan Hockertz (https://www.youtube.com/watch?v= Rjue 8CKkD8M&feature=youtu.be) und viele andere.»[314] Dabei handelt es sich in aller Regel um durchaus Viren- und Corona-gläubige Leute ,vom Fach'.

---

[311] *Engelbrecht/Köhnlein* a.a.O., S.368; vgl. S. 436 Fn. 49.

[312] Zit. n. *Fife* a.a.O., S. 109, der als Quelle ebd. S. 157 Fn. 15 angibt: «Centers for Disease Control and Prevention. „Test for Past Infection" in: cdc.gov, 20. Juni 2020; www.cdc. gov/coronavirus/2019-ncov/testing/serology-overview.htlm».

[313] *Engelbrecht/Köhnlein* a.a.O., S.367f.

[314] Mir vorliegender Offener Brief von «Dipl.-Chem. Dr. rer. nat. Hans Penner, 76351 Linken-

Die PCR-Tests werden von derlei ‚Fachleuten' aus einer ganzen Reihe von Gründen als unwirksam und irreführend kritisiert: * weil sie nur ‚irgendwelche' viralen RNS-Sequenzen aufspüren, wo wir doch sowieso *immer* ‚irgendwelche Viren' in unbedenklichen Mengen in uns tragen, insbesondere auch diverse Corona-Viren; * weil sie nicht auf ein komplettes Virus, sondern nur auf ein kleines Stück seines Genoms reagieren; * weil sie keine Auskunft über die Größe der sogenannten «Viruslast», also über die Zahl oder Menge der Viren in den Zellen geben; * weil sie auch bei anderen, ‚nichtviralen' Zellbestandteilen anschlagen können[315]; * weil ein solcher Test in Tansania neben einer Ziege – worüber man ja unter Virus-Gläubigen noch diskutieren könnte – auch eine Papaya-Frucht als von SARS-CoV-2 befallen ‚erwiesen' hat[316]; * weil es noch Anfang September 2020 «keine publizierten und wirklich verwertbaren diagnostischen Genauigkeitsstudien zum SARS-CoV-2-PCR-Test» gibt[317].

Das Interessante am letztgenannten Grund ist, daß man allen Ernstes noch ‚Studien' erwartet, wo doch sowieso von allem Anfang an alles klar gewesen ist: Das Muster für sämtliche übrigen PCR-Tests, der weltberühmte Drosten-Test, ist *selbstverständlich* 100prozentig «genau», weil er auf einem – siehe oben! – vom Testerfinder gleich miterfundenen «SARS-CoV-2» beruht, aber mehr noch wegen der von demselben Drosten nur verstohlen angedeuteten «vielen anderen Motive in dieser ganzen Geschichte». Diese Motive sind offenbar so stark, daß Drosten es gefahrlos unternehmen kann, seinen eigenen, längst weltweit etablierten Test nachträglich ins Lächerliche zu ziehen, indem er auf Twitter schreibt:

«Klar: Gegen Ende des Verlaufs ist die PCR mal positiv mal negativ. Da spielt der Zufall mit. Wenn man Patienten 2x negativ testet und als geheilt entläßt, kann es zuhause durchaus noch mal zu positiven Testergebnissen kommen. Das ist deswegen noch längst keine Reinfektion.»[318] Das sicher nicht, sondern eher schon ein Reinfall. Allerdings ein völlig erwartbarer, wenn selbst dem rund 1000köpfigen «Deutschen Netzwerk Evidenz-basierte

---

heim-Hochstetten» an «Herrn Ministerpräsidenten Dr. Markus Söder» vom 14. Oktober 2020.

[315] Alle vier vorgenannten Argumente bringt z.B. der vermutlich belgische Arzt Olivier De Meulenaere im Weltnetz («olivierdemeulenaere.wordpress.com») vor (zit. n. «Courrier du Continent» N° 619, Juni 2020, S. 6).

[316] Über dieses vom Corona-ungläubigen Staatspräsidenten Tansanias persönlich (und wissenschaftlich völlig korrekt im ‚Blindverfahren', d.h. die Tester hielten alle ihnen vorgelegten Proben für menschliche) initiierte Experiment und seinen kuriosen Ausgang wurde vielfach berichtet; auch von *Reiss/Bhakdi* wird die Angelegenheit a.a.O., S. 20 erwähnt und besprochen.

[317] Prof. Dr. med. Andreas Sönnichsen, Präsident des «Deutschen Netzwerks Evidenz-basierte Medizin e.V.», am 8. September 2020, zit. n. *Johann Leonhard* in: «Corona-Lügen» (= Compact Aktuell Nr. 3, Oktober 2020), S. 17; vgl. zu Sönnichsen ebd. S. 24.

[318] Zit. n. *Reiss/Bhakdi* a.a.O., S. 19f.

Medizin e.V.», dem eine Vielzahl großer ‚Experten' angehört[319], als ‚Evidenz' offenbar vollkommen ausreicht, daß alle von einem «SARS-CoV-2» (und tausend anderen ‚Viren') *reden*, statt daß wenigsten *ein einziger* es (oder irgendein anderes) endlich einmal gemäß den Kochschen Postulaten als a) überhaupt existent und b) krankmachend *nachwiese*.

Trotzdem, es gibt noch Hoffnung. Gemäß dem führenden chinesischen Experten Wang Chen – er ist Präsident der Chinesischen Akademie für Medizinische Wissenschaften – sind die PCR-Tests auf ‚das' SARS-CoV-2 zu «30 bis 50 Prozent akkurat»[320]. Auch andere «[r]enommierte Quellen wie das *Deutsche Ärzteblatt* oder die angesehene medizinische Fachzeitschrift [*The*] *Lancet* sprechen von bis zu 50 % falsch-positiven Testergebnissen.»[321] Das ist vielleicht nicht ideal, aber doch immerhin mehr als nichts! Gewiß, ein Autofahrer, der sein Gefährt mit ‚30 Prozent Genauigkeit' auf der Straße hält, wird nicht allzuweit kommen, ganz egal, ob sich die 30 Prozent auf die Dauer der Autofahrt oder auf die Breite seines Wagens beziehen. Selbst höhere ‚50 Prozent Genauigkeit' werden daran wenig ändern. Aber in der Virologie gehen die Uhren glücklicherweise anders. Bei ‚30 Prozent Akkuratesse' eines Corona-PCR-Tests kann man hier in fast jedem dritten Fall (und bei ‚50 Prozent' sogar in genau jedem zweiten Fall) sicher sein, ein korrektes Testergebnis in der Hand zu halten. Man braucht, um diese Gewißheit zu erzielen, nämlich nur noch 1) zu raten, ob die Genauigkeit im konkreten Fall 50 oder 30 Prozent beträgt und 2) zu mußmaßen, welches der – davon abhängig – jeweils entweder zwei oder drei Testergebnisse das ‚akkurate' ist ...

Man sollte deshalb auch keinesfalls auf solche unbegreiflich selbstmörderischen Spielverderber wie z.B. das Pharma-Unternehmen *Roche* achten, das – zu seinem eigenen, Prof. Drostens und unser aller Glück – im tiefsten Schlagschatten der massenmedialen Corona-‚Berichterstattung' und souverän ignoriert von einem Großteil der medizinisch-virologischen Expertenschaft wie auch vom kompletten Politikbetrieb den Drosten-Test nur versehen mit den ausdrücklichen Warnhinweisen verkauft: «Diese Tests sind nicht als Mittel zur Diagnose einer Corona-Infektion gedacht», bzw.: «Nur für For-

---

[319] Vgl. dazu «Corona-Lügen» (= Compact Aktuell Nr. 3, Oktober 2020), S. 24, wo der Verein als «größte unabhängige Denkfabrik deutschsprachiger Mediziner» präsentiert wird, dem auch «zahlreiche institutionelle Mitglieder wie die Österreichische Ärztekammer» angehören.

[320] *Engelbrecht Köhnlein* a.a.O., S. 371, denen zufolge Wang dies in einem Fernseh-Interview vom Februar 2020 äußerte, was wiederum lt. ebd. S. 436 Fn. 63 nachlesbar ist in: «Feng, Coco; Hu, Minghe, Race to diagnose coronavirus patients constrained by shortage of reliable detection kits, *scmp.com*, 11. Feb. 2020».

[321] *Gedeon* a.a.O., S. 11. Wie dort weiter berichtet wird, haben die ‚Experten' des RKI diese Angabe anderer ‚Experten' zwar als «falsch» zurückgewiesen. Fragt man das RKI jedoch, «wie groß die Zahl der falsch-positiven Ergebnisse tatsächlich sei, heißt es, man wisse es nicht» ...

schungszwecke. Nicht zur Verwendung für Diagnoseverfahren.»[322] Derselbe Hinweis klebt auch auf den gleichartigen SARS-CoV-2-PCR-Tests der oben schon genannten Firma «CD Creative Diagnostics»: «Nur für Forschungszwecke, nicht für den Gebrauch für Diagnoseverfahren geeignet.»[323]

Na und? Keinen stört's! ‚Und das ist gut so‘! Doch, wirklich, ganz im Ernst, und zwar deshalb, weil einem ja die sogenannten Antikörper-Tests erst recht nicht weiterhelfen würden, es sei denn, man wäre *extrem* gut im Raten. Ende Mai 2020 ist nämlich «eine immunologische Studie der Universität Zürich» herausgekommen, «die erstmals nachwies, daß die üblichen Antikörper-Tests, die Antikörper im Blut messen (IgG und IgM), höchstens ca. ein Fünftel aller Coronavirus-Infektionen erkennen können»[324] ... Ob da überhaupt noch etwas ‚erkannt‘ wird, läßt sich natürlich in diesem Falle eben gerade *nicht* mehr erkennen, denn die scheinbare ‚Erkenntnis‘ könnte unter statistischer Rücksicht genausogut, ja sogar noch eher[325] Zufall sein.

Das ist aber nicht einmal das eigentliche Problem. Das stellt sich vielmehr in Form der Frage, woher die ‚Experten‘ in jenen ‚höchstens ca. 20 Prozent‘ der Fälle überhaupt wissen wollen, daß ihr Antikörper-Test eine «Coronavirus-Infektion» richtig ‚erkannt‘ hat. Um *das* tatsächlich zu *wissen* (und um umgekehrt zu *wissen*, daß in mindestens ca. 80 Prozent der Fälle eine solche «Coronavirus-Infektion» *nicht* ‚erkannt‘ wird), müßten sie nämlich völlig unbhängig von ihrem Antikörper-Test bereits *wissen*, bei welchen ‚Patienten‘ objektivermaßen eine «Coronavirus-Infektion» vorliegt. *Dieses* Problems zwar in unserer Quelle nicht erwähnte, aber unbedingt anzunehmende Lösung: Die ‚Experten‘ haben entweder vorher oder hinterher ‚zum Vergleich‘ auch noch einen PCR-Test gemacht, dabei – wohl dank spezieller übersinnlicher Fähigkeiten – *richtig* geraten, ob er zu 30, 40 oder 50 % «akkurat» war und anschließend nochmals *richtig* gemutmaßt, welches jeweils zweite bis dritte von zwei bis drei Resultaten wiederum dann das «akkurate» war ...

---

[322] Zit. n. *Engelbrecht/Köhnlein* a.a.O., S. 369. Es handelt sich um die gemäß dem Drostenschen Muster-Test produzierten «LightMix Modular Assays» des Berliner Herstellers «TIB Molbiol», die «exklusiv von Roche vertrieben werden». Die von mir *übersetzten* Warnhinweise lauten gemäß ebd. original englisch so: «These assays are not intended for use as an aid in the diagnosis of coronavirus infection», bzw. «For research use only. Notg for use in diagnostic procedures.»

[323] Zit. n. ebd. S. 370.

[324] Swiss Policy Research, Fakten zu Covid-19 (Stand Juli 2020) auf: https://swprs.org/covid-19-hinweis-ii/, S. 12.

[325] Bei den hier gegebenen *nur zwei* Möglichkeiten (Virus vorhanden/Virus nicht vorhanden) sind schon 50 % ‚richtige‘ Resultate bloß noch genau das, was der pure Zufall erwarten ließe ...

*Test auf Raten*

Im Erraten von Testergebnissen sind die ‚Experten' erfreulicherweise unschlagbar, und das *müssen* sie auch sein, denn der ‚Test' basiert letztendlich auf nichts anderem als auf ratenweisem Raten. Die vorhandene ‚wissenschaftliche' Literatur zu «Covid-19» bzw. zum «SARS-CoV-2» wimmelt von rührenden, um nicht zu sagen zwerchfellerschütternden Belegen dafür ... Zum Beispiel:

«Auch Virenfragmente sind nach einer Infektion noch bis zu 63 Tagen nachweisbar, ohne daß noch ein reproduktionsfähiges Virus vorhanden ist. Der PCR-Test liefert jedoch ein positives Ergebnis. Dieses Nachweisproblem ist beim Nachweis von RNA-Viren allgegenwärtig. SARS-CoV, MERS, Influenza[,] Ebola und Zika [–] virale RNA kann auch lange nach dem Verschwinden des infektiösen Virus nachgewiesen werden», heißt es ‚experten'-gestützt in einem Corona-beflissenen Weltnetzauftritt.[326] «Solche Fragmente finden sich noch 87 Tage nach Erstfeststellung der Infektion, wenn die Patienten schon längst genesen und nicht mehr ansteckungsfähig sind!»[327], ‚weiß' ein anderer ärztlicher ‚Experte'.

Sieht man genauer hin, ist das Nachweisproblem sogar noch viel ‚allgegenwärtiger' als von diesen guten Leuten vermeint. Denn woher ‚weiß' man um das ‚Nicht-mehr-Vorhandensein' bzw. das «Verschwinden» eines Virus, wenn just der darauf angeblich perfekt geeichte Test aussagt, es sei noch vorhanden? Klarer Fall: nur durch Erraten.

Woher weiß man, daß der Test bloß (noch) «Virenfragmente», aber kein «reproduktionsfähiges Virus» (mehr) gefunden hat? Eindeutig: nur durch Erraten. Denn man könnte zwar das, was der Test an ‚viralem Material' entdeckt hat, anzuzüchten versuchen, müßte aber, weil ja niemand die Dichte-Gradienten-Zentrifuge zu benutzen wagt, das Ergebnis des Anzuchtsversuchs – wiederum PCR-testen ... und wäre, da der Test ja offenbar ‚reproduktionsfähige' und ‚nicht-reproduktionsfähige' Viren(-fragmente) *unterschiedslos* aufspürt, ganz genauso klug wie zuvor.

Woher ‚weiß' man, daß die «Infektion» schon vor «63 Tagen» oder gar «vor 87 Tagen» aufgehört hat, wo doch «Infektionen» in der großen Mehrzahl der Fälle nach – o Wunder! – fast einheiliger Ansicht sämtlicher ‚Experten' «asymptomatisch» ablaufen[328], so daß man sie nur durch PCR-Tests

---

[326] Dr. *Peter F. Mayer*, Falsche Ergebnisse bei PCR-Massentests von Personen ohne Symptomen [sic!] – Studien, auf: «meinbezirk.at», 29. August 2020. Referiert wird aus einem fachlich einschlägigen Artikel der beiden «Professoren der Universität Oxford und Leiter des Centre for Evidence based Medicine Carl Henghan [sic] und Tom Jefferson» im britischen Blatt «The Spectator».

[327] *Gedeon* a.a.O., S. 12.

[328] Vgl. ebd. S. 15 (Hervorhebung original): «*Nicht jeder, der vom Virus infiziert ist, erkrankt.*»

(oder allenfalls durch ‚20 % zuverlässige' Antikörpertests) überhaupt ‚nachweisen' kann? Kein Zweifel: allein durch Erraten. Denn die einzige Alternative dazu wäre ja ein Testen des Testes, aber den *dafür* erforderlichen ‚Meta-PCR-Test' hat bislang noch niemand ‚entwickelt' ...

Ein anderes, wenigstens ebenso schönes Beispiel: An der amerikanischen Johns-Hopkins-Universität haben «Wissenschaftler» zwar keinen Meta-PCR-Test entwickelt, aber doch wenigstens eine sogenannte Metastudie über den PCR-Test angefertigt, d.h. sie haben die Ergebnisse von «insgesamt sieben Studien zur Verläßlichkeit der Tests ausgewertet». Dabei haben sie nicht nur ihre eigene wahrlich staunenswerte Fähigkeit zum Erraten ‚richtiger' Testergebnisse unter Beweis gestellt, sondern auch die ihrer vielen Kollegen, die an den sieben Einzelstudien beteiligt waren. Sie ‚konnten' nämlich zeigen, «daß der Zeitpunkt der Probenentnahme einen Einfluß auf die Zuverlässigkeit der Tests hat». Im einzelnen kamen sie zu folgenden Schlüssen[329]:

\* «In den ersten drei Tagen nach der Infektion war es so gut wie unmöglich, Viren vom Typ Sars-CoV-2 nachzuweisen.» Das ist deshalb so bemerkenswert, weil ja die «Infektion» ihrerseits genau dasjenige ist, was durch den PCR-Test erst einmal nachgewiesen werden soll, sowohl bei den «asymptomatischen» Personen als auch bei den «symptomatischen», und zwar nicht irgendeine Infektion, sondern diejenige mit «SARS-CoV-2» – oder haben wir da etwas mißverstanden ...? Wenn nun aber die Tests gar keine solchen Viren nachweisen, kann auch von keiner «Infektion» durch solche Viren gesprochen werden, und folglich auch nicht von «drei Tagen *nach* der Infektion». Trotzdem davon sprechen können eben nur unsere wunderbaren ‚Experten', denn die sind mit einem außergewöhnlichen Rate-Vermögen begabt und erraten daher ‚zutreffend', daß die vom Test zwar nicht nachgewiesene «SARS-CoV-2-Infektion» dennoch gemäß demselben Test vor drei Tagen stattgefunden haben ‚muß'. In Südkorea geht man lieber den umgekehrten Weg. Dort «wurde anhand der Daten von 303 Patienten mit einem Durchschnittsalter von 25 Jahren der Zeitraum zwischen erstem Positivtest und Krankheitssymptomen zu 15 Tagen (ø) ermittelt»[330]. Man hat also *zuerst* getestet und *dann* geduldig auf das Auftauchen (*irgend*welcher, nämlich – s.o. + s.u.! – «unspezifischer» ...) ‚Symptome' gewartet. Warten lohnt sich, denn schließlich bekommt ja jeder irgendwann einmal Schnupfen, Husten, Kopfweh, Durchfall, Bauchschmerzen etc. oder leidet unter Müdigkeit. Man wird allerdings zu beachten haben, daß sich durch diese Art *nachträglichen* Co-

---

Bei Corona rechnet man insgesamt mit nur 15 % Erkrankten, wie das schon bei der Masseninfektion von Ischgl festgestellt worden ist. Bei den übrigen 85 % treten keine Symptome auf (...).»

[329] Alles lt. *Alexandra Negt*, Auch PCR-Test ungenau, im Weltnetzauftritt «Apotheke Adhoc (http://apotheke-adhoc.de/)», 28. Mai 2020.

[330] «Wikipedia» (deutsch), Artikel «COVID-19», Stand vom 7. November 2020.

vid-Erratens die ‚Inkubationszeit' unheilvoll *noch* weiter nach hinten verschiebt, denn die ohnehin schon grenzwertigen «15 Tage» sind ja bloß «ø», also in Worten ausgedrückt «Durchschnitt». Vielleicht genau deshalb, weil ihnen das nur zu bewußt war, haben entweder die südkoreanischen ‚Experten' oder die glanzvolle «Wikipedia» sich dafür entschieden, die Extremwerte, die diesem ‚Durchschnitt' zugrundeliegen, für sich zu behalten ... *

* «Die Forscher schlußfolgerten, daß so früh vorgenommene Tests unbrauchbar sind und daß ein Test 72 Stunden nach möglicher Infektion nicht durchgeführt werden müßte.» Das ist fein, nur wäre es noch feiner, da eine «Infektion» ja im Prinzip *jederzeit* «möglich» ist, erst einmal zu wissen, *wann* denn die «Infektion» *tatsächlich* erfolgt ist. Einzig und allein ‚richtiges' Raten der ‚Experten' kann hier offenbar weiterhelfen. Je ‚erfolgreicher' sie erraten, daß eine «Infektion» stattgefunden hat, desto erfolgreicher können sie zugleich dafür sorgen, daß der Test zum ‚richtigen' Termin, nämlich frühestens 72 Stunden oder drei Tage ‚danach', zum Einsatz kommt. Umgekehrt würde es natürlich noch einfacher funktionieren: Unser Test zeigt keine Infektion an? Aha, dann liegt sie also erst seit höchstens drei Tagen vor! *Diese* Anwendung der Rate-Nachweismethode würde mit der «möglichen» Landung von kleinen grünen Marsmännchen auf unserem Planeten sogar ebenso exzellent funktionieren. Es sind beim besten Willen keine Marsmännchen zu finden? Na klar, das liegt daran, daß sie erst vor weniger als drei Tagen auf der Erde gelandet sind. Wenn wir aber in einer Woche immer noch keine finden? Dumme Frage, dann liegt's am selben Grund! Sie sind auch dann weniger als drei Tage vorher gelandet. Es liegt *immer* nur daran ...

* «Fünf Tage nach der Infektion steigt die Verläßlichkeit der Tests.» Heißt also, fünf Tage nach der Landung kann man schon eher Marsmännchen finden, obwohl man sie natürlich nie bei der Landung beobachtet hat und deshalb gar nicht weiß, wann sie denn nun wirklich gelandet sind. Aber alle die, die man auch ‚nach fünf Tagen' immer noch nicht ~~nicht~~ sieht, sind trotzdem gleichfalls da.

* «Dennoch blieben 40 Prozent der Ergebnisse falsch-negativ. Bis zum achten Tag verringerte sich die Fehlerquote auf 20 Prozent, danach stieg sie wieder. Der beste Zeitpunkt zur Probennahme sei folglich der achte Tag, respektive der dritte Tag nach Einsetzen der Symptome, so die Wissenschaftler.» Ach sooooo!!! Sie *haben* also gar nichts erraten, oder jedenfalls nicht *alles*. Sie haben vielmehr immerhin «Symptome» beobachtet und von da aus fünf Tage zurückgerechnet, um den Zeitpunkt der «Infektion» zu finden. Dummerweise war das allerdings noch in der Frühzeit der ‚Pandemie', als man – siehe oben! – von einer «Inkubationszeit» von «vier bis fünf Tagen» ausging, oder auch von «durchschnittlich fünf bis sechs Tagen», oder auch von «bis zu zwei Wochen», oder auch von «vereinzelt 24 Stunden». Diese

112

«Inkubationszeit» stieg indes später ziemlich allgemein, wie es scheint, zuerst auf «bis zu 14 Tage» und fiel dann wieder auf «ungefähr zehn Tage». Wie man das alles jeweils ermittelt hat? Nun ja, durch ‚kompetentes‘ Erraten wie gehabt, wobei diesmal allerdings die Rate-Resultate fast durchweg gründlich danebenlagen, ehe sie zuletzt – das wollen wir doch alle inständig hoffen, nicht wahr? – *endlich* das ‚Richtige‘ getroffen haben ...

Bliebe also *erstens* im Lichte ‚neuester‘ Erratnisse, pardon, Erkenntnisse zu korrigieren: Der beste Zeitpunkt für (zu 80 % ...) ‚zuverlässige‘ PCR-Tests auf SARS-CoV-2 ist der *dreizehnte* Tag, respektive der *zehnte* nach Einsetzen der Symptome. Und was ist mit all den Millionen von Tests, die noch unter Zuhilfenahme der vorher falsch erratenen, viel zu kurzen oder viel zu langen «Inkubationszeit» ‚fachmännisch‘ ausgewertet wurden? Ganz einfach: die sind Schnee von gestern.

Bliebe *zweitens* anzumerken, daß sich die Tests an «asymptomatischen» Personen – und sie sind ja die riesige Mehrzahl der ‚Bevölkerung‘[331] – leider auf diese Weise *nicht* bewältigen lassen, so daß hier das ungeschmälerte, reine Rate-Prinzip doch wieder als einzige denkbare Möglichkeit erscheint, den Zeitpunkt der «Infektion» zu ‚bestimmen‘. Immerhin ist dies bereits als problematisch erkannt worden, indem dabei viel zu viele «falsch-positive» Ergebnisse herauskommen. Als Abhilfe wird daher seitens gewisser ‚Experten‘ dazu geraten, eine sogenannte «Vortestwahrscheinlichkeit» für eine «Infektion» zu berücksichtigen. Das hat die WHO zwar offenbar bis Ende August 2020 immer noch nicht für die SARS-CoV-2-Tests «empfohlen», wohl aber früher bei «so ziemlich allen anderen Virenerkrankungen wie SARS-CoV-1, MERS, Ebola, Zika[-]Virus oder Influenza», wo ihre und übrigens auch die «Empfehlungen» der amerikanischen CDC jeweils lauteten, «ausdrücklich die Tests auf Patienten zu beschränken, bei denen ein begründeter Verdacht auf Infektion besteht, also eine hohe Vortestwahrscheinlichkeit gegeben ist»[332]. Zu dumm nur, daß auch ein «Verdacht», selbst ein «begründeter», immer noch auf Mutmaßungen beruht, so daß hier am Raten letztlich kein Weg vorbeiführt.

Dies umso sicherer, als just im Falle von SARS-CoV-2 noch etwas Entscheidendes hinzukommt. Etwas, was die vorgeschlagene ‚Verdachtsbegründung‘, und somit auch eine zutreffende «Vortestwahrscheinlichkeit», illusorisch macht. Der virologische ‚Experte‘ Prof. Dr. Thomas Löscher hat nämlich, wie weiter oben schon vermeldet, auf Nachfrage erklärt, bei den Atemwegserkrankungen sei prinzipiell «eine Unterscheidung der verschiedenen Erreger rein klinisch nicht möglich». Mit «rein klinisch» meinte er: «rein an-

[331] Natürlich immer nur zu einem gegebenen Zeitpunkt!
[332] Dr. *Peter F. Mayer*, Falsche Ergebnisse bei PCR-Massentests von Personen ohne Symptomen [sic!] – Studien, auf: «meinbezirk.at», 29. August 2020.

hand der Symptome». Und die sind nun wahrhaftig nach Auskunft weiterer ‚Experten' bei «Covid-19» so mannigfaltig, wie man sie sich nur wünschen kann. Da ist für jeden etwas dabei, keiner geht leer aus! Hält man sich beispielsweise ‚politisch' bzw. ‚wissenschaftlich' ‚korrekt' an die für viele unhinterfragbar zuverlässige Fundgrube gesicherten Wissens «Wikipedia» (deutsch), so sind neben den anscheinend erst ‚zweiten' (wiewohl im Text paradoxerweise *zuerst* aufgeführten) Symptomen («Schädigung der Lunge», «krankhafte Prozesse der Leber, des zentralen Nervensystems, der Nieren, der Blutgefäße und des Herzens») als «erste Symptome» die folgenden anzusehen: «Am häufigsten (...) Fieber, trockener Husten und Müdigkeit. Weniger häufig (...) Schmerzen, eine verstopfte Nase, Kopfschmerzen, Bindehautentzündung, Halsschmerzen, Durchfall, Geschmacks- und Geruchsverlust oder Hautausschlag oder Verfärbung von Fingern oder Zehen.»[333] Diese Liste wird ein Stück weiter im Text noch verlängert und ergänzt; es handelt sich sämtlich um offizielle Angaben der WHO, mit Ausnahme nur des Geruchs- (und Geschmacks-)Verlusts, denn den hat – s.o. – speziell der deutsche Experte Prof. Hendrik Streeck als ‚Covid-19'-Symptom erkannt, ehe auch andere darauf aufmerksam wurden und ebenfalls in eigenen ‚Studien' darüber ‚berichteten'. Die großen ‚Experten' der Weltgesundheitsorganisation ihrerseits haben keine Mühen gescheut und jedes einzelne der ‚ersten' Symptome sogar mit einer auf eine Stelle hinter dem Komma genauen Prozentzahl versehen, die jeweils anzeigt, bei einem wie großen Teil der ‚Covid-19'-‚Patienten' es ‚beobachtet' wird.

Das wären also – nunmehr vollständig – folgende: «Fieber 87,9 %; trockener Husten 67,7 %; Unwohlsein und Ermüdung 38,1 %; Auswurf 33,4 %; Riechverlust 30-71 %; Kurzatmigkeit 18,6 %; Muskel- oder Gelenkschmerz 14,8 %; Halsschmerzen 13,9 %; Kopfschmerz 13,6 %; Schüttelfrost 11,4 %; Übelkeit/Erbrechen 5,0 %; Schnupfen 4,8 %; Durchfall 3,7 %; Bluthusten 0,9 %, Schwellung der Bindehaut 0,8 %.» Man wird allerdings bemerken, daß erstens beim «Riechverlust» die ‚Beobachtungen' unbegreiflich weit auseinandergehen und zweitens hier auf der WHO-Liste die weiter oben angeführten Symptome «Hautausschlag» und «Verfärbung von Fingern oder Zehen» fehlen ...

Nun dürfte nicht nur den ‚Experten', sondern sogar den meisten virologisch-medizinischen Laien, falls sie nicht unglücklicherweise irgendwann in ihrem Leben einmal zu hart auf den Kopf gefallen sein sollten, wohlbekannt sein, daß in der Tat kein einziges dieser «Symptome» neu oder originell ist. Es gab sie ausnahmslos alle auch immer schon *vor* der bösartigen Attacke des SARS-CoV-2, und mehr als die Hälfte davon sind bloße Alltagsbeschwerden. Die «Wikipedia»-Redakteure sehen das genauso und merken daher trok-

---

[333] «Wikipedia» (deutsch), Artikel «COVID-19», zuletzt bearbeitet am 7. November 2020.

ken an: «Eine Abgrenzung von anderen Viruserkrankungen wie Influenza nur anhand der Symptome ist „schwierig bis unmöglich".» Sie unternehmen es aber in schönster ‚Experten'manier, dem zum Trotz weitere, bisher nicht genannte ‚Symptome' nachzuschieben: «Häufig manifestiert sich die Krankheit auch mit allgemeinem, schwerem Krankheitsgefühl und auch Rückenschmerzen.»

Für die mit den PCR-Tests befaßten ‚Fachleute' ergibt sich aus diesem Riesenbukett ganz überwiegend eher banaler Beschwerden mit Zwangsläufigkeit: Selbst bei ‚Auftreten' der ‚ersten' Symptome (aber auch bei demjenigen der ‚zweiten') können sie letztlich bloß raten, ob es nun wirklich das SARS-CoV-2 war, das vor einem, fünf, vierzehn oder zehn Tagen eine «Infektion» ausgelöst und diese Symptome hervorgerufen hat, oder irgendein anderes ‚Virus' oder irgendetwas sonst. Folglich kann man erst recht bloß mutmaßen, wann denn nun der «beste Zeitpunkt» zur Erzielung eines maximal zu 80 % ‚verläßlichen' Testresultats gegeben ist, bei dem man sodann noch zusätzlich erraten muß, welches von jeweils fünf Resultaten wohl das falsche sein möchte.

Letzteres läuft des näheren auf die hohe Kunst hinaus, sogenannte «falschpositive» bzw. «falsch-negative» Testergebnisse souverän jeweils *als solche* zu erkennen. Unbedarfte virologische Laien würden das in ihrer Naivität vielleicht mit dem Messen der Länge eines Stabs mithilfe eines Zollstocks vergleichen wollen. Wenn die ordnungsgemäß durchgeführte Messung mit dem Zollstock ergibt, daß der Stab genau 100 cm lang ist, kann normalerweise niemand, der noch bei Troste ist, behaupten, das sei ein «falschpositives» Meßresultat, denn ‚in Wirklichkeit' betrage die Länge nur 90 cm. Oder umgekehrt, das Ergebnis sei «falsch-negativ», weil der Stab ‚tatsächlich' 120 cm lang sei. Nur *scheinbar* anders verhält sich das auf dem Gebiet der sog. Meßtechnik. Man kann überall Allerweltsthermometer kaufen, die nach Angaben des Herstellers eine Meßungenauigkeit von «+ – 1 °C» haben. Woher weiß das der Hersteller? Seine Produktentwicklungsabteilung besitzt wesentlich bessere Temperaturmeßgeräte, die auf «+ – 0,1 °C» genau sind, und die werden dazu benutzt, die Ungenauigkeit seiner billigen Thermometer festzustellen. Die Abweichung seiner internen, besseren Temperaturmeßgeräte von «+ – 0,1 °C» ihrerseits ist durch ein nochmals beträchtlich feineres, nämlich auf «+ – 0,01 °C» exaktes Meßverfahren ermittelt worden, usw. usf.

Die Virologie hat zwar nach allem, was man hört, nichts vergleichbares in der Hinterhand. Dennoch überwinden ihre ‚Experten' auch diese letzte Hürde mit fliegender Leichtigkeit. Der Proband hustet, aber unser Test zeigt kein SARS-CoV-2 an? Könnten zwar im Prinzip auch ‚Influenza-' oder 150 andere ‚Viren' sein, weswegen er hustet, doch wir gehen sicherheitshalber mal lieber davon aus: ein falsch-negatives Testergebnis. Ab in die Quarantäne! – Der Proband zeigt keinerlei ‚Symptome‘, aber unser Test erweist ihn als « SARS-CoV-2-infiziert»? Hmm, entweder ein Testfehler, oder er ist halt «asymptomatisch infiziert»; mal eben nachschauen, wieviel «Infizierte» wir denn heute schon gefunden haben. Fünfundzwanzig? Na, das reicht bestimmt fürs erste, notieren wir also: «falsch-positiv» ...

Die Treffsicherheit der Testergebnisse läßt sich indessen signifikant verbessern, wenn man nach dem Motto verfährt: *Dreimal* darfst du raten. Das lassen sich denn auch die ‚Experten‘ nicht zweimal sagen. Da liest man etwa im Weltnetzauftritt des Rundfunks Berlin Brandenburg (RBB): «(...) um das Problem der falsch-negativen Ergebnisse in den Griff zu bekommen, ist laut Forschern eins noch wichtiger als die Genauigkeit: die Häufigkeit, mit der zum Beispiel in Schulen, Kitas oder Unis getestet wird [medrxiv.org].»[334] Dieses Prinzip kennt man tatsächlich aus der Mathematik: da ergibt minus mal minus immer plus. Übertragen auf die SARS-CoV-2-PCR heißt das also: mieser Test mal drei = hervorragendes Testergebnis.

Ist aber alles kein Grund zur Aufregung, denn das Kind liegt eh längst im Brunnen. Trauen wir darum, wie der übergroße Teil der aufgeklärten Zeitgenossen, der fachlich solide untermauerten Rate-Kunst unserer virologischen ‚Experten‘! Trauen wir ihnen doch einfach zu, daß sie ihre Testergebnisse kraft der neuen Methode mehrstufig aufeinander aufbauenden Ratens (im ‚Experten‘-Jargon [denglisch, unser Vorschlag]: *multiple-step guesswork*) stets ‚richtig‘ ‚auswerten‘ und nach dem Durchlaufen aller (mindestens vier) erforderlichen Rate-Runden (Symptome, Inkubationszeit, Testgenauigkeit, Richtigkeit der Einzelergebnisse) ganz ‚akkurat‘ auf heimlich gelandete kleine grüne Männchen vom Mars statt irrtümlich auf eine Invasion blauer Zwerge vom Saturn tippen, selbst wenn weder die einen noch die anderen sich irgendwo zeigen wollen. Vertrauen wir also den ‚Tests‘!

*Wie funktioniert der PCR-Test?*

Der Test basiert auf der sogenannten «Polymerase Chain Reaction (PCR)», d.h. auf einer mithilfe des Enzyms Polymerase in Gang gesetzten Kettenreaktion, ist jedoch keineswegs mit ihr identisch. Identisch mit der PCR kann zumindest ‚der‘ (jeder, egal welcher) CoV-PCR-Test unmöglich sein, denn die PCR funktioniert nur mit der *doppel*-strangigen DNS. Dagegen ‚weiß‘ ‚man‘ von dem nie korrekt vorgezeigten SARS-CoV-2 (und auch von allen anderen nie vorgezeigten Corona-Viren) auf das genaueste, daß sein (ihr) sogenanntes Genom exklusiv aus der *ein*-strangigen RNS besteht.

---

[334] Artikel «Aufspüren von Corona-Infektionen – Was PCR, Antigen- und Antikörper-Tests können – und was nicht» von *Haluka Maier-Borst* vom 26. September 2020; das eckig Eingeklammerte ist offenbar die Quelle für das im zitierten Satz Referierte.

# Polymerase Chain Reaction (PCR) (1)
### *(schematisches Prinzip, <u>sehr stark</u> vereinfacht)*

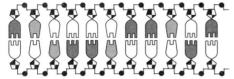

<u>1. Schritt:</u> **Auswahl eines bestimmten DNS-Abschnitts (sog. Ziel-Region)**

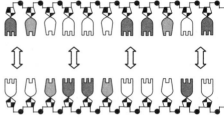

<u>2. Schritt:</u> **Auftrennung des Doppelstrangs durch Erhitzung**

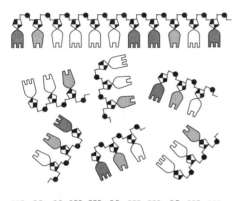

<u>3. Schritt:</u> **Zugabe *zweier* ausreichend langer, zum Anfang *je eines* der beiden Stränge *jeweils komplementär* passender sog. Starter-Moleküle in großer Zahl**

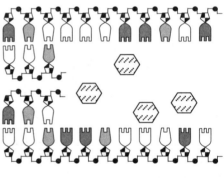

<u>4. Schritt:</u> **Anlagerung je eines Starter-Moleküls an *beide* Stränge + Zugabe eines Enzyms (einer sog. DNS-Polymerase ⬡ )**

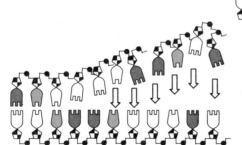

<u>5. Schritt:</u> **_Enzymatisch_ (d.h. dank der Polymerase) ablaufende Bildung (Synthese) *zweier identischer* DNS-Molekülabschnitte (= *identische Verdopplung* der Ziel-Region)**

# Polymerase Chain Reaction (PCR) (2)
### *(schematischer Ablauf, genauer)*

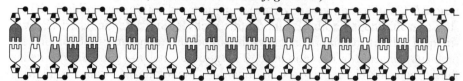

**1. Schritt:** Auswahl eines bestimmten DNS-Abschnitts (sog. Ziel-Region)

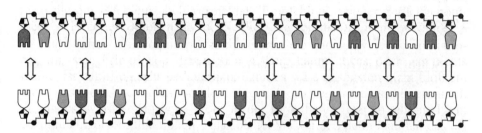

**2. Schritt:** Auftrennung des Doppelstrangs durch Erhitzung auf 94-98 °C für 20-30 Sekunden

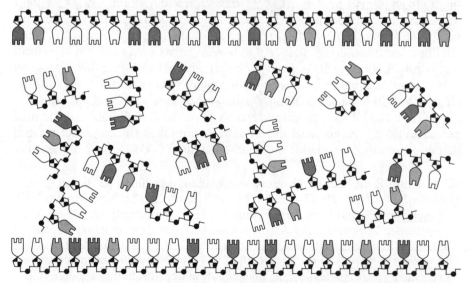

**3. Schritt:** Zugabe *vierer* ausreichend langer, zum Anfang bzw. zum Ende *je eines* der beiden Stränge *jeweils komplementär* passender sog. Starter-Moleküle in großer Zahl + Absenkung der Temperatur auf 50-65 °C für 20-40 Sekunden

# Polymerase Chain Reaction (PCR) (3)
## *(schematischer Ablauf, genauer) (Fortsetzung)*

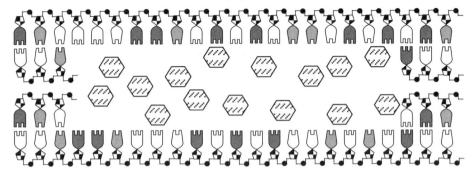

**4. Schritt:** Anlagerung *je zweier* Starter-Moleküls an *beide* Stränge (Anfang bzw. Ende) + Zugabe eines Enzyms (einer sog. DNS-Polymerase ⬡ )

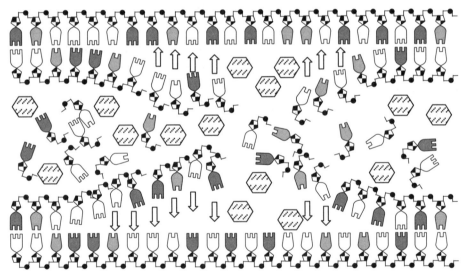

**5. Schritt:** Erhöhung der Temperatur auf 72 °C (Standard) oder 75-80 °C (optimaler Temperaturbereich) + *enzymatisch* (d.h. dank der Polymerase) ablaufende Bildung (Synthese) *zweier identischer* DNS-Molekülabschnitte (= *identische Verdopplung* der Ziel-Region) von jeweils *beiden* Enden her unter Verbrauch freier Nucleotide, die massenhaft in der Mischung enthalten sind. Die Polymerase ist bloß ein *Katalysator* und wird daher *nicht* verbraucht. Sind beide identischen Stränge fertig, beginnt der *nächste* Zyklus, bei dem nunmehr *beide* Stränge aufgetrennt und *erneut* identisch verdoppelt werden.

# RT-PCR-Test (1)
*(schematisch)*

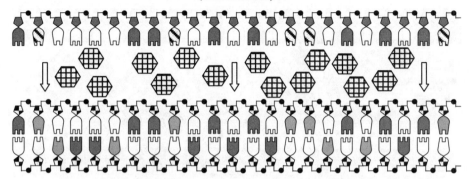

**1. Schritt:** Übersetzung *aller, egal welcher RNS*-Kettenmoleküle (ein-strangig) in der Probe mittels Zugabe des Enzyms Reverse Transskriptase (RT⬡) in exakt entsprechende *DNS*-Kettenmoleküle (doppel-strangig)

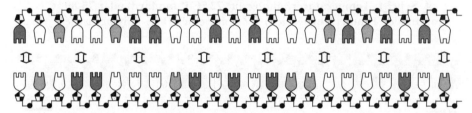

**2. Schritt:** Auftrennung *aller, egal welcher* (!) so gewonnenen, aber auch aller übrigen (*egal welcher!*) in der Probe *schon vorher original vorhandenen* DNS-Doppelstränge durch Erhitzung auf 94-98 °C für 20-30 Sekunden

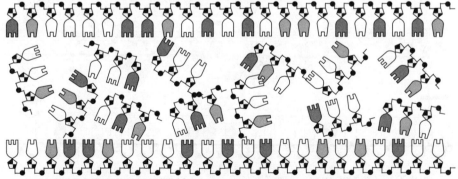

**3. Schritt:** Zugabe von *vier verschiedenen* Starter-Molekülen (davon zwei *komplementär* zu den beiden anderen) in großer Zahl zu der Probe + Absenkung der Temperatur auf 50-65 °C für 20-40 Sekunden

# RT-PCR-Test (2)
*(schematisch) (Fortsetzung)*

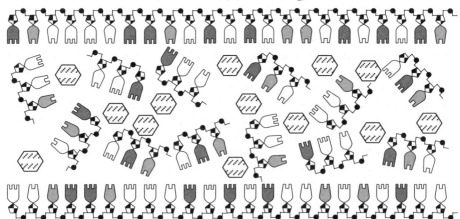

**4. Schritt:** Temperaturerhöhung auf 72 °C (Standard) oder 75-80 °C (optimaler Temperaturbereich) + Zugabe einer DNS-Polymerase (⬡).

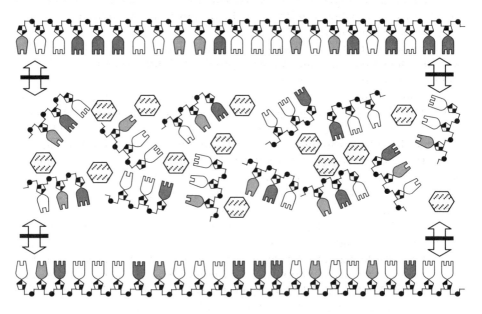

**5. Schritt, 1. Möglichkeit:** Die Startermoleküle finden *nirgends* eine der erwarteten komplementären Sequenzen vor und können sich deshalb nirgends anlagern. Es wird *keine* DNS vermehrt; das Testergebnis ist *negativ*.

# RT-PCR-Test (3)
### *(schematisch) (Fortsetzung)*

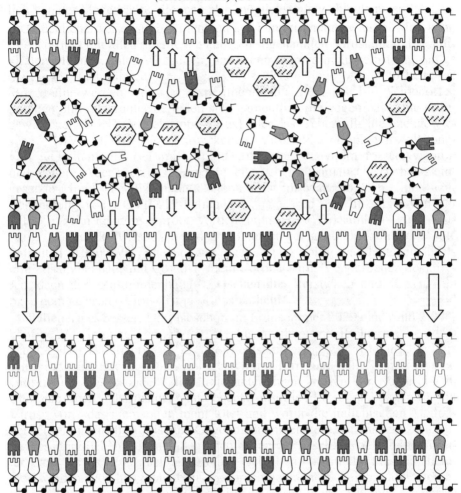

**5. Schritt, 2. Möglichkeit:** Die Startermoleküle finden an *mindestens einem* DNS-Kettenmolekül die erwarteten komplementären Sequenzen vor, lagern sich an, und die Polymerase-Kettenreaktion findet statt. Sind beide identischen Stränge fertig, beginnt der *nächste* Zyklus, bei dem nunmehr *beide* Stränge aufgetrennt und *erneut* identisch verdoppelt werden. Nach mindestens 20 und höchstens 40 Zyklen liegt soviel identisch vermehrte DNS vor, daß sie mittels Elektrophorese oder floureszierender Farbstoffe sicher nachgewiesen werden kann; das Testergebnis ist *positiv*.

# Der Drosten-RT-PCR-Test (1)
## *(vereinfachtes Schema, Vermehrungsphase)*

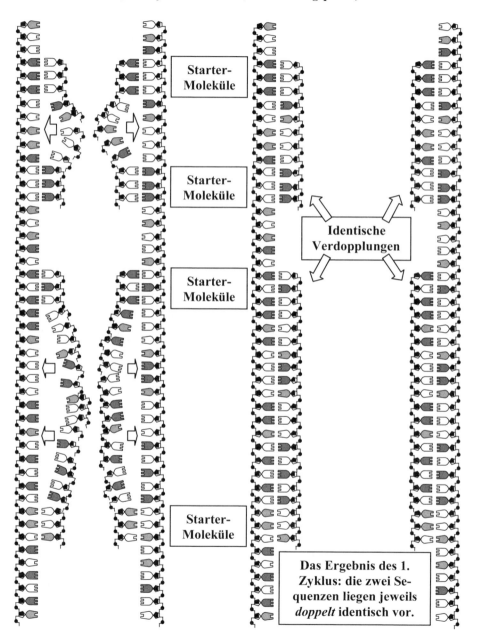

**Starter-Moleküle**

**Starter-Moleküle**

**Identische Verdopplungen**

**Starter-Moleküle**

**Starter-Moleküle**

Das Ergebnis des 1. Zyklus: die zwei Sequenzen liegen jeweils *doppelt* identisch vor.

# Der Drosten-RT-PCR-Test (2)
## *(vereinfachtes Schema, Vermehrungsphase) (Fortsetzung)*

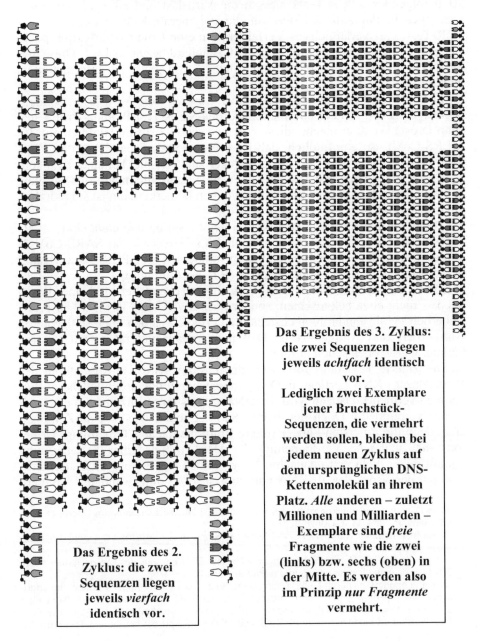

Das Ergebnis des 3. Zyklus: die zwei Sequenzen liegen jeweils *achtfach* identisch vor.
Lediglich zwei Exemplare jener Bruchstück-Sequenzen, die vermehrt werden sollen, bleiben bei jedem neuen Zyklus auf dem ursprünglichen DNS-Kettenmolekül an ihrem Platz. *Alle* anderen – zuletzt Millionen und Milliarden – Exemplare sind *freie* Fragmente wie die zwei (links) bzw. sechs (oben) in der Mitte. Es werden also im Prinzip *nur Fragmente* vermehrt.

Das Ergebnis des 2. Zyklus: die zwei Sequenzen liegen jeweils *vierfach* identisch vor.

124

Die massenmediale Darstellung des PCR-Test-Verfahrens läßt freilich durchgängig zu wünschen übrig. So liest man in einem Artikel vom Oktober 2020 folgendes: «PCR-Tests messen die Viruslast und ertappen das Virus sozusagen in flagranti. An sich gilt die Polymerase-Kettenreaktion – kurz PCR-Test – als verläßlichstes Verfahren, um eine Covid-19-Infektion nachzuweisen. Nicht umsonst wird es als Goldstandard bezeichnet.»[335] Diese drei Sätzchen enthalten auch schon mindestens[336] drei glatte Desinformationen, nämlich:

1) Die PCR-Test-Methode mißt *nicht wirklich* «die Viruslast», sondern ist nach Angaben just des umjubelten Corona-Virus-Test-Pioniers Prof. Christian Drosten (und er machte diese Aussage schon 2014 im Hinblick auf das MERS-CoV) «so empfindlich, daß sie ein einzelnes Erbmolekül des Virus nachweisen kann. Wenn ein solcher Erreger zum Beispiel bei einer Krankenschwester mal eben einen Tag lang über die Nasenschleimhaut rutscht, ohne daß sie erkrankt oder sonst irgendetwas davon bemerkt, dann ist sie plötzlich ein MERS-Fall.»[337]

2) Die «Polymerase-Kettenreaktion» heißt *eben gerade nicht* «kurz PCR-Test», jedenfalls *dann* nicht, wenn damit *RNS-Viren* (wie das SARS-CoV-2) aufgespürt werden sollen. Sie heißt dann stattdessen «RT-PCR», weil zusätzlich das Enzym Reverse Transskriptase (RT) benötigt wird.

3) Der Test ist mit seinen selbst vom chinesischen Chef-Mediziner Wang – s.o. – nicht etwa beklatschten, sondern *beklagten* bloß 30 bis 50 % Treffsicherheit «Goldstandard» höchstens im Vergleich zu den *noch* schlechteren Antikörper- und Antigen-Tests. Daß man genausogut raten statt ‚testen‘ könnte, wurde oben schon gezeigt.

Der zitierte Text fährt fort: «Für die Testung wird das Erbmaterial des Virus, das als RNA vorliegt, in DNA umgewandelt und anschließend millionenfach vermehrt. Danach wird die DNA mittels eines Enzyms um ein Vielfaches verdoppelt.» Doch der zweite Satz ist schon wieder eine Zeitungsente, denn die im ersten Satz erwähnte ‚millionenfache Vermehrung‘ *ist* bereits die ‚vielfache Verdoppelung der DNA mittels eines Enzyms‘ und kommt daher nicht erst «danach». Es wird auch keineswegs bloß «das Erbmaterial des Virus, das als RNA vorliegt», in DNS umgewandelt[338], sondern

---

[335] *Julia Palmai*, Pandemiekontrolle. Corona-Nachweis: Die Testverfahren im Überblick, auf: «derStandard.de», 11. Oktober 2020.

[336] Wenn man nämlich vom perfekt zweideutigen Gebrauch des Ausdrucks «Covid-19-Infektion» absieht ...

[337] Zit. n. *Gedeon* a.a.O., S. 19 aus einem Interview Drostens mit der «Wirtschaftswoche» 2014 (das genaue Datum wird leider nicht mitgeteilt).

[338] Dieselbe mindestens durch Unterlassung sündigende Darstellung findet sich auch im englischen «Wikipedia»-Artikel «Polymerase chain reaction» (konsultiert am 10. November 2020) im Abschnitt «Infectious disease applications», wo es heißt: «Eine Abart der PCR (RT-PCR) wird benutzt, um virale RNS statt DNS aufzuspüren: bei diesem Test wird das

ausnahmslos alles, was sich an egal welcher RNS in dem zu testenden Abstrich der Rachenschleimhaut befindet.

Das betrifft vor allem die Boten- oder messenger-RNS (mRNS), die jeweils die codierte Information für die Synthese eines ganzen Proteinmoleküls enthält. Ihre Moleküle können ohne weiteres ähnlich lang oder sogar länger sein als die angeblichen Virus-Bruchstücke. Wir haben weiter oben Prof. Drostens eigene Angabe vernommen, er habe für seinen Test ein ‚SARS-ähnliches' Virus anhand aller entsprechenden im Weltnetz verfügbaren Sequenzen zusammengebastelt, die länger als 400 Nukleotide waren. Eine RNS-Sequenz von 399 Nukleotiden codiert genau 133 Aminosäuren. «In den Organismen finden sich Proteinmoleküle mit über 1000 Aminosäuren und solche mit nur 50 Aminosäuren»[339], so daß neben sehr kurzen auch sehr lange Boten-RNS-Moleküle mit über 3 000 Nukleotiden in den Zellen vorkommen.

Es gibt keine zwei Menschen, deren DNS völlig gleich ist; andernfalls wäre z.b. die Überführung von Verbrechern mittels DNS-Spuren-Analyse unmöglich. Da die DNS durch die Boten-RNS abgelesen bzw. in diese letztere übersetzt wird, gilt für die Boten-RNS dasselbe wie für die DNS: sie ist aufs Ganze gesehen in keinen zwei Menschen identisch. Gemäß einer – allerdings nicht weiter belegten – Behauptung des Molekularbiologen Dr. Lanka erzeugt überdies «der Stoffwechsel ständig eine große Menge an RNA-Gen-Sequenzen beliebiger Zusammensetzung», «die nicht in Form von DNA-Sequenzen in den Chromosomen auftauchen».[340] Je kürzer nun die für den PCR-Test benutzten Startermoleküle, desto größer jedenfalls die Chance, daß sie ggf. irgendwo eine zufälligerweise genau passende menschliche (statt der bloß *behaupteten* ‚viralen') DNS-Sequenz finden, an diese andocken und sie vermehren.

Bezeichnenderweise lassen sich in der gängigen «Covid-19»-Literatur *nirgends* exakte Angaben dazu finden, was denn nun die SARS-CoV-PCR-Tests finden sollen: das ganze Virus (30 000 Nucleotide) oder nur irgendeinen Teil davon (welchen genau?). Ebensowenig ist bekannt, wie lang die eingesetzten Startermoleküle (engl. «primer») sind. Startermoleküle allgemein werden in der verfügbaren Literatur nur als «Oligonucleotide» (also wörtlich «Wenig-

---

Enzym Reverse Transskriptase verwendet, um eine DNS-Sequenz zu erzeugen, die der Virus-RNS entspricht; dieses DNS wird dann vermehrt wie bei der gewöhnlichen PCR-Methode. RT-PCR wird weithin benutzt, um das SARS-CoV-2-Virus-Genom aufzuspüren.» – Tatsächlich wandelt die Reverse Transskriptase entweder alles, was sie an RNS findet, in DNS um, oder gar nichts.

[339] *Bruno Vollmert*, Das Molekül und das Leben. Vom makromolekularen Ursprung des Lebens und der Arten: Was Darwin nicht wissen konnte und Darwinisten nicht wissen wollen, Reinbek bei Hamburg 1985, S. 216.

[340] *Stefan Lanka*, Fehldeutung Virus II. Anfang und Ende der Corona-Krise (Auszug [= Sonderdruck] aus WISSENSCHAFFTPlus Magazin 02/2020, S. 9.

Nucleotide») bezeichnet, was jedoch ein relativer Begriff ist, der von zwei bis zu 100 oder noch mehr Nucleotiden reichen kann; auch die Auskunft, sie seien «sehr kurz»[341], bleibt ungenau. Gemäß dem sehr ausführlichen, viele Seiten langen Artikel zur PCR in der englischsprachigen «Wikipedia» «vermehren die meisten PCR-Methoden DNS-Bruchstücke mit zwischen 0,1 und 10 Kilo-Basenpaaren (kbp) Länge», was einem Dreihundertstel bis einem Drittel der *angeblichen* Länge des SARS-CoV-2-RNS-Genoms entspräche. Allerdings «erlauben manche Techniken die Vermehrung von Bruchstücken bis hinauf zu 40 kbp». Daraus läßt sich also für den Drosten- und alle übrigen gleichartigen Tests *konkret* nichts entnehmen.

Nur bei Dr. Lanka wird man schließlich – wenigstens ein bißchen – fündig. Er teilt dankenswerterweise mit, die Länge der Startermoleküle bei PCR-Verfahren allgemein betrage «im Schnitt» zwischen 24 und 30 Nucleotide. Und der Drosten-Test arbeite nicht mehr mit der Gel-Elektrophorese, sondern mit der Zugabe von Farbstoffen. Das nenne sich dann «real-time PCR» bzw. im vorliegenden Fall wegen der zusätzlichen Verwendung von Reverser Transskriptase halt «real-time RT-PCR»[342], denn: «Der Nachweis dieser Farbstoffe beim Verlauf der PCR zeigt ungefähr an, welche Konzentrationen künstlich vermehrter DNA entstanden sind und wieviel DNA ungefähr beim Start der PCR tatsächlich vorhanden war.» Endlich erfahren wir auch noch, daß Prof. Drostens Test «nur Teilbereiche von 2 (zwei) Genen aus dem Genom von insgesamt 10 (zehn) Genen des Corona-Virus nachweist», woraus man erschließen kann, daß ingesamt acht verschiedene Startermoleküle benötigt werden.[343]

Das Genom des *behaupteten* ,realen' SARS-CoV-2 ist nun allerdings auf keinen Fall identisch mit der nach Drostens eigener Aussage bloß ,SARS-*ähnlichen*' Genomkonstruktion, die er erklärtermaßen seinem PCR-Test zugrundegelegt hat, ehe überhaupt (angebliche) «Daten» aus Wuhan bzw. China vorlagen. Schon ein einziges ,falsches' Nucleotid beim *hypothetischen* ,realen' SARS-CoV-2 verhindert jedoch ggf. die komplementäre Anlagerung eines Startermoleküls. Nimmt man nun an, der Drosten-Test verwende Startermoleküle von ,nur' 12 Nucleotiden Länge (statt der für PCR-Verfahren durchschnittlichen 24 bis 30), so kann ein jedes von ihnen wegen der in jeder der 12 Einzel-Positionen möglichen vier verschiedenen Basen rein rech-

---

[341] So die engl. «Wikipedia» in ihrem Artikel «Polymerase chain reaction»: «very short».

[342] So steht es auch im engl. «Wikipedia»-Artikel «Polymerase chain reaction», der aber noch hinzufügt, man kürze die «real-time PCR» meist als «qPCR» (für «quantitative PCR») ab. Allerdings wird die «Quantität» der identisch vermehrten Sequenzen auch durch dieses Verfahren nur sehr ungenau (Größenordnung) ermittelt – siehe auch die Fortsetzung unseres Haupttextes.

[343] *Stefan Lanka*, Fehldeutung Virus II. Anfang und Ende der Corona-Krise (Auszug [= Sonderdruck] aus WISSENSCHAFFTPlus Magazin 02/2020, S. 6f.

nerisch, aber ebenso auch in der Realität $4^{12} = 16\,777\,216$ verschiedene Formen annehmen; bei vier benötigten verschiedenen Startermolekülen (für jeweils Anfang und Ende zweier diverser RNS-Abschnitte)[344] ergibt das über 67 Millionen Möglichkeiten. Infolgedessen ist die Wahrscheinlichkeit, daß alle vier an ein und demselben, mit *angeblich* 30 000 Nucleotiden verhältnismäßig kurzen RNS-Strang tatsächlich ihre exakt ‚passende‘ Komplementärsequenz finden, bereits *sehr* niedrig, denn dieser Strang bietet jedem einzelnen Startermolekül für sich allein betrachtet immer nur genau 30 000 minus 11 = 29 989 verschiedene Möglichkeiten[345], so daß die Chance, die passende Komplementärsequenz zu finden, für jedes Startermolekül nur rund 1 : 2232 und für alle vier zugleich erheblich weniger[346] als das Vierfache dessen (ca. 1 : 8928) beträgt. Mit jedem weiteren Nucleotid, um das man die Startermoleküle verlängert, nimmt die Zahl ihrer möglicher Sequenzen *exponentiell* zu, die Wahrscheinlichkeit, daß sie auf etwas zu ihnen Passendes stoßen, dagegen exakt im selben Maße *exponentiell* ab.

Wenn der Drosten-Test – wie ja am ehesten anzunehmen – mit durchschnittlich langen Startermolekülen zwischen 24 und 30 Nucleotiden Länge operiert, beträgt – wie jedermann selbst nachrechnen kann – schon bei ‚nur‘ 24 Nucleotiden die Wahrscheinlichkeit, bei dem hypothetischen 30 000 Nucleotide langen SARS-CoV-2-Genom auf alle vier gesuchten komplementären RNS-Abschnitte zu stoßen, bloß noch (grob gerundet) 1 : 148 *Milliarden* oder 1 : 148 000 000 000. Das ist für das Virus bei weitem zu wenig, jedoch nicht zuviel, um im *menschlichen* Genom etwas genau Passendes ‚zufällig‘ zu finden. Denn in jeder Zelle beträgt die Länge der gesamten DNS mehr als 3 000 000 000, also 3 Milliarden Nucleotidpaare, und es ist für jeden beliebigen Abschnitt dieser DNS zumindest *abstrakt* denkbar, daß sie wenigstens zu irgendeinem Zeitpunkt in ‚übersetzter‘ Form als Boten-RNS vorliegt[347].

---

[344] Die vier übrigen Startermoleküle können unberücksichtigt bleiben, weil sie ja jeweils genau komplementär aufgebaut sind.

[345] Die Anlagerung kann an jedem der 30 000 Nucleotide beginnen, jedoch nur in eine Richtung. Abzuziehen sind die letzten 11 Nucleotide, weil an ihnen einleuchtenderweise keine vollständige Anlagerung eines aus 12 Nucleotiden bestehenden Startermoleküls mehr möglich ist.

[346] Weil durch die Anlagerung eines jeden Startermoleküls 12 + 11 + 11 = 34 Positionen teilweise wegfallen (es stehen – außer an den Enden – jeweils mindestens eine und höchstens 11 Positionen rechts und links vom angelagerten Startermolekül nicht mehr zur Verfügung).

[347] *Rein theoretisch* könnte man die Zahl der Nucleotide auf 1 500 000 000 halbieren, weil die einzelnen DNS-Stränge in jedem Chromosom in doppelter Ausfertigung vorliegen. Allerdings sind die beiden einander jeweils entsprechenden DNS-Stränge bloß «homolog», d.h. nur streckenweise identisch, so daß die *tatsächliche* Länge aller *einmaligen* DNS-Sequenzen in der Mitte oder sogar näher bei 3 000 000 000 zu liegen kommt. Sie könnte sogar noch beträchtlich steigen, falls Dr. Lanka imstande sein sollte, seine These von der ständigen Erzeugung *nicht* mit der DNS zusammenhängender RNS-Stränge ‚durch den Stoffwechsel‘ zu *beweisen*.

Unabhängig davon wird der PCR-Test so oder so das *gesamte* DNS-Genom des jeweiligen Probanden untersuchen, denn er spaltet durch Erhitzung auf beinahe Wassersiedetemperatur unterschiedslos *alle* DNS-Moleküle auf, die sich in der betreffenden Probe befinden.

Gleichwohl ist angesichts von Drostens «vielen anderen Motive in dieser ganzen Geschichte» denkbar, daß die Startermoleküle sogar präzise einer von Drosten und seiner Mannschaft sehr gezielt ausgewählten DNS- bzw. RNS-Sequenz entsprechen, die ihnen wohlbekanntermaßen nicht bei allen, aber doch bei genügend vielen Menschen vorkommt, um den Test auch ‚standardmäßig' bei genügend vielen Menschen reagieren zu lassen.

Der alternative Erklärungsversuch von Dr. Stefan Lanka lautet: «Wird z.B. die Abstrichmenge vervielfacht, wird jeder Mensch im Corona-Virus-Test positiv getestet.» Und weiter: «Der Corona-Virus-Test wird von Labor zu Labor, von Land zu Land jeweils auf eine bestimmte Menge an Bestandteilen des Menschen (genetische Moleküle) eingestellt, die ab einer bestimmten Konzentration als „positiv" ausgegeben werden. Unterhalb dieses Wertes, den man den „Cut-Off-Level" nennt, wird der Test als „negativ" ausgegeben.»[348] Es ist zutreffend, daß die Corona-PCR-Tests nicht überall einheitlich gehandhabt werden. Trotzdem scheitert die zitierte Deutung an den Gesetzen der Mathematik, denn die «Konzentration» steigt – siehe unten! – bereits bei einem einzigen vom Test in der Abstrichprobe vorgefundenen Molekül, das er anschließend auf zuerst 2, dann 4, dann 8 usf. Exemplare identisch verdoppelt, so rasch auf einen so hohen Wert (weit über 1 Million identischer Moleküle bereits beim für die PCR-Methode allgemein als Minimum veranschlagten 20. Zyklus), daß er nur «positiv» ausfallen kann. Wenn er dies trotzdem sehr oft noch nicht einmal nach dem 30. Zyklus tut, dann doch wohl deshalb, weil schlicht kein passendes Molekül gefunden wurde.

In offiziellen ‚Experten'kreisen ‚weiß' ‚man' jedenfalls, daß der Test ab einer gewissen Schwelle umso weniger Aussagekraft hat, je mehr weitere Zyklen er dann noch durchläuft, obwohl die Begründung dafür völlig unklar, ja in sich widersprüchlich bleibt. Jeder Zyklus umfaßt *eine* Verdopplung der jeweils schon vorhandenen DNS-Fragmente. Es handelt sich näherhin um Temperatur-Zyklen, weil aus chemischen Gründen für jede Verdopplung die Temperatur der Probe zuerst herauf- und dann wieder heruntergefahren werden muß. Es läßt sich leicht errechnen: bei einem einzigen Ausgangs-Fragment hat man nach dem 1. Zyklus zwei identische DNS-Fragmente, nach dem 2. vier, nach dem 3. acht usf. Nach dem 25. Zyklus sind es schon über 33,55 Millionen! Diese Moleküle werden dann üblicherweise mittels Elektrophorese oder durch Zugabe floureszierender Farbstoffe nachgewiesen.

---

[348] *Stefan Lanka*, «Newsletter der WissenschafftPlus Akademie und Verlag» (Weltnetz-Version), 4. April 2020.

Nun streiten sich also die ‚Experten' – weitestgehend unbemerkt von der Corona-gläubigen Öffentlichkeit – anhaltend darüber, wieviele Zyklen ‚noch' ein ‚akzeptables' Resultat liefern. Der «exklusiv von Roche vertriebene» sog. Drosten-Test weise «einen Cq von 45», das heißt 45 Zyklen auf, berichten die Fachautoren Engelbrecht/Köhnlein. Das sei «äußerst problematisch», weil offizielle Experten-Richtlinien «besagen, daß Cq-Werte von mehr als 40 einen PCR-Test de facto aussagelos machen»[349]. Nach anderen ‚Experten'-aussagen kann man schon oberhalb von 30 Zyklen davon ausgehen, «daß die Infektiosität in der Regel gering bis vernachlässigbar ist (geringe Viruslast). Das wird damit begründet, daß sich diese Menge im Labor nicht mehr anzüchten läßt.» Gemeint ist offenbar die *Ausgangs*menge, nicht die vom Test selbst erzeugte. Allerdings findet eine «Anzucht im Labor» ja sowieso nie statt, denn wenn sie je gelungen wäre, hätte man dieses (oder andere) ‚Viren' schon *längst* vorschriftsmäßig entsprechend den Kochschen Postulaten nachgewiesen bzw. vorgezeigt.

Abgesehen davon kann die Begründung nur verblüffen. Vor allem, wenn man den nächsten Satz im Text unserer Gewährsleute hinzunimmt: «Der PCR-Test kann das Virus auch noch mit höheren ct-Werten [d.h. Zyklus-Zahlen] (also niedrigeren Ausgangskonzentrationen) nachweisen. In der Praxis bedeutet dies, daß der Test etwa dann noch anschlägt, wenn die Person die Infektion bereits durchgemacht [hat] und vermutlich nicht mehr ansteckend ist.»[350] Hochinteressant, was man da von irgendwelchen nicht namentlich genannten ‚Experten' aufgeschnappt hat! Dabei sollte doch selbst dem Allerdümmsten einleuchten: Eine «niedrigere Ausgangskonzentration» als 1 (in Worten: *ein*) in DNS übersetztes Viren-RNS-Molekül kann es nicht geben, und dieses eine einzige DNS-Molekül (worauf lt. Drosten selber – siehe oben – seine Tests auch anspringen!) liegt nach 25 Verdopplungs-Zyklen, wie schon gesagt, mehr als 33,55millionenfach vor, demzufolge nach 30 Zyklen sogar rund 1,074milliardenfach[351]. Wie es da möglich sein soll, daß der Test ‚immer noch' nicht ‚anschlägt', sondern *noch* weitergedreht werden muß, ist schlicht unbegreiflich. Vor allem aber kann es an ‚noch' «niedrigeren Ausgangskonzentrationen» auf gar keinen Fall liegen, bei Strafe einer Sechs in Erstklässler-Mathematik!

Ist aber alles egal, die Leser des vorstehend zitierten Weltnetzauftritts bedanken sich in ihren Kommentaren artig für die prächtige ‚Information'. Die «tolle Aufarbeitung des Themas» habe ihm «in diversen Diskussionen sehr

[349] *Engelbrecht/Köhnlein* a.a.O., S. 370 unter Bezugnahme auf «die „MIQE guidelines" von Stephen A. Bustin et al. (*Clinical Chemistry*, 1. April 2009, S. 611-622)».

[350] Anonymer Artikel «Corona-Test: Wie funktioniert der Test?» auf «www.quarks.de/Gesundheit/Medizin/», undatiert (abgerufen Ende Oktober 2020).

[351] Der englische «Wikipedia»-Artikel «Polymerase chain reaction» gibt die genaue Zahl mit 1 073 741 824 an.

130

geholfen», freut sich da beispielsweise ein gewisser «Max», «indem ich Behauptungen nicht mit leeren Händen gegenüber stand». Wie heißt es doch so schön: «Einbildung ist auch eine Bildung.» Dennoch: irgendwie kann man sie nachvollziehen, diese eingebildete Bildung, wenn selbst der große Vorzeige-Virologe Prof. Christian Drosten und andere «Studien»autoren offenbar gar nicht wissen, wovon sie reden, so daß auch Rechtsanwalt Dr. Fuellmich auf dieses Gerede hereinfällt. Er hält nämlich Drosten vor:

«Schlägt das Testsystem erst bei einer großen Zahl Vervielfältigungszyklen an, ist die Viruslast so gering, daß eine aktive Infektion ausgeschlossen ist. Sie selbst haben im NDR-Podcast vom 7. Mai 2020 auf eine Studie hingewiesen, wonach ein Patient ab 25 Zyklen als „weniger infektiös" gilt. In der Tat vermochten die Autoren einer kanadischen Studie jenseits von 24 Zyklen kein replikationsfähiges Virus mehr zu identifizieren (*Jared Bullard* et al. in Clinical Infectious Diseases, https://doi.org/10.1093/cid/ciaa638).»[352]

Jetzt ist der Laie völlig verwirrt, und auch der Fachmann (der echte ...) kann sich bloß noch wundern. Denn schon bei 1 (*einem* einzigen!) in der ganzen Probe vorhandenen Virus bzw. Virus-‚Fragment‘ oder Virus-‚Partikel‘, wie es häufig unklar/vernebelnd heißt, ergibt eine 25malige Verdoppelung über 33,55 Millionen identischer Viren, Fragmente oder Partikel, die der Test nun aber ganz sicher völlig problemlos elektrophoretisch oder, wie ja angeblich hier der Fall, durch Zugabe von Leuchtfarbe sichtbarmacht[353]. Doch siehe da, je öfter man die ‚Viren‘ da identisch verdoppelt, desto weniger findet man, und just bei der Verdopplung von 16,775 Millionen ‚Viren‘ (= 24. Zyklus) auf 33,55 Millionen (= 25. Zyklus) sind sie plötzlich alle weg, jedenfalls die «replikationsfähigen», also zu deutsch die «verdopplungsfähi-

---

[352] Rechtsanwalt Dr. *Reiner Fuellmich*, Brief an Prof. Dr. Christian Drosten vom 15. Dezember 2020 (Aufforderung zur Unterzeichnung einer Unterlassungserklärung), S. 5f.

[353] Daß PCR-Tests schon auf ein einziges RNS-Molekül bzw. auf ganz wenige davon anspricht, hat nicht bloß Drosten selbst – siehe weiter oben – 2014 explizit behauptet; das versichern auch andere ‚Experten‘. So heißt es im Artikel «Polymerase chain reaction» der engl. «Wikipedia», die Methode sei «hochempfindlich (highly sensitive)», und einer ihrer Nachteile bestehe gerade darin, «daß sogar die geringste Menge an kontaminöser DNS vermehrt werden kann, was zu irreführenden oder zweideutigen Resultaten führt (that even the smallest amount of contaminating DNA can be amplified, resulting in misleading or ambiguous results)». Und wieder: «(...) PCR kann verwendet werden, um extrem kleine Probenmengen zu analysieren (PCR can be used to analyze extremely small amounts of sample)». Ja sogar: «Man hat PCR-Tests entwickelt, die so wenig wie ein einziges Virus-Genom unter der DNS von über 50 000 Wirtszellen zu entdecken vermögen (PCR tests have been developed that can detect as little as one viral genome among the DNA of over 50,000 host cells).» *Ein* «Virus-Genom» ist identisch mit *einem* einzigen RNS-Molekül. Woher ‚man‘ das zuletzt Zitierte allerdings ‚wissen‘ will, ist natürlich eine ganz andere Frage, denn wenn man wirklich schon vorher *wüßte*, daß in den 50 000 Wirtszellen ‚nur‘ oder ‚genau‘ *ein einziges* ‚Virus‘ vorhanden ist, brauchte man ja gar nicht mehr zu ‚testen‘ ... so daß sich hier wie überall in der ‚Virologie‘ alles immer bloß fruchtlos im Kreis dreht.

gen», obwohl sie doch *per definitionem* ‚verdopplungsfähig' sind und auch tatsächlich bei jedem neuen Zyklus identisch verdoppelt *werden* ...

Aber halt, *so* meinen sie es selbstverständlich *nicht*, die ‚Experten'. Allerdings muß man schon selbst darauf kommen, wie sie es denn nun eigentlich meinen. Sie schließen offenbar – wie stets auf dem Wege kompetenten Ratens – aus der relativ geringen *Masse* (nicht: Menge) der Moleküle, die sie nach einer so hohen Zahl von Zyklen erhalten, daß es sich nur noch um ‚kurze Bruchstücke' des SARS-CoV-2 handelt, denn es ist ja klar: 100 Holzstangen von 3 Metern Länge ergeben, wenn man sie auf einen Haufen wirft, ein doppelt so großes Volumen wie 100 gleich dicke Holzstangen von bloß 1,50 Metern Länge. Woher sie allerdings wissen wollen, ob diese hypothetischen Fragmente ‚noch' «verdopplungsfähig» sind oder nicht ‚mehr', erschließt sich dem virologischen Laien nicht. Denn wenn sie sich per PCR so wunderschön verdoppeln lassen, wieso dann nicht auch in den Wirtszellen?

Möglicherweise denken die ‚Experten' hier an die Eiweißhülle. Es ist schon richtig, daß nach offizieller virologischer Weisheit diese Hülle nur durch das komplette Genom, also die vollständige RNS-Sequenz auch vollständig codiert wird. Außerdem, daß das Virus diese Hülle mit ihren «Stachel-Proteinen» unbedingt braucht, um in (weitere) Zellen einzudringen. Insofern wären bloße ‚Bruchstücke' oder ‚Partikel', die sich mangels vollständigen Codes nicht mehr mit dieser Hülle umgeben können, in der Tat ‚nicht mehr infektiös'. Nur hat die ganze Sache einen riesigen Haken. Was der Drosten- und alle Nachahmer-Tests bis zum Millionen- und Milliardenfachen identisch vermehren, verdoppeln oder «replizieren», sind – man wird sich erinnern – sowieso immer nur zwei kleine Bruchstücke des Genoms des SARS-CoV-2. Zumindest wird das offiziell behauptet. Wenn dem aber so ist, erbringen egal wieviele Zyklen des Tests von vornherein nie komplette RNS-Sequenzen des Virus, sondern immer bloß eine größere oder geringere Masse «nicht mehr replikationsfähiger» Fragmente. Und dann bleibt es dabei: die obige Versicherung kanadischer ‚Experten', es sei «jenseits von 24 Zyklen kein replikationsfähiges Virus mehr zu identifizieren», hängt vollständig in der Luft. Dies übrigens auch noch aus einem zweiten Grund. Denn es stellt sich doch die Frage: was soll das eigentlich heißen, ‚die Autoren vermochten kein replikationsfähiges Virus *mehr* zu identifizieren'? Wann und wo hätten denn *jemals* in der gesamten Geschichte der Virologie bis auf den heutigen Tag egal welche Autoren auch bloß ein einziges Virus, geschweige denn ein Exemplar des SARS-CoV-2, *gemäß den Kochschen Postulaten* «identifiziert»!?

Jedenfalls versteht man nach alledem vielleicht ein wenig besser, wieso selbst der ehemalige medizinische Vorstand («Medical Chief Officer») des amerikanischen Pharma-Giganten «Pfizer» Mike Yeadon, obwohl offenbar durchaus virengläubig, «in einem jüngeren Beitrag dringend vom Einsatz der PCR für die Diagnostik von COVID-19 abrät»[354] ...

## *Wie wirksam ist die «Maske»?*

Man kennt sie auch als «Mund-Nasen-Schutz». Die Frage nach ihrer Wirksamkeit gegen das Phantom-SARS-CoV-2, aber auch nach ihrer etwaigen Schädlichkeit unabhängig von diesem Phantom, ist merkwürdigerweise so extrem schwierig zu beantworten, daß viele ‚Experten' dazu mehr als nur eine Meinung (gehabt) haben. In sehr vielen Fällen mögen ursächlich dafür die von Prof. Drosten erst im Dezember 2020 schließlich ins Spiel gebrachten «vielen anderen Motive in dieser ganzen Geschichte» (gewesen) sein. Doch nicht einmal in allen.

Der Arzt Dr. Gedeon, aber keineswegs er allein[355], hält die Atemmaske für schwer schädlich, weil sich unter ihr sehr rasch viel zu viel ausgeatmetes Kohlendioxid ($CO_2$) ansammelt. Ihm zufolge haben auch schon «Studien dazu, z.B. von der Uni Leipzig», dies bestätigt. «Arbeitsmedizinisch», sagt Gedeon, «wird eine kurzfristige Erhöhung» des $CO_2$-Gehalts «bis 0,5 % zugelassen»; mehr als das ist auf jeden Fall gesundheitsschädlich. Doch haben Messungen ergeben, daß dieser Wert unter der Anti-Viren-Maske «schon nach kurzem Tragen bei 1 bis 3 % liegt», Ausrufezeichen![356] Ein paar Seiten später gibt Gedeon aber zu, daß das Maskentragen «bei Ärzten und anderem medizinischem Personal nicht zu vermeiden ist». Man müsse dann jedoch «für ausreichende Zwischenpausen sorgen und die Maske mehrmals am Tag wechseln»[357], letzteres nicht wegen des $CO_2$, sondern wegen der Mikroben, die sich da ja ebenfalls ansammeln. Nun tragen aber beispielsweise Chirurgen und ihre Helfer im Operationssaal schon immer sterile Masken, und das sehr oft lange Stunden hindurch ohne Pause. Das scheint «arbeitsmedizinisch» kein Problem zu sein. Sie haben sich auch noch nie darüber beklagt, wie ‚gefährlich' das sei oder wie sehr sie dann jedesmal unter «Sauerstoffmangel im Hirn» litten, zumal derlei ja für die Patienten auf dem Operationstisch noch weitaus gefährlicher wäre als für sie selbst ...

Die große Mehrheit der ‚Experten' konzentriert sich denn auch lieber auf die ‚Schutzwirkung' der Maske. Noch Ende März 2020 halten die ‚offiziel-

---

[354] *Fuellmich* a.a.O., S. 6 mit dem Quellenvermerk «https://lockdownsceptics.org/lies-damned-lies-and-health-statistics-the deadly-danger-of-false-positives/».

[355] Lt. *Francesco Cinciarelli* in: «Chiesa viva», Oktober 2020, S. 6 hat auch der Mediziner und Virologe Prof. Giulio Tarro die Maske als «schädlich» wegen des sich unter ihre konzentrierenden Kohlendioxids klassifiziert. Es ließen sich zahllose ähnliche Aussagen anderer Mediziner weltweit anführen.

[356] *Gedeon* a.a.O., S. 38.

[357] Ebd. S. 41.

len' Experten – *keine* Schutzwirkung für gegeben! Der WHO-Nothilfedirektor Michael Ryan läßt sich mit den Worten zitieren: «Wir raten davon ab, Mundschutz zu tragen, wenn man nicht selbst krank ist.» Außerdem fürchtet er, «[w]enn Menschen die Masken nach dem Tragen falsch abnehmen und sich darauf Viren abgesetzt haben, könnten sie sich dabei womöglich infizieren». Damit hat er unbedingt recht, denn die Maske hält ja dummerweise den gebotenen Mindestabstand von 1,5 bis 2 Metern (je nach ‚Experte' ...) nicht im geringsten ein, auch nicht in dem Moment, in dem man sie abnimmt. Höchstens unmittelbar danach, selbst dann aber nur bei Leuten mit extrem langen Armen, könnte es klappen. Weiter meldet die Presse: «Auch das Robert-Koch-Institut (RKI) sagt, daß es keine „hinreichende Evidenz" gebe, daß ein Mundschutz das Ansteckungsrisiko einer gesunden Person signifikant verringert.»[358]

Letzteres ließe sich insofern leicht nachvollziehen, als es ja zuerst einmal gar keine «hinreichende Evidenz» für das SARS-CoV-2 selber gibt, ganz im Gegenteil. Ein Risiko, das bereits null beträgt, *noch* weiter «verringern», das geht tatsächlich nicht mit einem Mundschutz, sondern bloß in der abstrakten Mathematik mit ihren Minus-Zahlen. Nur möchte das RKI selbstverständlich *so* nicht interpretiert werden ... Der deutsche Virologe Prof. Alexander Kekulé meldet sich zum selben Zeitpunkt im selben Presseorgan zu Wort und widerspricht der WHO sowie dem RKI frontal: «Auch Nichtinfizierte können mit einer Maske das Risiko senken, sich anzustecken.» Wenn man noch eine Brille hinzunimmt, fügt der ‚Experte' an, läßt sich «das Risiko einer Tröpfcheninfektion um mindestens 50 Prozent verringern». «Alte Menschen» sind ihm zufolge jedoch derart schwer gefährdet, daß sie außer Haus FFP2-Masken tragen «sollten», denn «für sie reichen die einfachen Maßnahmen nicht aus»[359]. Man sieht: der Mann ‚weiß' deutlich mehr als die WHO und das RKI. Aber doch nicht soviel wie der noch größere ‚Experte' Prof. Christian Drosten. Der hat schon am 30. Januar im RBB, angesprochen auf Masken als Corona-Schutz, gewußt: «Damit hält man das nicht auf.»[360] *Er* muß es ja wissen, daß man sein zusammengebasteltes SARS-CoV-2-Phantom, wie das Phantome so an sich haben, letztlich durch gar nichts aufhalten kann.

Stimmt, pflichten viele weitere ‚angesehene' Fachleute bei. Nein, nicht das mit dem Phantom natürlich, das wäre schlicht zuviel von ihnen verlangt, aber wohl das mit der Zwecklosigkeit der Maske, denn zumindest ist keine Schutzwirkung ‚bewiesen'. Das sagt zum Beispiel der «Wissenschaftliche Dienst des Bundestags» in einer Studie vom 30. April 2020: «Wissenschaft-

[358] «BILD», 1. April 2020.
[359] Ebd.
[360] Zit. n. *Johann Leonhard* in: «Corona-Lügen» (= Compact Aktuell Nr. 3, Oktober 2020), S. 17.

lich belegt ist die Schutzwirkung von einfachen Mund-Nase-Bedeckungen bisher nicht.» Nicht nur das, muß man hinzufügen, es ist sogar «bisher» genau das umgekehrte «belegt», aber das scheint der Wissenschaftliche Dienst verschlafen zu haben. Bereits Ende März hat eine Studie der Universität Oxford in aller Form herausgefunden: «Weder die Fälle von Grippe-ähnlichen Erkrankungen noch die im Labor bestätigten Influenza-Fälle wurden durch das Tragen der Masken signifikant reduziert.»[361] Hier ist zwar nur die Rede von «Influenza» statt von SARS-CoV-2, und da auch wieder nur von «Fällen», die man «im Labor bestätigt» (statt von *Viren*, die man gemäß den Kochschen Postulaten isoliert und als krankmachend erwiesen ...) habe. Der Dichte-Gradienten-Zentrifuge ist man demnach hier so mustergültig konsequent aus dem Weg gegangen wie überall sonst auch. Aber trotzdem, sie haben recht, die Oxforder ‚Experten‘, die Sache ist durchaus vergleichbar. Phantom-*Influenza*-Viren hält man mit Masken genausowenig auf wie Phantom-*SARS-CoV-2*-Exemplare. Phantome – siehen oben – sind *prinzipiell* unaufhaltbar, vor allem in den Köpfen.

Doch jetzt wieder im Ernst: es gibt für das multi-preisgekrönte Virologen-Ehepaar Reiss/Bhakdi einen ganz handfesten Grund, den sogenannten Masken *in puncto* Schutzwirkung zu mißtrauen. Er wurde weiter oben schon zitiert, bloß noch nicht vollständig: «Größe Corona-Virus: 160 Nanometer (0,16 Mikrometer), Größe „Poren" in einfachen Baumwollmasken[:] 0,3 Mikrometer. Sie fliegen durch herkömmliche Masken oder Mund-Nase-Bedeckung aus Stoff durch wie durch ein offenes Fenster.»[362] Das ist ein Argument, zumal ja das Reiss-Bhakdische «SARS-CoV-2» immer noch viel zu groß ist, verglichen mit dem, was einige ihrer Kollegen – s.o. – unter dem Elektronenmikroskop als dasselbe Virus photographiert haben wollen ...

Der Arzt Dr. Wolfgang Gedeon wiederum erblickt im Mißverhältnis zwischen Poren- und Virengröße kein Hindernis, sondern begründet seine Ablehnung der Maske gerade umgekehrt: sie befördert die Viren gezielt hin zu den Maskierten! «Befinden sich mehrere Individuen mit Masken in einem Raum, dann konzentrieren sich die Viren zunächst in der Luft unter und unmittelbar um die Maske herum. Die Luft *zwischen* den Menschen wird entlastet, die Luft unmittelbar um die Individuen herum dagegen umso mehr belastet (...).»[363]

Nun sind Experten, wie schon gesagt, nicht unfehlbar. Der größte US-amerikanische Experte und Berater von Präsident Donald Trump in allen virologisch-medizinischen Corona-Belangen, Dr. Anthony Fauci betont anfänglich im Sender CBS: «Es gibt absolut keinen Grund dafür, mit einer Maske

---

[361] Alles zit. n. ebd. S. 17f.
[362] *Reiss/Bhakdi* a.a.O., S. 65.
[363] *Gedeon* a.a.O., S. 37.

herumzulaufen.» Ein paar Monate später gibt es diesen Grund plötzlich doch, und weil es zum Glück nicht mehr derselbe Sender, sondern diesmal das Konkurrenzunternehmen CNN ist, beschwört der ‚Experte‘ sein Publikum in schönster Unverfrorenheit: «Ich glaube doch, daß Sie mir und den anderen Experten vertrauen können.»[364]

Das kann man sicherlich, zumal man sich ja den Experten seines ‚Vertrauens‘ frei aussuchen darf. Wer sich statt Dr. Fauci lieber Dr. Michael Klompas und dessen Arzt-Kollegen anvertraut, liest in deren einschlägiger Studie vom Mai 2020 im höchst angesehenen «New England Journal of Medicine» folgendes: «Wir wissen, daß das Tragen einer Maske außerhalb von Gesundheitseinrichtungen wenig bis gar keinen Schutz vor Infektionen bietet.»[365] Tröstlich, daß Dr. Fauci das wenigstens ursprünglich auch einmal ‚wußte‘. Er ist ja immerhin schon 79 Jahre alt und vielleicht bloß ein wenig vergeßlich geworden ...

Der Präsident des Weltärztebundes Dr. Frank Ulrich Montgomery ist elf Jahre jünger, aber in manchen Dingen noch ‚vergeßlicher‘ als Dr. Fauci. Wir kommen später vielleicht darauf zurück. Zur Maske hat er Anfang April 2020 dieselbe Meinung wie – zu diesem Zeitpunkt *noch* – die meisten ‚Experten‘, nämlich: «Wissenschaftlich erwiesen nutzen die Masken nichts ... Wenn eine Maske sinnlos ist, dann ist es egal, ob sie aus der Apotheke, von Aldi oder aus einem Schal ist.»[366]

Am gründlichsten hat der ärztliche ‚Experte‘ Dr. Denis Rancourt das Problem untersucht: «Ich habe mir alle randomisierten kontrollierten Studien mit verifiziertem Ergebnis – das heißt, daß hier tatsächlich gemessen wurde, ob die betreffende Person infiziert war oder nicht – angesehen.» Hmm, leider, leider sind wir gezwungen, Dr. Rancourt schon nach diesem ersten Satz kurz zu unterbrechen. «Tatsächlich messen», das müßte er doch eigentlich wissen, funktioniert im Falle von Viren ganz allgemein und von SARS-CoV-2 speziell ausgesprochen schlecht. Weil es nämlich so viele ‚asymptomatisch Infizierte‘ gibt, bei denen man überdies die Inkubationszeit nur äußerst schwierig erraten kann, eben gerade *wegen* der fehlenden Symptome, gelingt es meist nicht, den optimalen Zeitpunkt für den PCR-Test zu erwischen, so daß der, wenn man Pech hat, nur zu 40 oder gar nur zu 30 % ‚genau‘ ist, welcher Genauigkeits-Koeffizient aber wiederum nicht direkt meßbar ist, eben gerade *wegen* der unbekannten Inkubationszeit, sondern möglichst treffsicher erraten werden muß, woraufhin abschließend auch noch zu erraten ist,

[364] *Fife* a.a.O., S. 46.
[365] *Fife* ebd. – Lt. ebd. S. 148 (Fn. 4) handelt es sich um «Klompas, M., u. a. „Universal Masking in Hospitals in the Covid-19 Era" in: *New England Journal of Medicine*, 2020, 382:e63; DOI: 10.1056/NEJMp2006372».
[366] Zit. n. *Morris* a.a.O., S. 265 mit dem Verweis (S. 369 Fn. 318) auf: «https://de.sputniknews.com/politik/20200402326768795-corona-zahlen-unsinn-montgomery/».

136

welche drei oder vier oder fünf oder sechs etc. von jeweils zehn Einzelresul-
taten die ‚richtigen‘ sind und welche nicht. Bei den «symptomatisch Infizierten» sieht es nicht besser aus, weil jedes einzelne Symptom nach ‚Experten‘-
angaben (s.o.) «unspezifisch» ist und zum Beispiel im Falle von «Muskelschmerzen», «Übelkeit», «Kopfschmerzen» oder «Durchfall» wohlbekanntermaßen bis zu mehreren dutzend (bei Kopfschmerzen mehr als einhundert!)
unterschiedliche Ursachen haben kann, im Falle von «trockenem Husten»
oder «Halsschmerzen» sogar rund 200, nämlich jedes einzelne der ‚heute bekannten‘ rund 200 verschiedenen ‚Erkältungs‘- bzw- ‚Grippe-Viren‘, so daß
eine Verursachung durch das SARS-CoV-2 erneut bloß erraten werden kann.
Doch nun weiter im Text:

«Dabei stellte ich fest, daß in keiner einzigen dieser gut konzipierten Studien, die ohne eine bestimmte Erwartungshaltung an ihr Thema herangingen,
das Tragen einer Maske einen statistisch signifikanten Vorteil erbrachte. Und
wir reden hier von wirklich vielen qualitativ hochwertigen Studien.»[367] Worauf sich diese Hochwertigkeit bezieht, sei dahingestellt. Wenn Dr. Rancourt
das hier wie überall angewandte *multiple-step guesswork* als «qualitativ hoch-
wertige» Methode zur Entdeckung von «Infizierten» ansieht, ist das seine
Sache. Wer dagegen *wirklich* «ohne eine bestimmte Erwartungshaltung» ‚an
das Thema herangeht‘, kann im ernüchternden Resultat dieser Metastudie nur
eine weitere Bestätigung der Phantom-Natur des «SARS-CoV-2» und der
‚neuen‘ Krankheit «Covid-19» erblicken. Masken sind eben nicht bloß nutzlos, wenn sie zu große Poren haben oder falsch abgenommen werden, sondern auch und noch *vor* allem anderen dann, wenn gar nichts vorhanden ist,
wovor sie ‚schützen‘ könnten ...

Andererseits sind aber Masken ein exzellentes Mittel, den *Eindruck* zu erwecken, da sei etwas vorhanden, wovor man sich selbst und andere schützen
müsse. Und das erklärt, namentlich unter Voraussetzung der von Prof. Drosten ominös angesprochenen «vielen anderen Motive in dieser ganzen Geschichte», warum sich ab dem Frühsommer 2020 schließlich (fast) alle ‚Experten‘ weltweit, auch die vormals skeptischen oder rundheraus ablehnen-
den, darauf geeinigt haben, daß Masken ‚notwendig‘ sind. Es ist überflüssig,
diese Leute hier wörtlich anzuführen. Wir würden damit das Gebiet der virologischen ‚Wissenschaft‘, selbst der bloß eingebildeten, *endgültig* verlassen.

---

[367] *Fife* ebd. S. 47. – Lt. ebd. S. 148 (Fn. 5) wird zitiert aus: «Rancourt, D. G.: „Masks Don't
Work: a Review of Science Relevant to Covid-19 Social Policy" in: *viXra.org*, 5. Juni
2020; *vixra.org/abs/2006.0044*».

*Wieviel Abstand muß man halten?*

Das kommt darauf an, von wem oder was. Wer gesund bleiben will, sollte ✓ bekanntlich von den Ärzten soviel Abstand halten wie nur möglich. Das gilt auch für «Covid-19»: weitestmöglicher Abstand von ärztlich-virologisch ‚fachgerecht' erratenen PCR-, Antikörper-, Antigen- oder was immer für sonstigen ‚Viren-Tests' kann nur dringendst empfohlen werden. Alle anderen nicht bloß empfohlenen, sondern regierungsamtlich – aber selbstverständlich erst nach gründlicher ‚Experten'konsultation – strikt gebotenen Abstände sind hingegen auf einen Umkreis von ganz wenigen Metern beschränkt. Für noch genauere Angaben kann man sich seinen ‚Fachmann' auch diesbezüglich aussuchen – wenn man an der Regierung befindlicher Politiker ist.

«In den USA beträgt dieser Abstand 6 Fuß, also 183 Zentimeter.» Indes «variiert der Abstand von Land zu Land. In England, Spanien und Italien beträgt er beispielsweise 2 Meter, in Deutschland, Polen und den Niederlanden 1,5 Meter – und in Österreich. Norwegen und Schweden 1 Meter.»[368] Das sieht zugegebenermaßen nicht unbedingt nach exakter Wissenschaft aus. Obwohl die ‚Experten' sich schon seit Jahren eifrig bemüht haben und immer noch weiter bemühen, diesbezüglich Licht ins Dunkel zu bringen.

Anzunehmenderweise im Nachgang zur (vom nie vorgezeigten Virus H1N1 ausgelösten) Schweinegrippe-«Pandemie» von 2009 hat eine Untersuchung der unabhängigen internationalen Ärzte-Organisation «Cochrane» bereits 2011 ans Licht gebracht, «daß es für die Wirksamkeit von „social distancing"[-]Maßnahmen bislang kaum Evidenz gebe»[369]. An diesem Resultat hat sich auch 2020 nichts geändert. Zwei Professoren vom Zentrum für evidenzbasierte Medizin der britischen *Oxford University*, Carl Heneghan und Tom Jefferson, haben jüngst «insgesamt 38 Studien über die Wirkung von Social Distancing» nachgeprüft und dabei festgestellt, daß «ein Großteil der Belege, die zu den politischen Entscheidungen hinsichtlich der Pandemie geführt haben, von minderwertiger Qualität sind». Die einzige unter diesen 38 Studien, die sich direkt mit Coronavirus-Infektionen beschäftigte, «kam zum Ergebnis, daß ein Abstand von 2 Metern keine Wirkung hat». Das verwundert nicht wirklich, weil ja Coronavirus-Infektionen grundsätzlich nur mit der *relativ* unpräzisen *multiple-step guesswork*-Methode ‚ermittelt' werden können ... Immerhin: «Zu der gleichen Schlußfolgerung gelangte unabhängig davon Dr. Mike Lonergan, ein leitender Statistiker und Epidemiologe an der Universität Dundee.»[370]

---

[368] *Fife* ebd., S. 114.
[369] Swiss Policy Research, Fakten zu Covid-19 (Stand Juli 2020) auf: https://swprs.org/covid-19-hinweis-ii/, S. 48.
[370] Alles lt. bzw. zit. n. *Fife* a.a.O., S. 115.

138

Die Schlußfolgerungen und ihre Gleichheit verwundern, wie schon gesagt, nicht, wohl aber die Tatsache, daß überhaupt derlei viele Studien und Meta-studien über so etwas Banales, Erzbekanntes angestellt werden. Es würde doch genügen, sich die Verhältnisse am ursprünglichen ‚Ausbruchs'ort des SARS-CoV-2 ein wenig näher anzusehen. Dabei würde sich sofort zeigen: ein oder zwei Meter sind für dieses abscheuliche Virus eine Entfernung, über die es sich vor Lachen schüttelt. Es hat vom Wuhaner Fischmarkt aus über eine zweifellos beträchtliche Distanz von mindestens mehreren *zig* Metern einen Gast in einem ‚benachbarten' Hotel ‚angefallen' (siehe oben!). Es hat sogar noch weit unglaublichere Entfernungen überwunden, wie die folgende Original-Pressemeldung vom 14. Juli 2020 zeigt: «Mysteriöser Vorfall auf einem argentinischen Fischkutter: Obwohl die Besatzung 35 Tage auf hoher See verbrachte, infizierte sie sich teils mit dem Coronavirus (...) – obwohl sie vor ihrem Aufbruch allesamt negativ getestet worden waren.»[371]

Das ist nicht «mysteriös», wie die ahnungslosen Journalisten meinen, son-dern der ‚wissenschaftlich' unanfechtbare Beweis dafür, daß der Abstand nicht etwa ein oder zwei Meter, sondern wenigstens ein paar Hundert, viel-leicht aber sogar mehr als Tausend *Kilo*meter betragen sollte. Hoffentlich ha-ben wachsame Virologen, Epidemiologen, Immunologen oder was auch im-mer sonst für ‚Experten' sich im Juli 2020 beeilt, eine Studie darüber anzu-stellen, wie weit *genau* der Fischkutter vom nächstgelegenen Festland ent-fernt war, als das Virus ihn ereilte ... unter ‚richtiger' Erratung der bis zum symptomatischen ‚Ausbruch' verstrichenen Inkubationszeit, versteht sich. Bis wir genaueres wissen, hilft jedenfalls einzig die Devise: Flüchte sich vor seinem Nächsten, wer kann und soweit er nur immer kann!

*Wie spezifisch ist die Krankheit «Covid-19»?*

Hmm, das ist schwer zu sagen, denn sie ist nach Auskunft der offiziellen Ex-pertenschaft ‚sowohl als auch'. Will sagen, sie ist sowohl spezifisch als auch unspezifisch. Es verhält sich schon wieder so ähnlich wie mit der Sonne, denn die scheint und scheint auch gleichzeitig nicht, nämlich tagsüber bzw. die Nacht hindurch, je nachdem, wo man sich auf dem Globus gerade befin-det, und außerdem kommt es sogar tagsüber vor, daß sie zwar scheint, aber doch nicht scheint, wenn nämlich Wolken sie verdecken. Letztlich scheint sie jedenfalls *immer* wenigstens irgendwo oder irgendwie. Für die amtliche Meldung von «Covid-19»-«Fällen» hat das ebenfalls amtliche deutsche RKI, in dem es von ‚Experten' nur so wimmelt, vier verschiedene Kategorien auf-gestellt, die man u.a. in der deutschsprachigen «Wikipedia»[372] nachlesen

---
[371] Elektronische Version der «Berliner Morgenpost» (mopo.de), zit.n. «Corona-Lügen» (= Compact Aktuell Nr. 3, Oktober 2020), S. 12.
[372] Artikel «COVID-19», Stand vom 7. November 2020.

kann. In den ersten drei dieser Kategorien ist jedesmal stereotyp die Rede von «dem spezifischen oder unspezifischen klinischen Bild einer COVID-19-Erkrankung», an dem sich der betreffende «Fall» erkennen läßt und somit meldepflichtig wird.

«Unspezifisch» ist in diesem Zusammenhang ein äußerst interessantes Wort. Es kommt ja von «species» her, und diese alte lateinische Vokabel bezeichnet noch heute im Englischen (bei veränderter Aussprache, aber identischer Schreibweise) die «Art» im biologischen Sinne. «Spezifisch» hat denn auch den Sinn von «der Art gemäß, der Art entsprechend, die Art kennzeichnend»; umgekehrt bedeutet dann «unspezifisch» soviel wie «nicht der Art gemäß, nicht der Art entsprechend, nicht die Art kennzeichnend». Daraus ergibt sich: ein «*nicht* die Art (von Covid-19) kennzeichnendes» «klinisches Bild von Covid-19» entspräche in der Vogelkunde ungefähr, na, sagen wir einem schwarzen Raben, der *trotzdem* eine weiße Möve oder ein rosa Flamingo ist ... Warum auch nicht? Wenn man so will, ist letztlich jeder Vogel ein Rabe (oder wenigstens jeder Rabe ein Vogel) – ist es nicht so?

Für die Praxis kann das nur heißen: Im Falle eines Falles ist *alles* ein Covid-19-Fall, vom Haarausfall bis zum Bandscheibenvorfall, von der Magenverstimmung bis zum Hörsturz, von der Blinddarmentzündung bis zum Hühnerauge! Die WHO hat *diese* Syptome zwar noch nicht auf ihrer langen Liste (s.o.), aber die ‚Pandemie‘ hat ja auch ‚gerade erst begonnen‘. Schließlich hat alles einmal klein angefangen, sogar diese WHO-Liste. Auf der stand ursprünglich, als das monströse SARS-CoV-2 eben erst in Wuhan ‚ausgebrochen‘ war, man glaubt es kaum, nur *ein einziges* Symptom, nämlich «atypische Lungenentzündung». Doch das ist längst vergessen, bei den ‚Experten‘ und dem ihnen zu Füßen liegenden Publikum gleichermaßen. Die Verlängerung der Liste ins Unendliche wird umso sicherer kommen, als gewisse ‚Experten‘, z.B. der weiter oben schon zitierte Prof. Dr. Thomas Löscher, die Suche nach einem «spezifischen klinischen Bild» von vornherein verlorengeben, so daß sie ‚die Krankheit‘ prinzipiell bloß «unspezifisch» diagnostizieren. Das ist aber nicht weiter schlimm, denn die Therapie ist ja zum Glück, wie schon gezeigt, mindestens genauso unspezifisch und reicht von diversen Vitaminen über Aspirin, Hydroxychloroquin, Zink, Antibiotika, Cortison, Laktoferrin, Lysozym, Raloxifene, Regeneron, Interferon, Artemisin, Selen, Tocilizumab etc. etc. bis hin zu Remdesivir und einem oder zwei dutzend weiteren Virostatika. Außerdem läßt sich diese Arzneimittel-Liste völlig problemlos immer schön im Gleichschritt mit der Liste der ‚Symptome‘ erweitern. Da bleibt also garantiert auch künftig zusammen, was zusammengehört ...

*Wieviele Covid-19-Wellen erzeugt das Virus?*

Das ist, wie man inzwischen beobachten konnte, eher eine politische als eine virologische Frage. Außerdem schlägt das Virus natürlich immer wieder einmal massenmedial Wellen, die aber niemand so genau zählt. Politisch gesehen wird es immer neue ‚Wellen' geben, solange nicht alle ‚freiwillig' geimpft sind. Medizinisch-virologisch betrachtet gibt es zwei ‚Experten'lager, dasjenige der Herdenimmunisierer und das entgegengesetzte der 2.-Welle-Propheten, wobei letztere natürlich auch zur allfälligen Weissagung einer 3., 4., 5. usf. Welle bei Fuß stehen, da man sie unterdessen politisiert hat, soweit sie das nicht schon von allem Anfang an waren.

Zwischendurch lassen sich hier und da originelle Stimmen vernehmen. Ein US-amerikanischer Arzt südostasiatischer Herkunft, der seinen Namen nicht in der Zeitung lesen will, wagt Anfang April 2020 die Prognose, «daß das Corona-Virus, wie die Spanische Grippe 1918, in drei Wellen zuschlagen wird. Die gegenwärtige Welle wird später in diesem Frühjahr ihren Höhepunkt erreichen und im Sommer zurückgehen (da sich Covid-19 in die südliche Hemisphäre verlagert), mit einer noch schlimmeren zweiten Welle im Herbst. Eine dritte Welle, vermutlich milder als die ersten zwei, wird uns 2021 treffen.»[373]

Die prominenten Virologen Prof. Dr. Reiss und Prof. Dr. Bhakdi immunisieren die Herde – übrigens ein verräterisches Wort[374] – zwar «nicht absolut», sind sich aber im Mai 2020 sicher, daß «wir eine zweite Welle „katastrophalen Ausmaßes" mit diesem Virus nicht erleben werden», denn «die Herdenimmunität wird stetig zunehmen».[375] Dasselbe vertritt der US-Epidemiologe Prof. Knut Wittkowski. Er befürchtet Mitte Mai «keine zweite Infektionswelle, sondern weist darauf hin, daß wir bereits einen guten Anteil an Immunität gewonnen haben».[376] Prof. Dr. Torsten Bauer, Chefarzt einer Berliner Lungenklinik und Vizepräsident der Deutschen Gesellschaft für Pneumologie, hält dies hingegen für noch nicht gegeben, fordert aber genau deshalb im September eine «natürliche Immunisierung» durch «Zulassung» von mehr «Infektionen».[377] Im selben Sinne lobt der Arzt Dr. Wolfgang Gedeon

---

[373] *Kevin Barrett*, dem sich dieser «Doktor S.» anvertraut hat, in: «American Free Press», 6. und 13. April 2020, S. 6.

[374] Weil inhärent menschenverachtend. Auch in der Hl. Schrift werden zwar die Auserwählten mehr als einmal mit der Schafherde Gottes bzw. Christi verglichen. Die längst fast exklusiv aus atheistischen Evolutionisten bestehende Zunft der Virologen, Epidemiologen, Immunologen etc., der dieser Ausdruck zu verdanken ist, hat aber ein ganz anderes Bild vor Augen, das den mit einer unsterblichen geistigen Seele begabten Menschen zum bloßen Zufallsprodukt ‚Säugetier' herabwürdigt.

[375] *Reiss/Bhakdi* a.a.O., S. 118.

[376] *Maike Hickson* (USA) in: «Der 13.», Juni 2020, S. 20.

[377] *Filipp Piatov*, «BILD», 11. September 2020.

die schwedische Strategie, auf Masken und Ausgangssperren zu verzichten, weil sie die «Herdenimmunität» begünstigt und kommende Wellen zumindest ‚abschwächen' wird. Zugleich kritisiert er das deutsche Vorgehen: «Die notwendige Herdenimmunität wird mit einer Maskenpflicht zusätzlich gestört und verzögert.»[378] In Italien stört oder verzögert die Maskenpflicht diese ‚Immunität' allerdings offenbar *nicht*, denn dort hat der stellvertretende Gesundheitsminister Pierpaolo Sileri noch Anfang Juli 2020 verkündet: «Es wird keine zweite Welle des Corona-Virus im Herbst geben.»[379] Viele ähnliche Erklärungen weiterer ‚Experten' ließen sich zitieren.

Selbstverständlich ist sie dann doch gekommen, die «zweite Welle», genau wie von der wellenbeflissenen Gegenpartei der ‚Experten' im Einklang mit der Politik schon frühzeitig als ‚unausbleiblich' ‚vorhergesagt'. Prof. Christian Drosten hat sie nicht eigentlich prophezeiht, sondern erst einmal als Drohkulisse aufgebaut. Die Medien resümieren im April 2020 seine Aussagen so: «Würde die Zahl $R$[380] durch Leichtsinn ... wieder über 1 steigen und sich das Virus damit wieder exponentiell verbreiten, hätte dies voraussichtlich verheerende Folgen. Weil die Infektionswelle dann überall gleichzeitig starte, hätte sie eine ganz andere Wucht.»[381] Zum selben Zeitpunkt sagt sein US-Gegenstück Dr. Anthony Fauci im Fernsehsender CNN bereits fest voraus, «daß eine „zweite Runde des Corona-Virus unvermeidlich ist"», und fügt im Mai hinzu, es könnten durch diese zweite Welle zwischen 100 000 und 200 000 Amerikaner sterben.[382] Dasselbe ‚wissen' auch schon die ‚Experten' der WHO. Mitte Mai meldet die Presse: «Gegenüber der britischen Zeitung „The Telegraph" sagte der WHO-Regionaldirektor für Europa, die europäischen Staaten sollten sich auf eine zweite tödliche Infektionswelle einstellen.»[383]

Diese zweite Welle brandet dann, aus eher politischen als virologischen Gründen, sogar auffallend früh in Deutschland und anderswo an, jedenfalls nach Auffassung gewisser ‚Experten'. Mitten im Hochsommer beteuert die Vorsitzende des «Marburger Bundes», einer großen deutschen Ärzte-Organisation, wir befänden uns «schon in einer zweiten, flachen Anstiegswelle»[384]. Selbst den Schweden hat ihr «Sonderweg», der darin bestand, dem natürlichen Gang der Dinge nichts in den Weg zu legen und dadurch die ‚Herde'

---

[378] *Gedeon* a.a.O., S. 30 bzw. 41.

[379] Zit. n. «https://www.libreidee.org/2020/06/magaldi-trump-salvi-litalia-se-ci-tiene-ai-voti-progressisti/», Artikel vom 8. Juli 2020.

[380] Das ist die sogenannte «Reproduktionszahl» – nicht des Virus, sondern der Infizierten! Auch dies ist ein für die herrschende Geisteshaltung bezeichnender, erbärmlich biologistischer Ausdruck.

[381] Zit. n. *Reiss/Bhakdi* a.a.O., S. 66.

[382] *Susan Bradford*, Unmasked: The Coronavirus Story, Columbia, SC (USA) 2020, S. 45f.

[383] Kurzmeldung in: «Hessische Niedersächsische Allgemeine», 19. Mai 2020.

[384] Dpa-Bericht in: «Hessische Niedersächsische Allgemeine», 5. August 2020.

142

gegen was auch immer zu ‚immunisieren‘, nichts genutzt. Diese «Hoffnung» habe sich «nicht erfüllt», die «Herbst-Welle» sei nicht ‚ausgebremst‘ worden, heißt es in der Presse, denn es gebe schon wieder «(s)ehr hohe Infektionszahlen», Ausrufezeichen.[385]

Ja, die wird es fortan geben bis zum Jüngsten Tag, mindestens jedoch solange, wie der PCR-Test und seine für jedes beliebige Ergebnis immer gleich gut brauchbare *multiple-step guesswork-*‚Auswertung‘ uns erhalten bleiben. Der ‚Wellen‘ wird somit kein Ende sein. Und dies *trotz* der gewaltig vielen unter ärztlichen ‚Experten‘ kursierenden medikamentösen Behandlungsrezepte und der zahlreichen Erfolgsmeldungen ... Als einzigen überhaupt *denkbaren* Ausweg aus diesem fürchterlichen Dilemma propagieren viele andere ‚Experten‘ denn auch schon in der Anfangsphase der ‚*Pan*demie‘, noch ehe sie es mit etwaigen Medikamenten auch nur *versucht* hätten, ein ‚*Pana*ceum‘[386], nämlich ‚Impfungen‘. Andere große ‚Fachleute‘ wiederum, obwohl kein bißchen weniger SARS-CoV-2-gläubig, halten derlei für entweder nutzlos oder auf Jahre hinaus aussichtslos.

### Impfungen gegen das Virus?

Wie man sich täuschen kann! Noch im Juli 2020 fürchtet der prominente Bonner Virologe Prof. Hendrik Streeck – wörtlich –, «daß es vielleicht keinen Impfstoff geben wird». Zu diesem Zeitpunkt ist alle Welt bereits fieberhaft mit der «Erforschung» und «Entwicklung» von Anti-Corona-Impfstoffen beschäftigt. Streecks Befürchtung fußt auf der «Tatsache, daß man bisher noch keinen Impfstoff für andere Viren der Corona-Familie oder andere „infektologische Killer der Welt“ wie Malaria oder HIV gefunden habe. Selbst für die Grippe müsse jedes Jahr ein neuer Impfstoff entwickelt werden.»[387]

Sein Kollege von der Immunologie/Toxikologie in Hannover Prof. Stefan Hockertz ist ähnlich pessimistisch, wenngleich aus anderem Grund: «Für die Entwicklung eines hinreichend sicheren Impfstoffes sind etwa 10 Jahre erforderlich.»[388] Das ist nicht neu, das weiß sogar die «BILD»-Zeitung. «Fakt ist: Ein Impfstoff braucht bislang durchschnittlich 10,71 Jahre, um zur Zulassung zu gelangen». Es *kann* also noch viel länger dauern, und selbst im Falle der schnellsten je gesehenen Entwicklung eines Impfstoffs (er richtete sich

---

[385] «BILD», 7. Januar 2021.
[386] Allheilmittel.
[387] «BILD», 18. Juli 2020.
[388] So die inhaltliche Zusammenfassung seiner These durch Dr. rer. nat. Hans Penner, D-76351 Linkenheim-Hochstetten, in seinem mir vorliegenden Offenen Brief an «Herrn Prof. Dr. Lothar H. Wieler, Präsident des Robert-Koch-Instituts» vom 14. Oktober 2020, unter Bezugnahme auf: «https://www.youtube.com/watch?v=Rjue8CKkD8M&feature=youtu.be» sowie «http://www.corona.info-club/Videos/Video-Prof-Stefan_Hockertz-Immunologe_Toxikologe-Hannover.html».

gegen Mumps) «brauchten die drei Studienphasen bis zur Zulassung vier Jahre».[389] Die Virologin Prof. Karin Mölling bestätigt: «Normalerweise dauert die Entwicklung eines Impfstoffes zehn bis fünfzehn Jahre.»[390]

Italienische «Gruppen von Ärzten» haben, wie der Arzt Prof. Dr. Giuseppe Di Bella im Oktober 2020 berichtet, «ihre Ablehnung [eines Covid-19-Impfstoffs] wissenschaftlich und klinisch begründet, sei es wegen der Nutzlosigkeit, sei es wegen der möglichen kurz- und langfristigen Nebenwirkungen des Impfstoffs, indem sie alle [entsprechenden] Hinweise der weltweiten Datenbanken anführen»[391].

Das prominente Virologen-Duo Reiss/Bhakdi bewertet Corona-Impfungen als «sinnfrei». Erstens wegen der mangelnden ‚Gemeingefährlichkeit' des ‚Virus'. Zweitens, weil «eine Teilimmunität in der breiten Bevölkerung mit Sicherheit schon besteht». Drittens, weil «das Virus bzw. seine „Händchen" [gemeint: die „Stachel-Proteine"] sich außerdem im ständigen Wandel befinden». Viertens, weil «eine Impfung nur die Antikörperantwort, nicht aber die bei Corona-Viren mindestens ebenso wichtige zelluläre Abwehr verstärken kann». Fünftens, weil «ältere Menschen oft eine reduzierte Immunantwort haben, sodaß der Corona-Impfstoff Verstärker enthalten würde, die immer Gefahren von ernsten Nebenwirkungen in sich bergen».[392] Das sind eine Menge Gründe!

Für den US-Arzt Dr. Bruno Fife sind Impfungen gegen Corona nicht bloß nutzlos, sondern sogar direkt kontraproduktiv. Bisher sei «noch jeder Versuch gescheitert, einen Impfstoff gegen Coronaviren zu entwickeln». Man habe schon seit 2002 daran geforscht, nach und nach rund dreißig mögliche Substanzen gefunden und die verheißungsvollsten davon an Frettchen ausprobiert. Es sei auch wirklich zu einer «robusten Antikörperreaktion» gekommen, «was heißt, daß ihre Körper die Infektion abwehren konnten. Als man die Tiere dann aber einem Wildstamm des Virus aussetzte, führte dies zu Entzündungen sämtlicher Organe, einem Versagen der Lungen und schließlich zum Tod. Der Impfstoff machte eine Infektion mit dem eigentlichen Virus weitaus tödlicher.»[393]

Diese ‚wilden' Corona-Viren sind wirklich furchtbar, das sieht man am gerade zitierten Beispiel! Nur daß noch niemand sie je vorschriftsmäßig isoliert, danach genau beschrieben sowie kultiviert, daraufhin auf Versuchstiere übertragen, anschließend als diese Versuchstiere in spezifischer Weise krankmachend erwiesen und erst dann vorgezeigt hat, statt sogleich draufloszuphotographieren ... Woraufhin man sich natürlich fragen muß, wie das über-

[389] «BILD», 7. Dezember 2020.
[390] *Karin Moelling* (sic) in: «Neue Zürcher Zeitung», 15. Oktober 2020.
[391] *Giuseppe Di Bella* in: «Chiesa viva», Oktober 2020, S. 14.
[392] *Reiss/Bhakdi* a.a.O., S. 119.
[393] *Fife* a.a.O., S. 70.

144

haupt möglich war, die Tiere «einem Wildstamm des Virus» ‚auszusetzen‘. Sodann, wie man es geschafft hat, den tatsächlichen Befall der Tiere durch diesen «Wildstamm» nachzuweisen. Ganz ohne Dichte-Gradienten-Zentrifuge ... Trotzdem, das mit den «Entzündungen sämtlicher Organe» – und so ein Tier hat, genau wie der Mensch, je nach Definition[394] dutzende ...! – kann schon irgendwie stimmen. Denn anderswo soll man genau dasselbe mit Katzen gemacht haben, mit demselben traurigen Resultat: «alle Katzen tot»![395]

Bestätigt wird das alles durch den Auftritt eines amerikanischen ‚Experten‘ vor dem US-Kongreß. Dr. Peter J. Hotez, Virologe am texanischen *Baylor College*, setzte Anfang 2020 den Abgeordneten «das einzigartige Sicherheitsproblem von Coronavirus-Impfstoffen» auseinander: «Bei bestimmten Typen von Impfungen gegen respiratorische Viren wird man immunisiert, und sobald man dann dem eigentlichen Virus ausgesetzt ist, bekommt man dieses paradoxe Phänomen einer Immun-Überreaktion.»[396] Tatsächlich hat sogar die von lauter ‚Expertise‘ überquellende deutsche «Wikipedia» etwas ähnliches läuten hören. Bloß daß die Überreaktion nach *ihren* Informationen just beim SARS-CoV-2 auch schon ganz *ohne* vorherige Impfung eintreten kann. In hoch- bis höchst‚wissenschaftlichem‘ Expertendeutsch aufgesetzt liest sich das in der Weltnetz-Enzyklopädie[397] so:

«Beim Übergang von milden zu schweren Verläufen wird mittlerweile ein virusinduzierter septischer Schock angenommen, der auf einem immunologischen Mechanismus basiert. Bei milden Fällen gelinge es dem Immunsystem, die Virusvermehrung in der Lunge rasch aufzuhalten. Bei schweren Fällen gelänge dies aber durch die virusbedingte Dysfunktion der direkt infizierten T-Zellen nicht. (...) Durch die unkontrollierte Virusvermehrung komme es zu einer weiteren Einwanderung von Monozyten und Granulozyten. Dabei waren entzündungsverstärkende Zytokine und Chemokine (...) signifikant erhöht, wodurch sich Immunzellen am Ort einer Entzündung ansammeln und die Immunantwort verstärkt wird. Die Entzündungsreaktion in der Lunge führe zusammen mit dem Übergreifen des Virus auf andere Organe zu einer überschießenden Immunreaktion im Sinne des Zytokinsturms, der wiederum lokal zu weiterer Zellschädigung führt» etc. etc.

---

[394] Das Auge ist für Biologen ein «Sehorgan», das Ohr ein «Hörorgan», die Nase ein «Riechorgan», die Hand ein «Greiforgan» usw. usf.!

[395] Mir als PC-Ausdruck vorliegender *anonymer* Weltnetz-Artikel «Gefahr Corona-Impfstoff: alle Katzen tot» vom 8. Dezember 2020 auf «2020 NEWS», wo nur völlig unbestimmt und ohne jeden Quellennachweis, von irgendwo durch irgendwen an irgendwelchen Katzen mit irgendwelchen Corona-Impfstoffen durchgeführten «Studien» die Rede ist ... Mit derlei in *gar* keiner Weise überprüfbaren ‚Informationen‘ tun die ohnedies vielgescholtenen «Impfgegner» sich und ihrem Anliegen absolut keinen Gefallen.

[396] Zit. n. *Johann Leonhard* in: «Corona-Lügen» (= Compact Aktuell Nr. 3, Oktober 2020), S. 74.

[397] Artikel «COVID-19», Stand vom 7. November 2020.

Man wird gleich im ersten zitierten Satz erneut bemerkt haben, daß die Virologie ohne ‚Annahmen' nicht auskommt. Dennoch sind wir außerordentlich erleichtert! Es muß also gar nicht die Impfung gewesen sein, an der die armen (wahlweise ...) Frettchen oder Katzen krepiert sind; ihre bloße ‚Aussetzung' gegenüber einem CoV-«Wildstamm» hätte vollständig genügt ... Es muß dann auch nicht erst eine Impfung sein, wodurch bei Menschen eine Immun-Überreaktion zustandekommt; die kriegt vielmehr das Virus schon für sich allein hin! Die Befürchtung des Experten Prof. Streeck, es werde nie einen Impfstoff geben, ist gleichfalls vom Tisch; er hat schlicht die alte Volksweisheit übersehen, die da lautet: «Was nicht ist, kann noch werden.» Die Einwände von Prof. Hockertz und anderen Fachgrößen haben sich als ebenso haltlos erwiesen. Auf Reiss/Bhakdi hört sowieso niemand. Wozu auch? Gegen ein so immens gefährliches Virus wie das SARS-CoV-2 kommt man, will man nicht untätig die Ausrottung der ganzen Menschheit abwarten, klarerweise nur mit Turbo-Entwicklung, Turbo-Zulassung und Turbo-Einsatz von Impfstoffen an, und weil die hellsten Köpfe unter den ‚Experten' das rechtzeitig erkannt haben, gelangt der erste Impfstoff in Rußland schon im August 2020, in Europa und den USA im Dezember 2020 zur Anwendung!

Es ist auch höchste Zeit, denn es sind ja schon mindestens zwei *noch* gefährlichere, nämlich ‚noch viel ansteckendere' Mutanten des üblen SARS-CoV-2 ‚entdeckt' worden. Den ‚Experten' Friedemann Weber, der am Institut für Virologie der Universität Gießen tätig ist, zitiert die Presse mit den Worten: «Die Entstehung solcher Varianten resultiert daraus, daß so viel Virus unterwegs ist. Mutanten werden immer eher aus Ländern mit hohen Fallzahlen kommen.» Weiter habe Weber betont, auch deshalb «sei es wichtig, die Zahl der Neuinfektionen so gering wie möglich zu halten». Wörtlich habe er hinzugefügt: «Und es zeigt einmal mehr, wie wichtig die Impfungen sind.»[398] Doch man kann es auch genau anders herum sehen, im Kreis der ‚Experten'. So wie es der mit 34 Jahren Praxiserfahrung sicherlich ‚gestandene' Allgemeinarzt Wolfgang Gedeon tut. Er verweist auf die jahrzehntelange massive Bekämpfung von Bakterien mit Antibiotika, die einen Selektionsdruck in Richtung Resistenz bzw. Virulenz erzeugt und letztlich nur dazu geführt habe, «daß immer mehr Keime gegen immer mehr Antibiotika resistent werden». Das hier zu beobachtende Prinzip, fährt er fort, «müssen wir auf unseren Umgang mit Viren übertragen. Diese sind ja noch mutationsfreudiger und -fähiger als die Bakterien. Auch jede Impfung bedeutet einen Eingriff in die Ökologie der Mikroben, wodurch neue Mutanten provoziert werden können, die dann mehr Probleme machen als die alten.»[399]

[398] Dpa-Bericht in: «Hessische Niedersächsische Allgemeine», 6. Januar 2021.
[399] *Gedeon* a.a.O., S. 60.

Ziehen wir aus diesem ‚Experten'zwist das einzig mögliche Fazit: Gegen immer neue ‚Mutanten' können fatalerweise weder Impfungen noch Nichtimpfungen etwas ausrichten! Was die letzteren angeht, so obwaltet hier dasselbe Prinzip wie beim Nicht-Nachweis des SARS-CoV-2. Der kann auch nicht verhindern, daß sich alle Welt trotzdem damit infiziert! Wenn nicht leiblich, dann doch zumindest geistig ...

*Wie wirksam und sicher sind die Corona-Impfstoffe?*

Keine Sorge! Alles ist in schönster Ordnung mit den diversen Impfstoffen diverser Hersteller, die ab Dezember 2020 in rascher Folge zugelassen werden: sie sind wirksam und sicher, das garantieren uns neben den offiziellen Vorzeige- auch viele andere ‚Experten'. Recht haben sie! Es besteht trotz der niedagewesenen Turbo-Bedingungen, unter denen die Impfmittel entwickelt, erprobt, produziert und zugelassen werden, an beiderlei kein Zweifel. Sie sind sicher, nämlich ein sicheres Geschäft für ihre Hersteller. Sie sind wirksam, denn sie bewirken eine enorme Steigerung der Umsätze und Gewinne der Hersteller. Was will man mehr? Etwas weniger sicher und etwas weniger wirksam sind sie vielleicht aus virologischer Sicht. Aber das war noch nie anders, und obwohl es sogar hin und wieder in der Zeitung steht, hat es Millionen von Impfgläubigen nie davon abgehalten, sich beispielsweise gegen irgendwelche bloß behaupteten, aber bis heute nicht korrekt vorgezeigten ‚Grippe-Viren' ‚impfen' zu lassen. Umso weniger schreckt es jetzt «in Corona-Zeiten» die riesige ‚Experten'-Fan-Gemeinde ab, sich Corona-‚Impfstoffen' auszusetzen, zumal deren gesundheitliche Unbedenklichkeit vorerst in den Sternen steht und somit gute Weile hat, während die offiziell bekanntgegebene Wirksamkeit der Corona- diejenige der Grippe-Impfstoffe erfreulicherweise in den Schatten stellt.

Die letzteren in den Schatten zu stellen ist freilich kein *allzu* großes Kunststück. Für die Immunisierung gegen Grippe gilt die ‚Experten'auskunft: «Die Wirksamkeit dieser Impfung variiert zwischen 20 [und] 60 Prozent. Schutz heißt zwar oft nur eine Abschwächung des Krankheitsverlaufes, damit ist aber bereits viel gewonnen.»[400] Jedenfalls mehr als im Mittwochs-Lotto «Sechs aus 49» («mit Zusatzzahl»), denn da beträgt die Chance auf den großen Gewinn nur 1 : 140 Millionen ... Trotzdem sind die genannten ‚Wirksamkeits'zahlen (Chance 1 : 4 bzw. 3 : 2), um es so schonend wie möglich zu formulieren, nicht *übermäßig* vertrauenerweckend, schon gar nicht, wenn man bedenkt, daß sie, bezogen auf die ‚Ausschaltung' der ominösen, nie korrekt vorgezeigten ‚Grippe-Viren', nur mittels *multiple-step guesswork* ‚errechnet' worden sein können und außerdem einen vage als solchen klas-

---

[400] *Karin Moelling* (sic) in: «Neue Zürcher Zeitung», 15. Oktober 2020.

sifizierten ‚abgeschwächten Krankheitsverlauf' schon als Volltreffer verbuchen. Man könnte auch noch – mit dem großen hiesigen Virologen Prof. Dr. Alexander S. Kekulé – eine Metastudie aus den USA anführen: «Ein hochkarätiges Team der Universität von Minnesota analysierte sämtliche Wirksamkeitsstudien, die seit Einführung der Influenza-Impfung in den 1950er Jahren durchgeführt wurden. Das Ergebnis ist vernichtend: Für die Altersgruppen bis 17 Jahre und ab 65 Jahren gibt es so gut wie keinen nachgewiesenen Schutz durch die saisonale Impfung. Bei den Erwachsenen (18 bis 64 Jahre) liegt die Wirksamkeit, je nach Saison, bei höchstens 60 Prozent ...»[401]

Andere Ergebnisse sind noch weitaus vernichtender. Aus seiner Zeit als praktischer Arzt erinnert sich Dr. Gedeon «an eine Effizienz-Beurteilung des *Arzneitelegrams*, einer sehr kritischen pharmakologischen Fachzeitschrift, in der es hieß: Damit ein Geimpfter von der Grippeimpfung profitiert, müssen sich 100 Leute impfen lassen.»[402] Das wäre also 1 Prozent Wirksamkeit. Nicht eben viel, aber immer noch zuviel des Guten, nämlich weniger als die halbe Wahrheit. Einer der *extrem* seltenen Studien zufolge, in der nicht das übliche PCR-*multiple-step guesswork* zum Einsatz kam, sondern «ein Grippeimpfstoff mit [einem] echten Placebo verglichen» wurde, «erzeugte der Influenza-Impfstoff in der Gruppe der Geimpften fast sechsmal so viele Atemwegserkrankungen wie unter denjenigen [auftraten], die das wirkungslose Scheinpräparat erhielten» ...![403] Das könnte immerhin eine Erklärung für ein Phänomen sein, über das der große französische ‚Experte' Prof. Didier Raoult bis heute rätselt. In seinem riesigen Zentralklinikum in Marseille wird alljährlich im November eine allgemeine Grippe-Impfung des medizinischen Personals durchgeführt, teilt er mit. «Wir hatten insgesamt immer eine gute Beteiligung der Ärzte (merkwürdigerweise mit Ausnahme der Immunologen) (...)»[404] ...

Für die ersten beiden hierzulande zugelassenen Corona-Impfstoffe sehen die Zahlen jedoch *wesentlich* besser aus, beinahe schon *un*glaublich viel besser! Da haben wir an erster Stelle das Präparat von «Biontech/Pfizer». Es ist, wie inzwischen alle Welt weiß, zu «95 Prozent» wirksam. Das ist zugegebenermaßen immer noch nicht das theoretisch erzielbare Maximum gegen ein bloßes Phantom-SARS-CoV-2, denn *da*gegen würde eigentlich alles, *egal*

---

[401] Zit. n. *Morris* a.a.O., S. 216, der sich dafür auf einen leider nicht datierten Artikel von Kekulé in der Weltnetzausgabe des Berliner «Tagesspiegels» bezieht.

[402] *Gedeon* a.a.O., S. 51.

[403] *Engelbrecht/Köhnlein* a.a.O., S. 340. Die angeführte Studie ist (lt. ebd. S. 433 Fn. 18) die folgende: «Cowling, Benjamin J. et al., Increased risk of non-influenza respiratory virus infections associated with receipt of inactivated influenza vaccine, *Clinical Infectious Diseases*, Juni 2012, S. 1778-83».

[404] *Raoult* a.a.O., S. 84.

was, immer zu vollen 100 Prozent ‚wirken' ... 95 Prozent sind nichtsdestoweniger höchst respektabel in den Augen aller, die dem Phantom Realität zubilligen, und eben deshalb ist der Impfstoff ja auch schließlich doch noch zu 100 % wirksam – für eine positive Geschäftsbilanz bei Biontech und Pfizer.

Aber jetzt zur – medizinischen, *nicht*: finanziellen – ‚Wirkweise' dieses gloriosen Impfstoffs! Er setzt «erstmals» «eine neue Technologie» ein, weiß die «BILD»-Zeitung. Das Blatt gehört zwar nicht selbst zu den ‚Experten', hat aber welche konsultiert und von ihnen erfahren: «Die Forscher schleusen einen kleinen Teil der Erbinformation (mRNA) des Corona-Virus in unseren Körper. Mithilfe dieses Bauplans produziert unser Körper einen Teil des Virus selbst – und zwar genau jenen, der an die Zellen andockt, so daß sich das Virus vermehrt und uns krank macht. Dieses sogenannte Spike-Protein lernt der Körper nach der Impfung zu bekämpfen.» Und dann wird ein ‚Experte' wörtlich zitiert: «„Die Impfung konfrontiert den Körper nur mit einem kleinen genetischen Teil des Virus, der ihn nicht krank macht, aber dafür sorgt, daß er eine Immunantwort bildet", erklärt Dr. Rolf Hömke vom Verband Forschender Pharmaunternehmen.»[405]

Die Idee ist genial, das muß man neidlos zugeben. Trotzdem hätte man sich den Aufwand *eigentlich* sparen können, jedenfalls dann, wenn andere ‚Experten' rechthaben sollten. Nicht bloß jene Wissenschaftsfanatiker unter ihnen, die das Virus erst einmal wissenschaftlich korrekt nachgewiesen sehen möchten, bevor man ‚seine' mRNS zu ‚Impf'zwecken verwendet. Nein, auch die vielen anderen, denen zufolge die ‚Herde' – s.o. – doch sowieso schon längst ‚immunisiert' *ist* ... Schließlich noch alle jene, von denen z.B. die deutsche «Wikipedia» gelernt hat: «Die Zahl der asymptomatischen COVID-19-Infektionen ist eine Dunkelziffer; es ist nicht möglich, sie zu quantifizieren.»[406] Asymptomatisch Infizierte, das sind jene Leute, denen das furchtbare Virus ungeachtet seiner Furchtbarkeit nichts anhaben kann, weil ihr enorm starkes Immunsystem ihm furcht*los* Paroli bietet und ihren Körper mit «Antikörpern» vollpumpt, die dem Virus nie mehr eine Chance lassen werden ... Welch ein Jammer, daß man diese Leute nicht «quantifizieren» kann, sonst könnte man sie ja wohl auch identifizieren, und dann käme man womöglich mit der Hälfte oder einem Viertel der ‚Impfstoffe' aus. Beeinträchtigen würde das bloß die finanzielle Sicherheit und Wirksamkeit für die Pharma-Industrie – aber sollte die nicht längst gegen derlei immun sein?

Nun gut, bloße Spekulationen bringen uns nicht weiter, konzentrieren wir uns darum lieber auf die Tatsachen. Die Immunantwort ist nach Ansicht vieler ‚Fachleute' vielerorts bereits vorhanden, die ‚Impfstoffe' geben diese Ant-

---

[405] *Jana Kolbe*, «BILD», 20. November 2020.
[406] Artikel «COVID-19», Einleitung (Stand vom 7. November 2020).

wort halt ein zweites Mal, was nie schaden kann, es sei denn, die ‚Immun-reaktion' würde ‚überschießen'. Diese Theorie scheint indes bislang nicht be-wiesen, ein Schicksal, das sie ironischerweise mit der SARS-CoV-2-Impf-Theorie, mit der «Stachel-Protein»-Theorie und eigentlich mit allem teilt, was ‚man' über das Phantom ‚weiß'. Auffallend ist sicherlich, daß der Bion-tech/Pfizer-‚Impfstoff' mit der nachgebauten mRNS nach Angaben seiner Er-finder bei unvorstellbaren minus 70 Grad Celsius gelagert und transportiert werden muß. Dagegen macht es der echten RNS des echten Virus überhaupt nichts aus, wochenlang in Zellen des menschlichen (oder tierischen) Körpers auszuharren, die eine konstante Temperatur von plus 36 bis plus 39 Grad Cel-sius aufweisen. Es hat zumindest noch kein einziger der unzähligen virolo-gisch-medizinisch-immunologischen ‚Experten' die These vertreten, ‚das' Virus bzw. sein RNS-Genom werde durch die Körpertemperatur ganz von selbst zerlegt.

Bei -70 °C muß dieser ‚mRNS-Impfstoff' gelagert werden, «damit er sechs Monate haltbar bleibt»[407]. So lange bleibt das echte SARS-CoV-2 mög-licherweise tatsächlich nicht haltbar, bei einer Temperatur von +36 °C in sei-nen Wirtszellen. Studien dazu scheinen allerdings zu fehlen, was eventuell mit dem dummerweise fehlenden Nachweis des Virus selber zusammenhän-gen könnte ... Ist aber egal, wie so vieles andere «in dieser ganzen Geschich-te» (O-Ton Drosten). Zumindest den meisten Zeitgenossen, ob nun ‚Exper-ten' oder nicht. So egal wie der Umstand, daß derselbe ‚Impfstoff' «bei Kühl-schranktemperatur (ca. 8 Grad) (...) maximal fünf Tage hält». Jedenfalls «geht man davon aus»[408], statt rasch nebenher eine Studie anzufertigen, die ja dann ggf. bloß «maximal fünf Tage» dauern und somit nur einen Klacks kosten würde ... Warum solche Angst vor einer so harmlosen Studie? Viel-leicht deshalb, weil sie den einen oder die andere auf ‚verkehrte' Gedanken bringen könnte? Etwa auf den, wie lange denn dieser famose ‚Impfstoff' wohl halten mag, wenn er in einen um nochmals 28 °C wärmeren, nämlich mit 36 °C temperierten menschlichen Körper injiziert wird. Oder, noch viel schlimmer, auf den Gedanken, wie lange denn dann wohl das komplette SARS-CoV-2 es bei dieser Temperatur von 36 °C aushalten möchte, ehe es ganz von alleine auseinanderfällt. Wie gut für die ‚Impfstoff'industrie, die impfwütigen ‚Experten' und die impfwillige ‚Bevölkerung', daß niemand das ‚studiert'! Die möglichen Folgen wären gar nicht auszudenken, wenn, ja wenn unsere lieben Zeitgenossen überhaupt noch denkfähig wären.

Da berichtet wiederum die immer noch größte Tageszeitung Europas ganz unverblümt: «Nach Entnahme des Impfstoffs bleiben sechs Stunden Zeit, um ihn zu spritzen. So lange verliert er selbst bei Zimmertemperatur nicht seine

---

[407] *Jana Kolbe*, «BILD», 20. November 2020.
[408] Ebd.

Wirksamkeit.»[409] Das ist fein gesagt, nicht wahr, «*selbst* bei Zimmertemperatur»! Man hat also anscheinend *doch* ‚studiert'. Als «Zimmertemperatur» gelten gemeinhin 20 °C. Das sind immer noch 16 bis 17 Grad weniger als die Temperatur des menschlichen Körpers[410]. Wir fragen erneut: wenn selbst ein kleiner – angeblicher – Virus-RNS-Bruchteil nur einen Vierteltag «bei Zimmertemperatur» überdauert, wie lange wird dann das – hypothetische – ‚Virus' als ganzes im Körper intakt bleiben? Hält es vielleicht durch, indem es sich schneller vermehrt als die einzelnen Exemplare wieder zerfallen? Wie übersteht es aber dann die behauptete ‚Inkubationszeit' von ggf. mehr als zwei Wochen, während der es sich offenbar *nicht* oder nicht *nennenswert* vermehrt?

Bedenkenswert ist auch, wie man wohl bei Biontech in Mainz die mit «95 %» bezifferte Wirksamkeit des ‚Impfstoffs' mit der technischen Bezeichnung «BNT162b2» geprüft haben mag. Bei einem Phantom-Virus ist das nämlich wesentlich schwieriger als bei einem echten (das allerdings erst noch *nachweislich* entdeckt werden müßte ...). Wiewohl auch wiederum nicht *so* schwierig, wenn man bei den versuchsweise geimpften Personen – und das sind bis zum 9. November 2020 bereits 43 500[411] – einfach eine Messung des sogenannten «Impftiters» vornimmt, d.h. eine Messung der Menge der gebildeten «Antikörper». Mit dieser Methode sind freilich manche (echte) Experten überhaupt nicht einverstanden. Etwa das Fachautoren-Duo Engelbrecht/Köhnlein, das moniert:

«Da es ohne Verstärkerstoffe laut „Impfkompendium", dem wichtigsten deutschen Standardwerk zu Impfungen[412], bei den meisten Impfstoffen kaum einen Impftiter gibt, handelt es sich beim Impftiter aller Wahrscheinlichkeit nach um eine Immunreaktion auf die zahlreichen Gifte und Chemikalien, die in Impfungen vorhanden sind.» Weiter zitiert das Duo den Fachautor Hans Tolzin, der im von ihm herausgegebenen «impf-report» vom Juli/August 2009 über seine diesbezüglichen Erfahrungen mit dem amtlichen «Paul-Ehrlich-Institut (PEI)» und dem ebenfalls amtlichen RKI berichtete: «Wissenschaftliche Beweise dafür, daß ein hoher Titer eine Garantie für Nichterkrankung darstellt, konnte[n] mir bisher weder das PEI noch das RKI, die Bundesseuchenbehörde, vorlegen.»[413] Stattdessen hat das PEI eine Anfrage Tolzins

[409] «BILD», 3. Dezember 2020.
[410] Wochen später wurde nachgeschoben, dieser ‚Impfstoff' sei in seiner verdünnten Form «maximal sechs Stunden» lagerfähig bei «2 bis 30° Celsius» («BILD», 18. Januar 2021), was darauf hindeutet, daß das ‚Maximum' von sechs Stunden bei 30 Grad nicht mehr erreicht wird.
[411] Dpa-Bericht in: «Hessische Niedersächsische Allgemeine», 11. November 2020.
[412] An dieser Stelle wird in der Fn. 45 zum 8. Kapitel (S. 430) als bibliographische Angabe mitgeteilt: «Spiess, Heinz; Heiniger, Ulrich (Hrsg.), Impfkompendium, Thieme Verlag, 2005».
[413] *Engelbrecht/Köhnlein* a.a.O., S. 298.

vom 13. Mai 2006 wörtlich so beantwortet: «Es gibt keine allgemeine Aussage des Paul-Ehrlich-Instituts, daß ein [als] ausreichend hoch angesehener spezifischer Antikörpertiter eine Garantie für eine Nichterkrankung sei.»[414] In der vorgenannten Ausgabe des «impf-reports» von 2009 resümierte denn auch der Wissenschaftsjournalist Michael Leitner, die Erzeugung von Antikörpern nach einer Impfung habe kaum etwas mit Virenabwehr zu tun: «Dies weiß man jedoch erst seit Mitte der 1990er Jahre. Deshalb versuchte man in der Zeit davor, den Impfungen irgendetwas beizumischen, [w]as eine Antikörperreaktion verursacht. Und das gelang nur durch die Zugabe von Metallverbindungen wie dem bewährten Aluminiumhydroxid.»[415]

Ob man bei Biontech oder den Konkurrenzunternehmen «Moderna», «AstraZeneca» und wie sie sonst noch alle heißen mögen, nicht doch wieder dankbar auf diese alte Pfusch-Methode zurückgegriffen hat, um einen ‚hohen Impftiter' zu erzielen und auf eine ‚Wirksamkeit' von bis zu «95 %» zu kommen, muß dahingestellt bleiben. Es ist allerdings nicht ersichtlich, woran sonst, wenn nicht am ‚Impftiter' diese Unternehmen ihre jeweiligen Angaben zur ‚Wirksamkeit' ihrer Präparate festmachen wollen ... In den Probanden gefundene «Antikörper» einfach als solche gegen das SARS-CoV-2 zu deuten würde freilich nur bedeuten, sich endlos im Kreis zu drehen (s.o.), solange kein glaubhafter Nachweis der Existenz dieses ‚Virus' erbracht werden kann.

Ist aber, wie schon gesagt, alles total egal, denn: «Der Impfstoff von Pfizer/Biontech wirkt! Schon rund zehn Tage nach der ersten Dosis liege „ein starker Schutz gegen Covid-19" vor – zu diesem Urteil kam die Arzneimittelbehörde FDA», freut sich die «BILD»-Zeitung und feiert das in der Überschrift als «Gute Nachricht für die ersten Geimpften». Zu dumm nur, daß das dicke Ende nicht lange auf sich warten läßt: «Ein fettgedrucktes Datum erinnert an die zweite Impfung etwa drei Wochen nach der ersten Injektion. Nur durch sie sei eine Immunität gegen das Corona-Virus zu erreichen.»[416]

Hmm, hmm ... wie ist *das* nun zu verstehen? «Ein starker Schutz» gegen die Krankheit, aber trotzdem keine «Immunität» gegen das Virus? Worin besteht da der Unterschied, wenn doch das Virus die Krankheit macht? Wenn ich gar nicht immun bin, wogegen bin ich dann trotzdem «stark» geschützt? Und *wie* stark denn nun eigentlich? Außerdem, wie steht es mit den 5 Prozent, die bei der ‚Wirksamkeit' von «95 %» an vollen 100 % fehlen? Fehlt da bloß die ‚Immunität' oder auch der ‚starke Schutz'? Fragen über Fragen, auf die niemand eine Antwort gibt, weder die Zeitung noch die ‚Experten'.

---

[414] Ebd. S. 345.
[415] Ebd. S. 300.
[416] «BILD», 9. Dezember 2020.

152

Wer sich nun impfen läßt, zweimal im Dreiwochenabstand, mit dieser brandneuen Anti-SARS-CoV-2-Wunderwaffe, wogegen ist der dann eigentlich immun? Nur gegen das nie vorgezeigte Phantom-Virus oder auch gegen die von ihm verursachten, durchaus realen «Symptome»? Gehen wir doch einfach noch einmal die WHO-Liste durch, diejenige der «ersten» «COVID-19-Symptome». Wenn ich mich zweimal impfen lasse und zu den 95 % der Glücklichen gehöre, bei denen «Immunität» entsteht, kriege ich dann wirklich nie mehr Fieber, nie mehr trockenen Husten? Leide ich dann nie mehr unter Unwohlsein und Ermüdung, unter Auswurf, Riechverlust oder Kurzatmigkeit (auch nicht beim Treppensteigen)? Verspüre ich dann nie mehr Muskel- oder Gelenkschmerz, Halsschmerzen, Kopfschmerz? Bekomme ich dann nie mehr Schüttelfrost, Übelkeit/Erbrechen, Schnupfen, Durchfall, Bluthusten oder Schwellung der Bindehaut? Wirklich nicht? WUNDERBAR!!! Beinahe wie im Paradies! Außerdem, noch wunderbarer: wenn ich schon die ‚ersten‘ Symptome nie mehr kriege, dann doch ganz sicher erst recht nie mehr die ‚zweiten‘, also nie mehr «Schädigung der Lunge», «krankhafte Prozesse der Leber, des zentralen Nervensystems, der Nieren, der Blutgefäße und des Herzens», richtig? Einfach HIMMLISCH!!! Da werde ich ja voraussichtlich ewig leben, falls ich nicht irgendwann mit dem Flugzeug abstürze oder einer Atombombenexplosion zum Opfer falle ...

Klar, das wäre *zu* schön, um wahr zu sein. Zur selben Zeit, da «BILD» jubelt, verweist man anderswo auf «Stimmen (...) aus dem Herausgebergremium des renommierten „BMJ“ („British Medical Journal“), die in den bisherigen Versuchsergebnissen keinen Beweis erkennen, daß sie mehr verhindern als nur leichte Covid-19-Symptome. Daß die Impfung auch schwere Verläufe unterbinde, müsse sich erst erweisen.»[417] Das dämpft natürlich unsere hochfliegenden Erwartungen ein Stück weit. Wir werden also wohl doch vermutlich sterben müssen ... es wird sich halt noch ‚erweisen‘. Trotzdem, nie mehr Kopf- oder Halsschmerzen, nie mehr Schnupfen oder Ermüdung, das wäre auch schon eine feine Sache. Wie traurig, daß nicht einmal daraus etwas werden kann! «Laut Prof. Klaus Cichutek, Präsident des Paul-Ehrlich-Institutes, kann man derzeit davon ausgehen, daß der Impfschutz nicht nur Wochen, sondern mehrere Monate anhält.»[418]

WIE BITTE ...? Wir sind erst einmal sprachlos. DAS soll *alles* sein? «Nicht nur Wochen, sondern mehrere Monate»!? Und danach kommt es schon wieder, das ‚Virus‘, und mit ihm all die ekelhaften «Symptome»!? Dann war die ganze ‚Impferei‘ ja für die Katz‘! Denn mindestens in den letzten fünf Monaten hatten wir auch schon ohne Impfung keine Kopfschmerzen

[417] *Kurt-Martin Mayer* in: «Focus» Nr. 49/2020, S. 80.
[418] «BILD», 30. Dezember 2020.

mehr. Und auch keine nennenswerten Halsschmerzen, ja, nicht einmal einen ernsthaften Schnupfen. Muskelschmerzen sowieso nicht.

Die Enttäuschung sitzt wirklich tief! Bleibt also bloß noch die Hoffnung auf die Konkurrenzprodukte. Kurz nach Biontech/Pfizer ist AstraZeneca mit seinem entsprechenden Präparat auf den Markt gekommen. Keine neue mRNS-Hochtechnologie, sondern eher gehobener Standard – denn das Virenbasteln als solches beherrscht man ja nicht erst seit gestern ... «Für den Vektorviren-Impfstoff wird ein ungefährlicher Erkältungsvirus von Schimpansen so verändert, daß er einen Teil der Erbinformationen des Coronavirus enthält. Diese nutzt der Körper, um schützende Antikörper zu bilden.»[419] Anderswo präzisiert ein relativ ahnungsloser Journalist, hier werde «ein Virus, das normalerweise Schimpansen befällt, durch den Einbau des sogenannten Spike-Proteins des Coronavirus genetisch verändert»[420], womit wohl gemeint sein soll: ,durch den Einbau der RNS-Sequenz, die das sog. Stachel-Protein codiert‘, denn Proteine als solche können nichts ,genetisch verändern‘. Übrigens ist «RNS» und «mRNS» *chemisch* voneinander absolut nicht unterscheidbar, so daß der hochtechnologische Vorsprung von Biontech/Pfizer sich bei genauerem Hinsehen als bloße Fatamorgana erweist.

Nein, doch nicht ganz, denn bei dem «Vektorvirus» provoziert nicht die eingebaute RNS, sondern direkt das dank ihrer erzeugte «Stachel-Protein» die Antikörperreaktion. Demgegenüber regen die mRNS-,Impfstoffe‘ den Körper des ,Geimpften‘ erst einmal zum Nachbau des «Stachel-Proteins» an, und erst das ruft dann die Antikörperreaktion hervor. Genau deshalb sei so ein mRNS-Präprat keinesfalls ein «Impfstoff» im Sinne des Gesetzes, schimpfen manche ,Experten‘, sondern «ein medizinisch wirkender Stoff, der entwikkelt wurde, um die menschlichen Zellen anzuregen, *selbst zu einem Krankheitsverursacher zu werden*»[421]. Nun ist jedoch ein bloßes «Stachel-Protein» weder eine Krankheit noch ein Krankheitsverursacher, denn ihm fehlt ja eben gerade die Hauptsache, das zugehörige Virus, und erst das verursacht nach allgemeiner Auffassung ,die Krankheit‘! Abgesehen von solchen hochwissenschaftlichen Subtilitäten fasziniert jedoch etwas ganz anderes: Das SARS-CoV-2 mit seinem angeblichen «Stachel-Protein» ist nirgends glaubhaft als existent nachgewiesen worden; ,man‘ ,weiß‘ aber trotzdem wie das «Stachel-Protein» aussieht, kennt auch exakt den dazu passenden RNS-Code und kann ihn im Labor produzieren. Es geschehen halt noch Zeichen und Wunder!

---

[419] «BILD», 31. Dezember 2020.

[420] Afp-Beitrag in: «Hessische Niedersächsische Allgemeine», 2. Januar 2021.

[421] Mir vorliegender, leider wie so häufig undatierter und quellenmäßig nicht ausgewiesener PC-Ausdruck eines Textes angeblich des Wiener Kinderarztes Dr. *David Martin*; Hervorhebung original.

Nur mit der ‚Wirksamkeit' will es nicht so recht klappen bei AstraZeneca. Die betrage «etwa 70 Prozent», wird gemeldet[422]. Doch das ist ein undurchsichtiger Kompromiß zwischen zwei anderen Zahlen. «Durch Zufall stellte AstraZeneca fest, daß die Wirksamkeit 90 Prozent beträgt, wenn Probanden zunächst nur eine halbe Impfdosis und bei der zweiten Injektion einen Monat später eine ganze Dosis erhalten. Wenn beide Male eine volle Dosis gespritzt wird, liege die Wirksamkeit hingegen nur bei 62 Prozent.» «Experten» hätten «Zweifel an dem Zufallsbefund» geäußert, heißt es weiter. [423] Aber wieso eigentlich? Die Tendenz ist doch klar erkennbar. Je geringer die Dosis, desto höher die Wirksamkeit, und falls man durch ‚Zufall' einmal gar keine Dosis spritzen würde, wären genau damit, darauf kann man wetten, stolze 100 Prozent zu erreichen. Das darf lediglich niemand laut sagen, weil dabei ja umgekehrt die finanzielle ‚Wirksamkeit' schlagartig auf null fiele.

Was außerdem ins Auge fällt, ist der extreme Temperaturunterschied zwischen der «Stachel-Protein»-mRNS von Biontech/Pfizer und der «Stachel-Protein»-«Vektorviren»-RNS von AstraZeneca. Die erstere kann nur bei minus 70 Grad Celsius gelagert werden, die letztere hingegen «bei normalen Kühschranktemperaturen zwischen zwei und acht Grad»[424]. Irgendwo mittendrin liegt das Impfpräparat der US-Firma Moderna mit seiner Lagertemperatur von minus 20 Grad Celsius.[425] Daraus müßten biochemische bzw. molekularbiologische ‚Experten' eigentlich den Schluß ziehen, daß die fragliche RNS-Sequenz für ‚das' «Stachel-Protein» bei allen drei Produzenten wohl kaum identisch sein kann. Wenn sie das offenbar nicht tun, dann womöglich deshalb, weil es sowieso längst weit über 200 000 ‚Varianten' bzw. ‚Mutanten' des nie fachgerecht isolierten SARS-CoV-2 gibt, die ebensowenig fachgerecht isoliert wurden, und deshalb unbedingt davon auszugehen ist, daß sich jeder der drei bisher am Markt befindlichen ‚Impfstoffe' gegen eine andere ‚Variante' richtet, was allerdings hieße, daß dann wohl noch mehr als 200 000 weitere ‚Impfstoffe' benötigt würden ... Aber nein, das war jetzt wirklich nur ein kleiner Scherz am Rande, denn ‚man' ‚weiß' bekanntlich ganz genau, daß das «Stachel-Protein» präzise und exklusiv am sogenannten ACE2-Rezeptor der Wirtszellen «andockt». Folglich wäre in dem Moment, wo das SARS-CoV-2 da infolge eines veränderten «Stachel-Proteins» nicht mehr «andocken» könnte, die «Pandemie» vorbei. Zumindest virologisch, versteht sich, nicht zwangsläufig auch politisch. Daß seitens der pharmazeutischen Virologie immer noch mehr ‚Impfstoffe' entwickelt werden, beweist also, daß das «Stachel-Protein» bzw. die es codierende RNS-Sequenz *nicht*

[422] «BILD», 31. Dezember 2020.
[423] Afp-Beitrag in: «Hessische Niedersächsische Allgemeine», 2. Januar 2021.
[424] Ebd. – Genauso «BILD», 31. Dezember 2020.
[425] Afp-Beitrag in: «Hessische Niedersächsische Allgemeine», 2. Januar 2021.

mutiert sind, oder falls doch, wie dem Vernehmen nach bei der neuen ‚hochansteckenden' englischen ‚Variante', dann leider nur in dem Sinne, daß das Andockmanöver jetzt sogar noch schneller und effektiver vonstatten geht. Wir hatten nichts anderes erwartet, von diesem widerwärtig hinterlistigen Virus ...

Desungeachtet sprechen die immer noch sehr niedrigen Lagertemperaturen der Präparate von AstraZeneca und Moderna, ganz abgesehen von ihrer unerklärlichen Differenz untereinander und der noch viel größeren zum ‚Impfmittel' von Biontech, nicht unbedingt dafür, daß das SARS-CoV-2, wenn es denn existierte, im Körper von Menschen oder Warmblütlern große Überlebenschancen hätte. Die hat es zwar jetzt dank dieser wunderbaren ‚Impfstoffe' sowieso noch viel weniger. Obwohl nicht einmal das völlig sicher ist. Glaubt man dem weltbekannten Kämpfer gegen Impfschäden Robert F. Kennedy jun., wurde der ‚Impfstoff' von AstraZeneca auch «Affen verabreicht», mit dem Ergebnis, daß «die Affen weiterhin die Krankheit übertragen»[426] haben. Immerhin nur ‚die Krankheit', was ja angesichts des überwältigenden Symptomreichtums ‚der Krankheit' nicht *notwendigerweise* heißen muß: ‚das Virus'. Beweis: Bei der Erprobung des ‚Impfstoffs' von Moderna ab Mitte März 2020 traten «bei mehr als der Hälfte der Versuchspersonen unerwünschte Nebenwirkungen wie Erschöpfungszustände, Schüttelfrost, Kopfschmerzen, Fieber, Muskelschmerzen und anhaltende Schmerzen an der Injektionsstelle»[427] auf. Zumindest die vier mittleren davon stehen bekanntlich auf der WHO-Liste der ‚ersten' «Covid-19-Symptome». Trotzdem stellt sich die bange Frage: Sollten das am Ende gar keine ‚unerwünschten Nebenwirkungen', sondern bereits die ‚überschießenden Immunreaktionen' auf das Virus selber gewesen sein ...?

Fragen wir besser gar nicht mehr weiter, sondern wenden uns dem nächsten wichtigen Punkt zu. Um die Wahrheit zu sagen, erneut ohne große Hoffnung, hier etwas klären zu können, denn alle großen ‚Fachleute' halten sich bedeckt, sobald man von ihnen wissen möchte, ob ordnungsgemäß ‚Geimpfte' dann wenigstens nicht mehr ‚ansteckend' für andere sind. «Dazu gibt es im Moment noch keine endgültige Antwort», wiegelt einer der hierzulande führenden ‚Experten', PEI-Chef Prof. Klaus Cichutek Ende 2020 ab: «Das muß in einer Studie noch nachvollzogen werden.»[428] Sicher, das kann man nachvollziehen, daß das noch nachvollzogen werden muß. Zumal ja noch viel mehr nachvollzogen werden müßte, unter anderem, wie ein nicht als existent nachvollzogenes Virus *überhaupt* ansteckend sein kann, ganz gleich ob vor oder nach einer ‚Impfung'. Es ist aber auch nachvollziehbar, daß just

[426] Zit. n. «Corona-Lügen» (= Compact Aktuell Nr. 3, Oktober 2020), S. 82.
[427] *Fife* a.a.O., S. 67.
[428] «BILD», 30. Dezember 2020.

*das* wohl eher *nie* nachvollzogen werden wird ... Jedenfalls wird diejenige Nachvollziehung, *die* man nachzuvollziehen beabsichtigt, viel Zeit benötigen. Es wird «sich erst in einigen Monaten zeigen», hat die Presse Ende 2020 von nichtgenannten ‚Experten' erfahren, «ob man als Geimpfter noch andere anstecken kann und wie lange die Impfung wirkt»[429]. Da bleibt also alles offen, und wir sind gespannt!

Am allerbesten wäre natürlich, es würden sich zur eigenen Sicherheit alle ohne Ausnahme an die von dem ‚Experten' Dr. Gedeon ausgegebene Maxime halten: «Der Impfstoff sollte längere Zeit großflächig ohne nennenswerte Nebenwirkungen angewendet worden sein», ehe «man in Einzelfällen impft»[430] ...! Das ist ungefähr dasselbe wie: Ehe irgendjemand im Einzelfall den Urwald betritt, sollten längere Zeit großflächige Begehungen des Urwalds erfolgt sein, ohne daß es nennenswerte Zwischenfälle mit menschenfressenden wilden Tieren, Giftschlangen und anderem gefährlichen Ungeziefer gab. Wie schon gesagt, Logik ist eben nicht jedem gegeben. Aber die alte Vorsichtsmaßregel «Hannemann, geh' du voran!» ist dennoch durchaus beherzigenwert. Sie ist sogar problemlos befolgbar, da sich Zigmillionen von Hannemännern und -frauen förmlich darum reißen, auch einmal Versuchskaninchen sein zu dürfen. Nicht so der Pfizer-Chef Albert Bourla. Sich mit dem selbstproduzierten ‚Impfstoff' ‚impfen' lassen mochte er nicht; stattdessen hat er noch am selben Tag, als seine Firma eine (später auf 95 % erhöhte) Wirksamkeit ihres Produkts von 90 % bekanntgab, alle seine Aktien am eigenen Unternehmen abgestoßen.[431] Wem wollte er wohl damit etwas sagen?

### Impfstoffe mit allen Schikanen

Gegen so ein SARS-CoV-2 mit allen Schikanen können nur Impfstoffe erfolgreich sein, die ebenfalls über alle Schikanen verfügen. Das kann sicher jeder ‚nachvollziehen'. Welch ein Glück, daß die ‚Impfstoff'entwickler so ungemein fähige Leute sind, ‚Experten' eben! Denn ihre Präparate stellen wahre Meisterleistungen biotechnischer Ingenieurskunst dar. Vor allem das «BNT162b2» von Biontech/Pfizer, über welches die «Deutsche Presseagentur», von den ‚Experten' des PEI gründlich belehrt, berichtet:

«Anders als manche behaupten, verändert der Impfstoff die Gene nicht. Das mRNA-Molekül wird von den Körperzellen komplett zerlegt. Die Impfung ist nicht in der Lage, in das menschliche Erbgut einzugreifen. „Eine Integration von RNA in DNA ist unter anderem aufgrund der unterschiedlichen chemischen Struktur nicht möglich“, heißt es vom Paul-Ehrlich-Institut.»[432]

---

[429] Dpa-Beitrag in: «Hessische Niedersächsische Allgemeine», 28. Dezember 2020.

[430] *Gedeon* a.a.O., S. 53.

[431] Leserbrief in: «American Free Press», 11. und 18 Januar 2021, S. 31.

[432] Anonymer Dpa-Artikel «Wie funktioniert der mRNA-Impfstoff?» in: «Hessische Nieder-

Es wäre eigentlich Aufgabe der Presse gewesen, das Atemberaubende dieser Aussagen gebührend ins Licht zu setzen. Beeilen wir uns, dies hier nachzuholen!

1) Dieser prachtvolle ‚Impfstoff‘ bzw. sein einziger ‚wirksamer‘ Bestandteil, das exakt nach SARS-CoV-2-Vorbild konstruierte mRNS-Fragment mit dem Code für das «Stachel-Protein», wird somit wundersamerweise «von den Körperzellen komplett zerlegt», obwohl dasselbe RNS-Fragment im Virus offenbar *nicht* «von den Körperzellen zerlegt» wird, schon gar nicht «komplett»! Eine unübertroffene Glanzleistung von Biontech, wir gratulieren!

2) Der einmalige ‚Impfstoff‘ wird augenscheinlich auf bisher geheimgehaltene Weise gegen das *in allen Zellen vorhandene* Enzym Reverse Transskriptase abgeschirmt. Dieses Enzym übersetzt nämlich – zum Beispiel bei den hypothetischen ‚Retroviren‘, siehe oben! – normalerweise RNS in DNS, und die wird mithilfe irgendeines Enzyms vom Typ DNS-Integrase (es gibt mehrere) mit Leichtigkeit ins gleichfalls aus DNS bestehende Erbgut der Zelle eingebaut (‚integriert‘). Dies für seine mRNS-Fragmente zu verhindern, ist eine zweite Pioniertat von Biontech, wir gratulieren nochmals!

Für den Fall, daß Biontech selber von dieser seiner Großtat (noch) gar nichts bemerkt haben sollte, gratulieren wir wenigstens dem PEI zu seinen biochemisch/molekularbiologisch zwar nicht eben lehrbuchkonformen, aber doch höchst originellen Ausführungen ...

Was sie sonst noch alles können, stellen die diversen bereits auf dem Markt erhältlichen ‚Impfstoffe‘ erst richtig unter Beweis, seit Ende 2020 etliche ‚Mutanten‘ des nie vorgezeigten SARS-CoV-2 ebensowenig vorgezeigt, zum Ausgleich dessen jedoch von allerlei ‚Experten‘ für ‚noch viel gefährlicher‘ befunden worden sind. Worin die ‚noch viel größere Gefährlichkeit‘ des näheren besteht, ist bis dato ungeklärt, sie ist aber jedenfalls ‚Tatsache‘. Es ist auch nicht geklärt, was denn da so genau wie im einzelnen ‚mutiert‘ ist, aber die ‚Mutation’ als solche ist ebenfalls ‚Tatsache‘. Zuerst erregt die britische ‚Mutante‘ mit der virologischen Fachbezeichnung «B.1.1.7» Aufsehen, weil sie, wie schon berichtet, um «bis zu 70 Prozent» «ansteckender» ist als ‚das‘ ‚ursprüngliche‘ SARS-CoV-2, wobei offenbleibt, ob ‚ursprünglich‘ sich hier auf das von Prof. Drosten in Berlin oder das von seinen chinesischen Kollegen direkt vor Ort in Wuhan gebastelte Exemplar bezieht. «Neben der Mutation B.1.1.7 wurde im Dezember eine recht ähnliche Variante bekannt: die Mutation 501Y.V2 in Südafrika. Die gute Nachricht: Fachleute gehen derzeit nicht davon aus, daß diese Erreger unempfindlich gegen die bislang zugelassenen Corona-Impfstoffe sind.»[433] Nur eine Woche danach heißt dieselbe südafrikanische ‚Mutante‘ übrigens schon nicht mehr «501Y.V2», son-

---

sächsische Allgemeine», 28. Dezember 2020.
[433] Dpa-Bericht in: «Hessische Niedersächsische Allgemeine», 6. Januar 2021.

dern «B.1.351»[434], was darauf hindeutet, daß bei diesem extrem heimtückkischen Virus nicht nur das Genom, sondern sogar der Name mutiert!

Alle seine Finten werden ihm aber nicht helfen! Denn gerade das ist das wahrhaft Großartige an diesen neuen ‚Impfstoffen', nicht bloß an dem von Biontech/Pfizer, sondern auch an denjenigen von Moderna und AstraZeneca, aber sicherlich auch an allen anderen, die noch kommen werden! Man hat sie so unbegreiflich vorausschauend konzipiert, daß dem hinterhältigen SARS-CoV-2 alle seine noch hinterhältigeren Verwandlungskünste nichts nützen! Die ‚Fachleute' können uns sogar genau erklären, wieso die ‚Wirksamkeit' bei der britischen ‚Mutante' erhalten bleibt. «Die Gefahr, daß die nun startenden Impfungen gegen das Mutanten-Virus nicht wirken, besteht laut Experten nicht», beruhigt die «BILD»-Zeitung noch am Tag nach der Bekanntgabe der Entdeckung der neuen ‚Mutante' ihre Leser. «Der Impfstoff erzeuge eine Immunreaktion gegen unterschiedliche Virusmerkmale, sei also auch gegen die neue Mutation wirksam.»[435] Es muß wohl so sein, denn eine Woche später bleibt die pharmazeutisch-virologische Fachwelt bei ihrer Versicherung: «Experten zufolge richtet sich die Immunreaktion des Körpers gegen mehrere Merkmale des Virus, einzelne Mutationen dürften sich daher nicht dramatisch auswirken. Biontech-Chef Ugur Sahin sagt: „Wir haben den Impfstoff bereits gegen circa 20 Virusvarianten mit anderen Mutationen getestet. Die Immunantwort, die durch unseren Impfstoff hervorgerufen wurde, hat stets alle Virusformen inaktiviert."»[436]

Zweifellos *höchst* erfreuenswert, mit nur einer ganz winzigen Einschränkung: *Vor* Tische las man's *anders* ... Will heißen: Von ‚*mehreren* Merkmalen' des Virus hört man jetzt zum ersten Mal. So ein SARS-CoV-2 ist – bei all seiner von niemandem geleugneten boshaften Tücke – im Grunde genommen ein derart primitives Geschöpf, daß es an ‚Merkmalen' nur äußerst wenig zu bieten hat: 1) ein rund 30 000 Nucleotide langes RNS-Kettenmolekül, 2) eine mehr oder wenige kugelrunde Eiweiß- oder Proteinhülle, 3) außen auf dieser Hülle dann noch die denglisch sogenannten «Spike-Proteine» (deutsch: «Stachel-Proteine»), niemand sagt uns, wieviele an der Zahl, aber chemisch alle identisch. Das wär's schon!

Ursprünglich richteten sich deshalb auch alle Impfstoffe nach Angaben aller ‚Experten' immer nur gegen ein einziges ‚Merkmal' des Virus, nämlich gegen seinen extrem gefährlichen Enterhaken, mit dem es die Zellmembranen ‚aufknackt', um in die Zellen einzudringen. Also gegen sein «Stachel-Protein». Wer es bereits vergessen haben sollte, lese es oben nach. Man konn-

---

[434] Vgl. die entsprechende Meldung in: «Hessische Niedersächsische Allgemeine», 13. Januar 2021.

[435] «BILD», 21. Dezember 2020.

[436] Dpa-Beitrag in: «Hessische Niedersächsische Allgemeine», 28. Dezember 2020.

te es aber auch bis mindestens zum 11. November 2020 noch bei der in puncto ‚Expertentum' ganz unvergleichlichen «Wikipedia» (deutsch) bis in die kleinsten molekularbiologischen Details hinein nachlesen. Wir meinen jetzt nicht das mit den Impfstoffen, sondern das mit der Gefährlichkeit, nämlich der krankmachenden Wirkung des SARS-CoV-2, die auf einem einzigen ‚Merkmal' beruht, nämlich seinem «Stachel-Protein». (Vorab-Tip: für die Decodierung des – zum geographischen ‚Virus'-Ursprung perfekt passenden – nachfolgend zitierten ‚Experten'-Chinesisch wende man sich im Bedarfsfalle an entsprechende Stellen, z.B. Duden-Redaktion, Brockhaus-Redaktion, Charité, RKI, PEI, FLI o.ä.):

«Das COVID-19 auslösende Virus SARS-CoV-2 dringt wie SARS-CoV-1 bei SARS über eine Bindung an das in der Zellmembran verankerte Enzym ACE2 in die menschliche Zelle ein. Dabei interagiert das virale Spike-Protein mit ACE2. Für diesen Prozeß ist die Mitwirkung der Serinprotease TMPRSS2 notwendig. Im Versuch mit HeLa-Zellen, die ACE2 des Menschen, der Chinesischen Hufeisennase (*Rhinolophus sinicus*), einer Schleichkatzenart, des Hausschweins und der Maus exprimieren, konnte SARS-CoV-2 das jeweilige ACE2-Protein als Rezeptor nutzen, um in die Zelle einzudringen, nur bei dem Maus-ACE2 gelang dies nicht, ebensowenig bei HeLa-Zellen, die kein ACE2 bildeten. An Rezeptoren, die von anderen Coronaviren genutzt werden, findet keine Bindung von SARS-CoV-2 statt. Eine Veröffentlichung einer chinesischen Forschergruppe, die einen anderen Eindringweg mittels Spike-Protein-vermittelter Membranverschmelzung bei T-Lymphozyten beschrieb, die kein oder wenig ACE2 auf ihrer Oberfläche tragen, wurde von den Autoren mittlerweile widerrufen.»[437]

Unsere Übersetzung in Kurzform: ohne das Enzym-Eiweiß ACE2 geht für ‚das' Virus gar nichts (außer bei der Maus, wo sowieso nichts geht ...), denn nur daran kann sein «Stachel-Protein» festmachen.

*Beide* Proteine sind, wie *alle* Enzyme, *hochspezifisch* und werden daher fast immer schon durch die kleinste Mutation, die im Einbau einer einzigen ‚falschen' Aminosäure oder im Verlust einer einzigen ‚richtigen' Aminosäure resultiert, funktionslos. Andere relevante ‚Merkmale' des SARS-CoV-2 werden *keine* genannt, weil es sie offenbar nicht gibt. Ist aber egal, die ‚Impfstoffe' richten sich trotzdem auch gegen die nicht vorhandenen ‚anderen Merkmale'. Das ist insofern nur konsequent, als sie sich ja sowieso gegen ein ganzes nicht vorhandenes ‚Virus' richten ... Das wiederum erlaubt uns, ‚nachzuvollziehen', daß alle diese ‚Impfstoffe' gegen egal wieviele Hunderttausende oder am Ende gar Millionen nichtvorhandener ‚Mutanten' immer und stets gleich ‚wirksam' sein und bleiben werden. Hurra, wir sind definitiv gerettet!

---

[437] «Wikipedia» (deutsch), Artikel «COVID-19» (Stand vom 7. November 2020).

## Wir fassen zusammen

Unser Resümee enthält sich jeglicher Ironie. Es diskutiert auch nicht mehr, sondern hält nur noch das fest, was sich aus der vorstehenden Erörterung Schritt für Schritt als der Wahrheit entsprechend herausgeschält hat.

\* «Krankmachende» Viren sind auch unter dem Elektronenmikroskop **nicht beobachtbar** bzw. **nicht sicher identifizierbar.** Selbst wenn sie **im Gegensatz** zu ihrer wissenschaftlichen Definition als **Nicht-Lebewesen** irgendeine Lebenstätigkeit, zum Beispiel Selbstvermehrung aufwiesen, wäre diese wegen der Zerstörungskraft der Elektronenstrahlung möglicherweise gar nicht (mehr) feststellbar.

\* Viren lassen sich mittels der jedem Virologen und Mikrobiologen vertrauten **Standard-Methode** der **Dichte-Gradienten-Zentrifugierung** im Labor mustergültig **isolieren** und **nachweisen.** Die einzigen Viren, die man auf diese Weise jedoch findet, sind immer nur die Phagen oder Bakteriophagen, von denen man dank dieser Nachweismethode inzwischen rund 2000 verschiedene Arten kennt. Bakteriophagen sind aller Wahrscheinlichkeit nach nicht einmal für Bakterien, bei denen allein sie gefunden werden, krankheitserregend, sondern als sporenähnliche generative Zwischenstadien von Bakterien anzusehen. Phagen haben mit egal welchen anderen als für Pflanze, Tier oder Mensch krankheitserregend betrachteten Viren nichts zu tun.

\* Die **Existenz** krankmachender Viren müßte wissenschaftlich überzeugend gemäß den drei (vier) sogenannten **Kochschen Postulaten** nachgewiesen werden. Da diese Postulate völlig einleuchtend sind, wagt in der Theorie niemand sie infragezustellen; in der Praxis werden sie jedoch mindestens auf dem Gebiet der Virologie längst von niemandem mehr beachtet, weil ihre strikte Beachtung für die ganze Zunft das Aus bedeuten würde.

\* Das **erste** Kochsche Postulat verlangt die einwandfreie Isolierung eines vermuteten Krankheitserregers. **Ausnahmslos alle** jahrzehntelang immer wieder unternommenen Versuche, egal welche als krankmachend (pathogen) und als pathogene vorhanden **vorgestellten** Viren mittels Dichte-Gradienten-Zentrifugierung zu isolieren und anschließend elektronenmikroskopisch als vorhanden nachzuweisen, **sind gescheitert.** Auch die Behauptung, es würden bisweilen ‚zusammen mit den Viren nicht-virale Teilchen isoliert', bedeutet in Wirklichkeit, daß in solchen Fällen **sämtliche** gefundenen Teilchen **nicht-viral** sind. Für die **korrekte** Deutung solcher Teilchen, die immer wieder unter dem Elektronenmikroskop gefunden und prompt als Viren **fehlgedeutet** werden, besteht eine ganze Reihe nebeneinander existierender Möglichkeiten.

\* Was an angeblichen Viren nur gelegentlich photographisch vorgezeigt, meist jedoch als existent einfach **behauptet** wird, sind **Ausgeburten** einer durch ein **falsches wissenschaftliches Paradigma irregeleiteten** Vorstellungskraft, was ja inzwischen offen zugegeben wird, indem man sich sogenannte Virus-Entdeckungen gleichzeitig **als Virus-Erfindungen patentieren** läßt. Hat sich ein derartiges falsches Paradigma – und es gibt **einige** solche in den verschiedenen Fachgebieten der sogenannten modernen Wissenschaft – erst einmal als eingepauktes und unhinterfragtes Lehrbuchwissen **etabliert**, ist es praktisch **nicht mehr auszurotten**. Günstigstenfalls wird hier irgendwann das berühmte Diktum des großen Physikers **Max Planck** in Erfüllung gehen: «Eine neue wissenschaftliche Wahrheit pflegt sich nicht in der Weise durchzusetzen, daß ihre Gegner überzeugt werden und sich als belehrt erklären, sondern vielmehr dadurch, daß die Gegner allmählich aussterben und daß die heranwachsende Generation von vorherein mit der Wahrheit vertraut gemacht wird.»[438]

* Die **Unmöglichkeit**, krankmachende Viren zu isolieren und nachzuweisen, **beweist** jenen, die überhaupt **imstande** sind, außerhalb des verhängnisvollen eingeschliffenen Paradigmas zu denken, daß es solche Viren **nicht gibt**. Dazu gesellen sich mehrere **indirekte** Beweise. Einer davon ist: **Gegen kein einziges vermeintliches Virus** gibt es effektive bzw. allgemein durchschlagende **Heilmittel**, weil eben die Diagnose «Virusbefall» falsch ist und die zahllosen vermeintlichen Medikamente, ganz egal, wie man sich im einzelnen jeweils ihre medizinische Wirksamkeit vorstellt, im Körper der Patienten schlicht **kein Objekt vorfinden**, gegen das sie wirken **könnten**. Wo dennoch Heilungen von vermeintlichen virösen Krankheiten stattfinden, haben diese Heilungen – genau wie die Krankheiten – andere Ursachen, und zwar in aller Regel psychosomatische.

* Ein **zweiter indirekter Beweis** sind die **erratischen** vermeintlichen **Ansteckungsmuster** und die damit einhergehende **Unmöglichkeit**, eine **Ansteckungsrate** zutreffend mathematisch **zu modellieren**. Sobald man unerklärliche sogenannte Ausbrüche vermeintlich viral bedingter Erkrankungen auf Hochseeschiffen oder an anderen geographisch isolierten Orten im Lichte der Erkenntnisse von Dr. Ryke Geerd Hamer betrachtet, werden sie ganz leicht erklärbar. Es handelt sich um psychosomatisch verursachte Symptome, deren zeitliches Auftreten und räumliche oder individuelle Verteilung verständlicherweise völlig unvorhersagbar ist, weil jeder Mensch anders mit «biologischen» (Dr. Hamer) bzw. richtiger gesagt, seelischen Konflikten umgeht. Voll anwendbar ist der von Dr. Hamer geprägte Begriff «biologischer Konflikt» hingegen auf Tiere. Auch bei ihnen werden vermeintlich unerklärliche Krankheitsbilder routinemäßig für durch Viren bedingt und für ansteckend erklärt, obwohl keine Viren nachweisbar sind.

---

[438] Zit. n. *Wolfgang Thüne*, Der Treibhaus-Schwindel, Saarbrücken (Wirtschaftsverlag Discovery Press) 1998, S. 44.

* Die falsche Virentheorie erhält sich nicht zuletzt deshalb so zäh und erfolgreich am Leben, weil sie im Bedarfsfalle mit Hilfshypothesen operiert, die ebensowenig beweisbar sind wie die Existenz der Viren selber. Daß immer nur **manche** sogenannte **Kontaktpersonen** andere anstecken oder von anderen angesteckt werden, während viele bzw. die meisten niemanden anstecken und auch von niemandem angesteckt werden, wird durch eine angeblich individuell unterschiedliche Stärke des sogenannten **Immunsystems** erklärt, obwohl dessen Stärke sich gar nicht messen läßt. Die **Existenz** des angeblichen **Immunsystems** wiederum wird im wesentlichen durch die **Behauptung** der Existenz sogenannter **Antikörper** plausibel gemacht, obwohl die anti-virale Funktion dieser Antikörper, die an sich nichts anderes sind als im einzelnen sehr unterschiedliche große Eiweißmoleküle, unter dem Elektronenmikroskop gar **nicht unmittelbar beobachtet** und somit auch nicht bewiesen, sondern nur als theoretisches Denkmodell **behauptet** werden kann. Dasselbe gilt für das zweite Standbein des hypothetischen gegen Viren wirksamen Immunsystems, die sogenannten T-Zellen, T-Helferzellen oder T-Lymphozyten. Sie selber können zwar lebendig unter einem normalen Lichtmikroskop beobachtet werden, **nicht** jedoch die ihnen zugeschriebene **Bekämpfung irgendwelcher Viren**, die auch und erst recht unter dem Elektronenmikroskop **unsichtbar bleibt**.

* Ein **dritter indirekter Beweis** für die Nichtexistenz von Viren ist die extreme Unzuverlässigkeit egal welcher Art noch so raffiniert erdachter vermeintlicher Viren-Tests. Daß die Testergebnisse immer bloß mehr oder weniger dem entsprechen, was die statistische **Zufallswahrscheinlichkeit** ohnedies erwarten läßt, zeigt für jene, die außerhalb des falschen Viren-Paradigmas zu denken vermögen, deutlich genug an, daß die eingebildeten Test-Objekte in Wirklichkeit **gar nicht vorhanden** sind.

* Ein **vierter indirekter Beweis** speziell für die Nichtexistenz des SARS-CoV-2 ist die **ungeheuerliche Bandbreite** jener **Krankheitssymptome**, die es vermeintlich hervorruft, ohne daß sich jeweils der dafür unabdingbar nötige Verursachungs-Mechanismus aufzeigen ließe. Desgleichen die ebenso ungeheuerliche Bandbreite der angeblich dagegen wirksamen **Medikamente**. Daß bei der immer stärkeren Verbreiterung der Symptomskala auch politische Motive im Spiel sind, ändert nichts wesentliches an diesem Befund.

* Ein **fünfter indirekter Beweis** sind die endlose Widersprüche zwischen den Fachleuten bezüglich all dessen, was ein Virus, seinen Ursprung, seine Aktivität und seine Bekämpfung im einzelnen ausmacht. Eine derart **chaotische** Meinungsvielfalt, die zudem **viele Jahrzehnte hindurch anhält**, wäre schlicht **unmöglich**, wenn Viren tatsächlich existierten. Es gibt diesen Meinungswirrwarr bei keiner einzigen anderen Organismenart, deren Existenz unbezweifelbar feststeht, und das sind Hunderttausende bis Millionen.

163

* Der vermeintlichen Corona-Pandemie fehlt somit jede reale Grundlage. Obwohl sie unverkennbar, ja **nachweislich** politisch gewollt war und ausgelöst wurde[439], wäre ihre Inszenierung völlig unmöglich ohne das bereits seit weit über hundert Jahren von Experten und Laien gleichermaßen unkritisch-gläubig akzeptierte Virus-Paradigma. Es sei jedoch angemerkt, daß dieser gigantische Unfall der Wissenschaft – und er ist, wie schon gesagt, beileibe nicht der einzige – letztlich auf das engste mit der unsäglichen Hybris einer radikal gottlos gewordenen Intelligentsia zusammenhängt, die für die geoffenbarten **übernatürlichen** Geheimnisse Gottes nur Spott übrighat und sich allen Ernstes einbildet, die **natürlichen** Schöpfungsgeheimnisse Gottes mit ihrem winzigen Verstand bis ins letzte ergründen zu können. Doch «Gott läßt seiner nicht spotten» (Gal. 6,7), sondern straft den furchtbaren geschöpflichen Hochmut mit entsprechend furchtbarer Verblendung. Die statt gott- nur noch wissenschaftsgläubige Menschheit ist buchstäblich «auf den Hund gekommen». Schon läuft alles permanent mit einem Maulkorb herum, der Hund und Herrchen oder Hund und Frauchen beinahe voneinander ununterscheidbar machte, wäre es nicht zumeist der Hund, der ohne Maulkorb bleibt ... Unsere gläubigen Vorfahren hatten offenbar recht, wenn sie als Volksweisheit formulierten: «Alle Schuld rächt sich auf Erden.»

---

[439] Vgl. dazu vom Verf. «Superlogen regieren die Welt» Nr. 9.

## II. Kritik der Virentheorie

Das unglückselige Konzept sogenannter «Viren», die damals ohnedies in keiner Weise nachgewiesen werden konnten oder hätten können, geht letztlich auf den berühmten deutschen Arzt Rudolf Virchow (1821-1902) zurück. «Virchow führte mit seiner Zellularpathologie die zu seiner Zeit widerlegte, antike Theorie der Säftelehre wieder in die Medizin ein und behauptete, daß Krankheiten durch Krankheitsgifte, auf lateinisch Virus, entstehen.»[440] Daraus wurde auf dem Umweg über die spätere Entdeckung von Bakterien und Bakteriophagen die moderne Virustheorie.

### Viren – ein Produkt der «Evolution»?

Daß es, *abgesehen von den als einzige korrekt nachgewiesenen Bakteriophagen*, überhaupt so etwas wie Viren gebe, ist bis heute bestenfalls eine bemerkenswert schlecht begründete «Theorie». Dasselbe gilt für die dennoch zumeist dogmatisch *behauptete* «zufällige Entstehung des Lebens» aus toter Materie und die daran anschließende «zufällige Höherentwicklung aller Lebewesen» bis hin zum Menschen aus einer «primitiven Ur-Zelle». Passend zum ständig eingeforderten «Glauben» an dieses Dogma ist sogar hochoffiziell bis heute immer bloß von einer «Evolutions*theorie*» die Rede.

Obwohl Viren ausdrücklich *nicht* als «Lebewesen» betrachtet werden, weil sie weder auf irgendwelche Sinnesreize reagieren noch einen Stoffwechsel aufweisen, sollen sie doch schon mit der «Ur-Zelle» gemeinsam haben, daß sie einen «genetischen Code» besitzen und sich mit seiner Hilfe fortpflanzen bzw. vermehren. In eklatantem und dennoch allgemein ignoriertem Widerspruch zur eigenen Theorie erkennen die Mikrobiologen darüber hinaus Viren doch noch eine Art von Lebenstätigkeit zu, die sie letztlich auf dieselbe Stufe stellt wie die Bakterien: Viren, so heißt es nämlich, «befallen» oder «infizieren» lebende Zellen aller möglichen Organismen, indem sie *aktiv* von außen in sie *eindringen*.

Das gilt zumindest für Viren nach Art des «Corona-Virus», die angeblich eine Eiweißhülle mit irgendwelchen ‚Enterhaken‘ besitzen. Bei «Corona-Viren» sind das «Dorn»- oder «Stachel-Eiweiße» (meist in häßlichem Denglisch «Spike-Proteine» genannt). Es wird behauptet, daß sie diese «Dornen» oder «Stacheln» oder sonstigen ‚Enterhaken‘ dazu benutzen, die Zellmembranen bzw. – bei Pflanzen – sogar die Zell*wände* von Organismen aufzubrechen und sich solchermaßen Zugang zum Innern der Wirtszellen zu verschaffen.

---

[440] *Stefan Lanka*, Viren entwirren. Das «Masern-Virus» als Beispiel, in: WISSENSCHAFFT-Plus – Das Magazin Nr. 6/2015, S. 38-44, hier: S. 38.

Für sogenannte «Retroviren» gilt das allerdings nicht in gleicher Weise, obwohl auch ihnen nachgesagt wird, daß sie Zellen «befallen» bzw. «infizieren», denn sie sollen nach weitverbreiteter Ansicht aus der Erbsubstanz ihrer Wirtszellen hervorgegangen sein, von der sie jedenfalls chemisch ununterscheidbar sind.

Darüber, wie und wann genau «im Laufe der Evolution» Viren beiderlei Typs «entstanden» sein sollen, besteht keine Einigkeit, sondern nur eine Reihe voneinander abweichender, rein spekulativer «Modellvorstellungen», bei denen wir uns nicht aufzuhalten brauchen, da sie mit «Wissenschaft» ersichtlich nichts zu tun haben.

Übereinstimmung herrscht aber dahingehend, daß alle Viren gleich welcher Art dieselben zwei Sorten von Erbsubstanz besitzen wie alle echten Lebewesen auch, DNS und RNS. Ebenso einig ist man sich darüber, daß diese Erbsubstanz in genau derselben Weise Trägerin von «Information» ist wie bei allen echten Lebewesen auch. Der sogenannte «genetische Code» ist angeblich bei egal welchen Viren identisch mit demjenigen aller übrigen Organismen bis hinauf zum Menschen.

Für die sogenannte Evolutions*theorie* sind *unzählige* statistische Unwahrscheinlichkeiten, deren *jede für sich allein* die geschätzte Zahl sämtlicher Atome im ganzen Universum[441] um das Billiarden-, Trilliarden-, Quadrillionen-, ja sogar Quintillionenfache mal Quintillionenfache mal Quintillionenfache und oft noch enorm viel mehr übertrifft, kein Hindernis – ein Umstand, der sie überaus ‚signifikant' von den allermeisten, selbst noch den abartigsten sogenannten «Verschwörungs*theorien*» unterscheidet. Dennoch gilt sie im offiziellen Bildungs- und Wissenschaftsbetrieb als unantastbare «Wissenschaft» vom feinsten ... Daß z.B. enorm komplizierte, leistungsfähige und dabei voneinander fundamental verschiedene Seh-Mechanismen, d.h. Augentypen in verschiedenen «Ästen» des Entwicklungs-«Stammbaums» mindestens viermal *unabhängig voneinander* durch «zufällige» Mutationen «entstanden» seien, wird von keinem Evolutionstheoretiker infragegestellt. Dem zum Trotz hat bisher noch keiner von ihnen gewagt, auch die «zufällige Entstehung» des «genetischen Codes» zu einem Ereignis zu erklären, das mehr als einmal «im Laufe der Evolution» eingetreten sei. In diesem Falle ist nämlich die statistische Unwahrscheinlichkeit *allzu* gigantisch und gleichzeitig *gar* zu augenfällig.

Gerade die sogenannte «Universalität» des «genetischen Codes», die *auch* die angeblichen Viren umfaßt, wird freilich der Virentheorie zum Fallstrick, sofern sie integraler Bestandteil der Evolutionstheorie ist.

---

[441] Sie beträgt nach Schätzung der Astronomen ungefähr 10 achtzigmal mit 10 mal-genommen, also $10^{80}$ oder eine Zehn mit 80 Nullen im Gefolge.

## Der «genetische Code» als «Virentöter»

Ein Code enthält Information und soll sie weitergeben. Schon oft ist darauf hingewiesen worden, daß «Information» kein materielles, sondern ein geistiges Konzept ist. Die heutige «Wissenschaft», selbst die (nur noch) sogenannte «Philosophie», *will* das nicht kapieren und faselt deshalb mittlerweile sogar von der angeblich drohenden Überwältigung der Menschheit durch von Menschen selbst entworfene und gebaute Maschinen, die am Ende «intelligenter» wären als ihre Schöpfer. In Wirklichkeit verfügen Computer oder Roboter als rein materielle Gegenstände auch immer nur über ‚tote‘, d.h. rein materiell erzeugte oder hinterlegte «Bits» und «Bytes», deren noch so irrwitzige, gigantische Anhäufung in Superrechnern o.ä. nie auch bloß ansatzweise so etwas wie Verständnis, Einsicht, Erkenntnis oder «Information» bei der Maschine selber zu erzeugen vermag.

Das heißt natürlich nicht, daß in der Maschine oder mit ihrer Hilfe keine Information benutzt oder weitergegeben würde. Es heißt nur, daß die Information, die der menschliche Geist als etwas Geistiges in materieller Form – eben als «Code» – hinterlegt hat, von der toten, geistlosen Maschine auch nur rein materiell verarbeitet bzw. weitergereicht werden kann. Für die Rechen- oder Arbeitsmaschine sind die Bits, mit denen der Mensch sie programmiert und ihre Datenbänke füttert, keine «Information», weil sie über keinerlei Geist, also über keinerlei Intelligenz verfügt. «Information» ist das nur für den geistbegabten Menschen, der die tote Maschine dazu benutzt, auf rein mechanischem Wege, letztlich durch raffiniert gelenkte elektrische Ströme, aus Bits und Bytes wieder andere Bits und Bytes oder bestimmte technische Bewegungsabläufe zu generieren, die erst dann wieder zu «Information» werden, wenn der Mensch sie kraft seiner Geistigkeit als Rechenergebnis (beim Computer) oder als sinnvolle Arbeitsleistung (beim Roboter) zur Kenntnis nimmt.

Einen «Code» kann daher immer nur ein geistbegabtes Wesen schaffen oder als solchen erkennen. Ein des Deutschen nicht mächtiger Chinese kann keine deutsche Zeitung lesen und ein des Chinesischen nicht mächtiger Deutscher keine chinesische, obwohl die jeweiligen Schriftzeichen/Buchstaben jeweils von beiden durchaus identisch «gesehen» werden. Sie werden zwar rein materiell gesehen, aber nicht geistig verstanden.

Den «genetischen Code» soll nun gemäß der Evolutionstheorie die bloße Materie auf rein zufälligem Wege durch sogenannte «Selbstorganisation» erschaffen haben. Darin liegt *rein begrifflich* kein Widerspruch, solange man zugibt, daß der «Code» nur und erst gleichsam im Nachhinein vom Menschen kraft seiner Geistigkeit überhaupt *als* Code *erkannt* wird. Die Unsinnigkeit der behaupteten ‚Zufallsentstehung‘ dieses Codes erhellt allerdings aus seiner Komplexität und der damit gekoppelten Sinnhaftigkeit, die eben schon zu seiner ‚Entstehung' unbedingt Geist voraussetzt. Hochinteressanterweise läßt sich nun die von außen, d.h. von einer programmierenden Intelligenz herrührende ‚Entstehung' des «genetischen Codes» sogar rein *naturwissenschaftlich* beweisen.

Der «genetische Code» besteht bekanntlich darin, daß sich das ungeheuer lange Kettenmolekül DNS oder RNS (sogenannte «Nucleinsäuren») aus Hunderten, Tausenden, im Falle der DNS sogar Millionen nur vier verschiedener sogenannter «Basen» bzw. «Nucleotide»[442] zusammensetzt, deren Reihenfolge sich scheinbar chaotisch abwechselt: Adenin (A), Thymin (T), Cytosin (C) und Guanin (G) *bzw.* Uracil (U) *statt Thymin* bei der RNS. Doch immer drei unmittelbar nebeneinanderliegende Basen bilden ein sogenanntes «Triplett» aus gleichsam drei Buchstaben, und die allermeisten der 64 möglichen Tripletts «codieren» eine der 20 verschiedenen Aminosäuren, die in Organismen vorkommen. Die übrigen Tripletts, die keine Aminosäure codieren, fungieren vor allem als Begrenzungsmarken (Anfang und Ende) der einzelnen Gene.

Aus den Aminosäuren wiederum setzen sich sämtliche Eiweißmoleküle zusammen, die einen Großteil der Zell- bzw- Körpersubstanz der Organismen ausmachen. Außerdem ermöglichen Eiweißmoleküle vieltausendfach als jeweils hochspezifische Bio-Katalysatoren (Enzyme) in den Zellen den zielgerichteten Auf- oder Abbau aller einzelnen Mitglieder der drei Großgruppen organischer Substanzen – Zucker, Fette und Eiweiße (Proteine) –, aus denen sämtliche Organismen bestehen.

In den Lebewesen gibt es Zehntausende, ja sogar Hunderttausende verschiedener Eiweißstoffe; ihre Verschiedenheit kommt einzig durch die jedesmal andere Kombination und Anzahl der 20 verschiedenen Aminosäuren zustande. Als ein «Gen» bezeichnet man einen Abschnitt auf der DNS oder (bei manchen niederen Organismen) RNS, der den «Code» für die Herstellung eines bestimmten Eiweißmoleküls enthält. Besteht das Eiweißmolekül zum Beispiel aus 500 einzelnen Aminosäuren, zählt der «Code» dafür auf der DNS oder RNS 1500 aneinandergereihte Basen bzw. 500 aneinandergereihte Basentripletts.

Den «genetischen Code» hat man schon vor vielen Jahrzehnten «entschlüsselt». Man weiß also genau, welches Basentriplett welche Aminosäure «codiert». Die meisten der 20 unterschiedlichen Aminosäuren können sogar durch mehrere der 64 möglichen verschiedenen Basentripletts «codiert» werden. Doch um einen «Code» handelt es sich nur und erst für den geistbegab-

---

[442] Als Nucleotid bezeichnet man die Gesamtheit aus Base, Zucker (Desoxyribose oder Ribose) und Phosphatgruppe; die beiden letzteren bleiben immer gleich, aber die vier verschiedenen Basen wechseln sich ab.

168

ten Menschen, haben wir gesagt. In den Organismen liegt er als etwas rein Materielles vor. Und genau an diesem Punkt wird es interessant. Denn man muß sich ja fragen: Woher kommt es, daß z.B. das Basentriplett GCA die Aminosäure Alanin «codiert»? Grund dafür kann im Falle einer «Zufallsevolution» ja nur etwas Materielles, und zwar näherhin eine zufällige chemische Verwandtschaft beider Moleküle sein, die sich auf atomarer Ebene als spezielle elektromagnetische Anziehungskraft manifestiert.

Es ist nicht so, als ob die Evolutionstheoretiker auf diesen Gedanken nicht längst gekommen wäre, denn er drängt sich ja förmlich auf. Sie haben denn auch tatsächlich schon vor rund einem halben Jahrhundert die Probe aufs Exempel gemacht. Die notwendige Technik dafür stand damals bereits zu Verfügung. Das Resultat war aus evolutionstheoretischer Sicht – niederschmetternd! Es läßt sich *keinerlei* spezifische elektromagnetische Anziehung zwischen jenen Basentripletts und jenen Aminosäuren feststellen, die einander im «genetischen Code» jeweils entsprechen. Im hochwissenschaftlich angelegten Buch des Evolutionsgenetikers Prof. Dr. Reinhard W. Kaplan mit dem Titel «Der Ursprung des Lebens» aus dem Jahre 1978[443] heißt es lapidar:

«Mit der sehr empfindlichen Protonen-Spinresonanz-Spektroskopie wurden jedoch nur codeunspezifische, schwache Anziehungskräfte zwischen Aminosäuren und Nucleinsäuren gefunden (202). Andere Experimente (196, 208, 212) zeigten, daß die Bindungen vor allem auf den gegensätzlichen elektrischen Ladungen von basischen Aminosäuren (Lys, Arg) und der sauren Phosphatgruppe der Nucleotide beruhen. Auch die Fähigkeit der Nucleinbasen zum „stacking" (geldrollenartiges Aufeinanderschichten) entsprechend der Reihe G > A > C > U sowie der Grad der Hydrophobie spielen eine Rolle. Aber auch sie lassen keine Beziehung zum Code erkennen.»[444]

Für den «genetischen Code», dessen Existenz unbestritten und unbestreitbar ist, gibt es also *keine* chemisch-physikalische, d.h. keine *materielle* Grundlage. Das allein hätte unbedingt genügen müssen, um Kaplan vom Schreiben seines Buches über die ‚zufällige Entstehung des Lebens' abzuhalten. Denn wenn der «genetische Code» – absolut verblüffenderweise für die materialistische Evolutionstheorie – keine *materielle* Basis hat, kann er nur noch eine *geistige* haben, und die kann keine andere sein als die unendliche Weisheit und Schöpferallmacht Gottes. Kaplan und unzählige seiner Kollegen sind un*fähig*, diesen Schluß zu ziehen, weil sie definitiv un*willig* sind.[445] Wir jedoch ergeben uns der Evidenz und ziehen ihn!

---

[443] Es war Bestandteil der «Wissenschaftlichen Reihe» des dtv-Verlags (München) in Zusammenarbeit mit dem Georg-Thieme-Verlag (Stuttgart).
[444] *Kaplan* a.a.O., S. 173; Hervorhebungen hinzugefügt. Die in der Fn. 202 angeführte Studie ist lt. ebd. S. 305 folgende: «Raska, M., M. Mandel: Is there a physical chemical basis for the present genetic code? J. Mol. Evol. 2 (1972) 38».
[445] Vgl. dazu *Vollmert* a.a.O., S. 138: «Der bekannte rumänisch-französische [tatsächlich jüdi-

Dabei darf nicht unerwähnt bleiben, daß die von Kaplan berichteten genauen Messungen schon ihrerseits überflüssig waren. Denn jene Transfer- oder tRNS-Moleküle, die unmittelbar für die «Übersetzung» des DNS/RNS-Codes in die Synthese von Eiweißmolekülen verantwortlich sind, besitzen Stäbchenform und tragen den «Code» am einen, die dadurch «codierte» Aminosäure jedoch am anderen Ende (siehe Abbildungen!). Codierendes Basentriplett und codierte Aminosäure befinden sich also auf dem tRNS-Molekül soweit voneinander entfernt wie nur möglich und sind durch eine lange Kette von über 30 anderen Basenpaaren und/oder Basen räumlich getrennt! Von daher hätte man sich den Versuch, auf *diese* Distanz irgendwelche «Anziehungskräfte zwischen Aminosäuren und Nucleinsäuren» finden zu wollen, absolut sparen können.

Das ist das eine. Zum anderen paßt das «codierende» Basentriplett am einen Ende des tRNS-Stabmoleküls *nur komplementär* zum «codierenden» Basentriplett auf der DNS und der ihr entsprechenden Boten- oder mRNS (siehe erneut Abbildungen!), ist somit *chemisch genau konträr* konstruiert und heißt daher auch nicht «Codon», sondern «Anticodon». Woraufhin man sich sowieso fragen müßte, welcher «Code» denn nun wirklich für die 20 Aminosäuren steht – derjenige der DNS/mRNS oder der «Anticode» der tRNS.

Mit dem Wegfall einer materiellen Basis für den genetischen Code brechen auch alle evolutionstheoretischen Versuche, die Existenz von Viren zu behaupten und im selben Atemzug ihre «zufällige Entstehung» rein spekulativ zu begründen, in sich zusammen. Wobei man nicht darüber hinwegsehen sollte, daß andere Zufallsevolutionisten, so z.B. Dr. Stefan Lanka, ohnedies genau umgekehrt argumentieren wie z.B. eine demselben Zufallsevolutionismus huldigende Prof. Dr. Karin Mölling. Während letztere zumindest die «Retroviren» als ‚im Laufe der Evolution angesammelte Schrott-DNS' betrachtet, ‚die sich bisweilen stückweise spontan verselbständigt'[446], ergeben Viren gleich welcher Art «evolutionstheoretisch» für Lanka ‚keinen Sinn'.[447]

Für uns ergeben sie, nachdem ja auch die ‚Wissenschaft' offensichtlich außerstande ist, ihre Existenz plausibel darzutun, *schöpfungstheologisch* keinen Sinn. Denn wenn der «genetische Code» sogar naturwissenschaftlich

---

sche] Biochemiker Ernest Kahane von der Universität Montpellier charakterisierte in seinem Vortrag bei CERN in Genf am 17.11.1964 über „L'origine de la vie" [„Der Ursprung des Lebens"] die Situation des Darwinisten so: „Es ist absurd und absolut unsinnig zu glauben, daß eine lebende Zelle von selbst entsteht; aber dennoch glaube ich es, denn ich kann es mir nicht anders vorstellen."»

[446] In diversen Veröffentlichungen, so z.B. auch im O-Ton zu vernehmen in einer Rundfunksendung von Ende Dezember 2020 zum Thema «Corona».

[447] In diversen seiner Publikationen, und zwar mit der gedanklich schlichten Begründung, daß ‚die Evolution' ‚keinen Dualismus von Gut und Böse kennt', also auch keine ‚bösen Viren' ...!

# Der genetische Code (1)

Abkürzungen für die vier RNS-Basen:
A = Adenin, C = Cytosin, G = Guanin, U = Uracil

Abkürzungen für die 20 Aminosäuren:
Ala = Alanin; Arg = Arginin; Asn = Asparagin; Asp = Asparaginsäure; Cys = Cystein; Gln = Glutamin; Glu = Glutaminsäure; Gly = Glycin; His = Histidin; Ile = Isoleucin; Leu = Leucin; Lys = Lysin; Met = Methionin; Phe = Phenyl-alanin; Pro = Prolin; Ser = Serin; Thr = Threonin; Try = Tryptophan; Tyr = Tyrosin; Val = Valin.

| UUU | Phe | UCU | Ser | UAU | Tyr | UGU | Cys |
|-----|-----|-----|-----|-----|-----|-----|-----|
| UUC | Phe | UCC | Ser | UAC | Tyr | UGC | Cys |
| UUA | Leu | UCA | Ser | UAA | – (Stop) | UGA | – (Stop) |
| UUG | Leu | UCG | Ser | UAG | – (Stop) | UGG | Try |
| | | | | | | | |
| CUU | Leu | CCU | Pro | CAU | His | CGU | Arg |
| CUC | Leu | CCC | Pro | CAC | His | CGC | Arg |
| CUA | Leu | CCA | Pro | CAA | Gln | CGA | Arg |
| CUG | Leu | CCG | Pro | CAG | Gln | CGG | Arg |
| | | | | | | | |
| AUU | Ile | ACU | Thr | AAU | Asn | AGU | Ser |
| AUC | Ile | ACC | Thr | AAC | Asn | AGC | Ser |
| AUA | Ile | ACA | Thr | AAA | Lys | AGA | Arg |
| AUG | Met (auch Formyl-Met für Start) | ACG | Thr | AAG | Lys | AGG | Arg |
| | | | | | | | |
| GUU | Val | GCU | Ala | GAU | Asp | GGU | Gly |
| GUC | Val | GCC | Ala | GAC | Asp | GGC | Gly |
| GUA | Val | GCA | Ala | GAA | Glu | GGA | Gly |
| GUG | Val | GCG | Ala | GAG | Glu | GGG | Gly |

Für Methionin und Tryptophan gibt es nur *ein einziges* Basentriplett, für Asparagin, Asparaginsäure, Cystein, Glutamin, Glutaminsäure, Histidin, Lysin, Phenylalanin und Tyrosin *zwei*, für Isoleucin *drei*, für Alanin, Glycin, Prolin, Threonin und Valin *vier*, für Arginin, Leucin und Serin sogar *sechs*. Die große chemische Verschiedenheit der jeweils ein und dieselbe Aminosäure «codierenden» Basentripletts – bis hin zu UCU und AGA, die trotzdem *beide* dieselbe Aminosäure Serin «bedeuten», läßt bereits vermuten, was feinste Messungen eklatant bestätigt haben: der «Code» hat KEINE materielle Grundlage!

# Der genetische Code (2)

Ein Transfer-RNS-Molekül (tRNS) in aufgefalteter Form. Die drei Seitenzweige können in Länge und Ausgestaltung etwas variieren, am stärksten der hier nur ganz kurze rechte obere Seitenzweig (3). Die Zweige winden sich tatsächlich um die Längsachse.

Anticodon, d.h. *komplementär* zum Triplett (Codon) auf der DNS und dem entsprechenden Codon auf der mRNS zusammengesetztes Triplett zur Anlagerung an die mRNS bei der Protein-Synthese.

Anbindestelle für die in Wirklichkeit gar nicht zum Codon, sondern zum *Anticodon* (!) gehörige Aminosäure. Die Anbindestelle liegt also auf dem tRNS-Molekül *am entgegengesetzten Ende*. Schon das allein beweist, daß der «Code» *keine chemisch-physikalische Ursache* haben kann.

Unsere aufwendig angefertigte Zeichnung entspricht dem wesentlich simpleren Modell sowie den dazu gemachten Angaben in: *Kaplan* a.a.O., S. 176. Die ganz wenigen Positionen mit stets identischer Base sind jedoch hier *nicht* berücksichtigt.

172

# Der genetische Code (3)

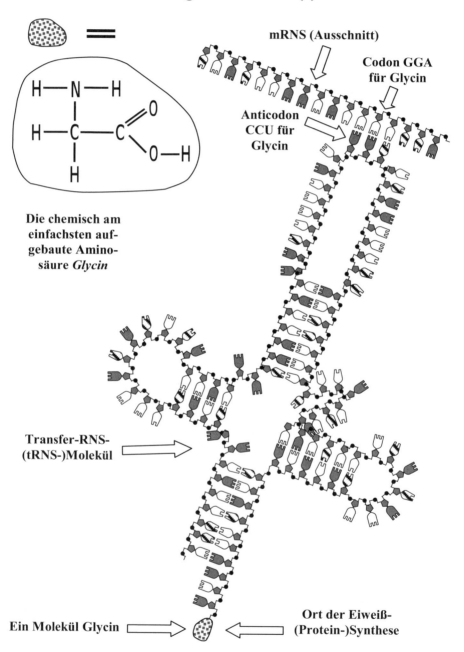

mRNS (Ausschnitt)

Codon GGA
für Glycin

Anticodon
CCU für
Glycin

H—N—H

H—C—C

O

O—H

H

Die chemisch am
einfachsten auf-
gebaute Amino-
säure *Glycin*

Transfer-RNS-
(tRNS-)Molekül

Ein Molekül Glycin

Ort der Eiweiß-
(Protein-)Synthese

# Der genetische Code (4)

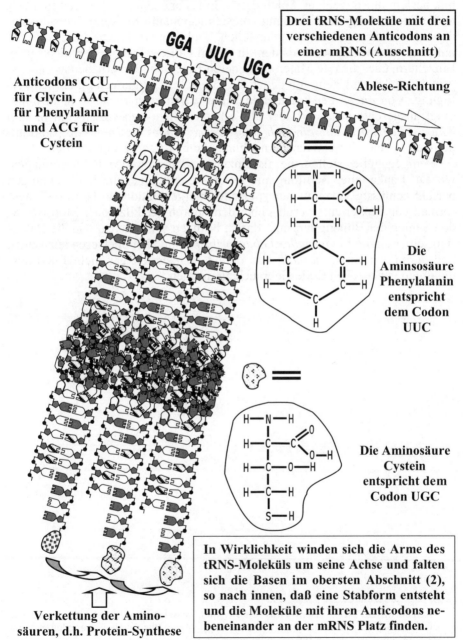

**Drei tRNS-Moleküle mit drei verschiedenen Anticodons an einer mRNS (Ausschnitt)**

GGA UUC UGC

**Ablese-Richtung**

Anticodons CCU für Glycin, AAG für Phenylalanin und ACG für Cystein

Die Aminsosäure Phenylalanin entspricht dem Codon UUC

Die Aminosäure Cystein entspricht dem Codon UGC

Verkettung der Amino-säuren, d.h. Protein-Synthese

In Wirklichkeit winden sich die Arme des tRNS-Moleküls um seine Achse und falten sich die Basen im obersten Abschnitt (2), so nach innen, daß eine Stabform entsteht und die Moleküle mit ihren Anticodons ne-beneinander an der mRNS Platz finden.

nachweisbar *kein* Zufallsprodukt ist, da er gar keine materielle Grundlage hat, besteht umso weniger Anlaß dazu, Gottes unendlicher Weisheit und Güte die Erschaffung und Erhaltung von sich «spontan» zu ‚Viren' verselbständigender «Schrott-DNS» zu unterstellen. Vielmehr wird dann dieser «Code» unmittelbar von der Seele als dem in jedem Falle, selbst bei den niedrigsten Einzellern, über die tote Materie und deren Eigenschaften erhabenen Lebensprinzip regiert und steht von daher für «Verselbständigungen» nicht zu Verfügung. Von *außen* her kommende Viren wären zwar *dadurch* nicht unbedingt ausgeschlossen, sind aber als ‚lebende Nicht-Lebewesen' ein *in sich widersprüchliches, d.h. ein sich selbst verneinendes* Konzept (s.o.) und außerdem – genau passend dazu – noch nie glaubhaft vorgezeigt worden.

Demgegenüber stellen die als einzige *nachgewiesenen* Bakteriophagen, wie Dr. Lanka unter Berufung auf gesicherte experimenelle Beobachtungen perfekt schlüssig aufzeigt, nur spezielle intergenerationelle Umwandlungsformen von Bakterien – vergleichbar den Sporen der Pilze oder Moose bzw. den Samen der Blütenpflanzen – dar[448], besitzen somit genau wie die Bakterien selber ein *übermaterielles Lebensprinzip*, sind als Lebewesen anzusehen und vermögen einzig *deshalb* von dem rein materiell gar nicht funktionstüchtigen genetischen Code Gebrauch zu machen.

---

[448] Viren entwirren. Das „Masern-Virus" als Beispiel, in: WISSENSCHAFFTPlus – Das Magazin Nr. 6/2015, S. 38-44, hier S. 39f. Lanka spricht von Phagen als «inkompletten Minisporen», aus denen wieder Bakterien hervorgehen können.

# III. «Covid-19-Pandemie» und Realität

Wir greifen jetzt unser ganz oben in Teil I. skizziertes alternatives Corona-Bild wieder auf und zeigen der Reihe nach, daß bzw. warum und inwiefern es allein der objektiven Realität entspricht. Dabei setzen wir den gesamten I. Teil als bekannt voraus.

1) In Wuhan ist gar kein neues Corona-Virus aufgetaucht und auf den Menschen übergesprungen. Somit gibt es auch in Wirklichkeit keine neue Erkrankung «Covid-19».

Das ergibt sich unmittelbar aus dem noch nie erfolgten Nachweis von Viren (außer Phagen) im allgemeinen bzw. dem Nicht-Nachweis des «SARS-CoV-2» im besonderen sowie aus den geradezu lächerlich widersprüchlichen Angaben über seinen Ursprung und seine Eigenschaften.

2) Alle Erkrankungen, die seit Ende 2019 einem ‚neuen Corona-Virus‘ zugeschrieben werden, sind weder neu noch unbekannt, sondern altbekannte Krankheitsbilder wie Erkältung, saisonale Grippe, Lungenentzündung usw.

Das ergibt sich ebenfalls unmittelbar aus der Inaugenscheinnahme der von der WHO bzw. im «COVID-19»-Artikel der deutschen «Wikipedia» erstellten Liste der Symptome sowie aus dem Bekenntnis namhafter Mediziner, rein klinisch sei Covid-19 nicht von anderen Erkrankungen der Atemwege abgrenzbar.

3) Erkältung, Grippe, Lungenentzündung und sonstige Erkrankungen der Atemwege waren schon immer weltweit verbreitet.

Das ist notorisch, bedarf also keiner weiteren Erörterung.

4) Ob überhaupt irgendwo ein neues Corona-Virus existiert oder nicht, kann und muß – angesichts der diesbezüglichen tiefgreifenden Uneinigkeit unter Wissenschaftlern weltweit – dahingestellt bleiben.

Wir haben eingangs so vorsichtig formuliert, um unsere Leser nicht unnötigerweise zu verschrecken. Die Fakten sprechen jedoch eine klare Sprache. Viren werden als RNS-Genom am PC zusammengebaut (sequenziert) statt in der Natur entdeckt und dann mit hypothetischen Kapsiden und Eiweißhüllen umgeben. Das wurde speziell für das SARS-CoV-2 von Prof. Drosten sogar förmlich eingeräumt. Wie bereits gesagt, würden schon allein die fast unzähligen widersprüchlichen Angaben über ein und dasselbe «SARS-CoV-2» ausschließen, daß es sich um ein real existierendes Wesen handelt. Es liegt aber auch – wie bei allen pathogenen Viren – kein einziger Nachweis gemäß den Kochschen Postulaten vor. Nicht einmal ein Nachweis wenigstens gemäß dem ersten und grundlegendsten dieser Postulate, das eine saubere Isolierung verlangt, die heutigentags mittels Dichte-Gradienten-Zentrifugierung technisch jederzeit und überall mit Leichtigkeit durchzuführen wäre.

5) Die verschiedenen Testmethoden, auch die PCR-Tests, wollen lediglich indirekt das Vorhandensein eines Corona-Virus nachweisen; was diese Tests tatsächlich nachweisen, läßt sich daher nicht sicher sagen – es gibt viele Möglichkeiten.

Die PCR-Tests wollen nur eine oder mehrere bestimmte RNS-Sequenz(en) nachweisen, die objektivermaßen völlig grundlos einem angeblichen Virus zugeschrieben werden, das man sich noch dazu als häufig oder immer bloß in «Fragmenten» existierend vorstellt. Entweder handelt es sich bei dem, was diese Tests finden, um ganz bestimmte exakt bekannte RNS- bzw. DNS-Sequenzen, die unverändert in vielen Menschen vorkommen. Oder die Tests verwenden so kurze Startermoleküle, daß die Wahrscheinlichkeit ausreichend groß ist, bei einem gewissen Prozentsatz der Menschen jeweils dazu komplementär passende RNS- bzw. DNS-Sequenzen zu finden. Außerdem unterliegen Zyklenzahl der Tests und Auswertung der Testergebnisse willkürlichen Manipulationen.

Antikörpertests sollen im Blutkreislauf kursierende große, mehr oder weniger kugelförmige Eiweißmoleküle aufspüren, die vermeintlich als Immunreaktion auf das SARS-CoV-2 gebildet wurden. Tatsächlich ist die Deutung solcher nur bei einem Teil der Menschen und selbst bei ihnen bloß zeitweilig auffindbaren Proteinmoleküle als «Antikörper» spekulativ, d.h. wissenschaftlich nicht gesichert und ihre Interpretation als «Antikörper» gegen ein ganz spezielles «Virus» sogar willkürlich, zumal es Viren gar nicht gibt. Welche Funktion solche auch als «Immunoglobuline» bezeichneten Eiweißmoleküle tatsächlich ausüben, müßte unter strikter Absehung vom falschen Virus-Paradigma von Grund auf neu untersucht werden.

Dasselbe gilt für die Funktion der sogenannten T-Lymphozyten, deren größere oder geringere Zahl in Wirklichkeit in keiner feststellbaren Beziehung zum Vorhandensein oder Nicht«mehr»vorhandensein eingebildeter Viren steht.

Eine letzte, vorstehend noch nicht besprochene Testmethode sind die sogenannten Antigentests. «Während bei der Polymerase-Kettenreaktion Bestandteile des Erbguts detektiert werden, sucht man bei Antigentests nach Proteinen, die für Sars-CoV-2 typisch sind.»[449] Für ein nicht-existentes Virus können keine Proteine «typisch» sein; dieser Test findet daher ähnlich wie der Antikörpertest ggf. irgendwelche menschlichen Eiweißmoleküle (es gibt Zehntausende verschiedene, die man größtenteils noch gar nicht genau kennt), deren Struktur zufällig an irgendeiner Stelle mit derjenigen der bloß eingebildeten «Virus-Proteine» übereinstimmt.

---

[449] *Julia Palmai*, Pandemiekontrolle. Corona-Nachweis: Die Testverfahren im Überblick, auf: «derStandard.de», 11. Oktober 2020.

6) Es ist bekannt, daß gegen Erkältung oder Grippe ursächlich nichts auszurichten ist; die Symptome lassen sich lediglich lindern und auskurieren;
ähnliches gilt für Lungenentzündung bei Risikopatienten.

Eine alte, scherzhaft formulierte, aber ernstgemeinte Weisheit lautet: Eine
Erkältung dauert ohne Behandlung eine Woche und mit Behandlung sieben
Tage. Der erst von Dr. Ryke Geerd Hamer entdeckte Grund dafür: Die sogenannte «Erkältung» (bei längerem und schwererem Verlauf als «Grippe» bezeichnet) ist die Heilungsphase einer vorangegangenen speziell (aber meist
nur bildlich – z.B. «mir stinkt das gewaltig») auf die Atemwege bezogenen
seelischen Konfliktphase, während deren sich – analog zu Krebstumoren –
im Rachen- und/oder Bronchialraum eine dünnflächige Geschwulst gebildet
hat, die sich jetzt wieder ab- bzw. auflöst und in Form von Schleim tagelang,
ggf. sogar wochenlang durch Schneuzen und Abhusten entfernt werden muß,
ein Prozeß, der mit den bekannten übrigen Symptomen wie Halsschmerzen,
Geruchs- und Geschmacksverlust, Abgeschlagenheit, Müdigkeit, u.U. auch
Kopfschmerzen usf. einhergeht. Da hier ein vom Herrn und Schöpfer aller
Dinge festgelegtes «sinnvolles biologisches Sonderprogramm» (Dr. Hamer)
abläuft, lassen sich die Symptome bzw. ihre Dauer medikamentös höchstens
lindern, aber weder beseitigen noch signifikant abkürzen.

Für die wesentlich gefährlichere sogenannte «bakterielle» Lungenentzündung gilt offenbar Vergleichbares; davon zu unterscheiden sind natürlich sogenannte atypische Lungenentzündungen, die meist durch akute Einatmung
schwer giftiger Gase oder durch in die Lunge gelangte Fremdkörper ausgelöst werden.

Irrigerweise dem Viren-Paradigma anhängende, aber subjektiv ehrliche
ärztliche Experten bestätigen zumindest indirekt die Unmöglichkeit, mit egal
welchen als «antiviral» o.ä. wirksam vorgestellten Mitteln irgendetwas
Durchgreifendes gegen Erkältung bzw. Grippe auszurichten. So sagt der däni-
sche Arzt Dr. Peter Gøtzsche: «Es gibt keine überzeugenden Anhaltspunkte
dafür, daß [das hochgepriesene Grippemittel] Tamiflu Grippekomplikationen
verhindert oder die Ansteckungsgefahr verringert. (...) Tamiflu reduziert bestenfalls die Dauer einer Grippe um 21 Stunden.»[450] Nicht einmal der zur Entfernung des Bronchialschleims notwendige Hustenreiz kann durch Medikamente unterdrückt werden: «Hustenmittel sind wirkungslos», lautet ohne
Wenn und Aber das Verdikt desselben Fachmanns[451].

Wenn also gegen die seit Anfang 2020 plötzlich völlig grundlos als neue
Krankheit ausgegebenen Erkältungen bzw. Grippen, aber auch gegen die
Lungenentzündungen bereits hochbetagter oder sonstiger sogenannter Risiko-

---

*Gøtzsche* a.a.O., S. 64.
Ebd. S. 197 unter Berufung auf zwei entsprechende Studien der unabhängigen «Cochrane»-Ärzte-Organisation.

patienten egal welche Arzneien kaum oder gar nicht helfen, dann nicht wegen eines neuen «Virus», sondern deshalb, weil sie das vorher bei denselben Erkrankungen genausowenig getan haben. Die vermeintlich erfolgreichen Behandlungen von Patienten mit «leichten Symptomen» mit Hydroxychloroquin, Zink, Antibiotika, Vitamingaben, REGN-COV2 etc. beruhten lediglich auf der bekannten Placebowirkung.

7) Schwere Verläufe von Grippe bzw. Lungenentzündung, bei denen als letztes Mittel Beatmungsgeräte zum Einsatz kommen und trotzdem oft genug den Tod nicht verhindern können, sind nichts neues.

Niemand hat im Winter/Frühling 2020 oder irgendwann danach zu behaupten gewagt, Beatmungsgeräte und ihr Einsatz seien etwas neues; es wurde nur so getan, als ob man plötzlich furchtbar viele davon bräuchte. Man verwendet sie schon seit langem, und alljährlich gehäuft in der Saison, in der auch die von der Schulmedizin offenbar als «Extremfall» von «Grippe» betrachteten schweren Lungenentzündungen gehäuft auftreten. Prof. Didier Raoult zum Beispiel entsinnt sich, daß in seiner Großklinik in Marseille schon 2009 einige Betten mit Beatmungsgeräten bereitstanden, «um die am schwersten von der Grippe getroffenen Patienten zu retten».[452] Damals war von keinem «neuen» Virus namens SARS-CoV-2 die Rede, sondern von einem angeblich 1976 schon einmal aufgetretenen, also uralten «Schweinegrippe-Virus».

8) Die Überlastung der Krankenhäuser existierte fast überall nur in den Medien, aber nicht in der Realität; wo sie jedoch real existierte, da beileibe nicht zum ersten Mal, sondern auch schon bei früheren Grippewellen, und dies infolge sträflicher Vernachlässigung bzw. Unterfinanzierung der betreffenden Gesundheitssysteme.

Es gibt viele bestätigte Berichte über leerstehende statt «überlastete» Krankenhäuser während der sogenannten «ersten Welle» der «Pandemie». Das war nicht nur in Deutschland, sondern auch in den USA der Fall. Die amerikanische Krankenschwester Erin Marie Olszewski hat im Gespräch mit Maria Janssen für «RT Deutsch» über ihre diesbezüglichen Erfahrungen berichtet. Im angeblich mit «Covid-19-Patienten» völlig überlasteten New York, wohin man sie gerufen hatte, um auszuhelfen, wartete sie drei Tage auf ihren Einsatz; Kolleginnen hatten 18 Tage lang warten müssen[453].

Wer sich in die Zeitungs- oder sonstigen Medienarchive vertieft, stellt rasch fest, daß es Grippewellen mit kurzzeitig vollen oder überfüllten Krankenhäusern auch schon vor 2020 gegeben hat. Allerdings wurde darüber eher nur am Rande bzw. im Lokalteil oder halt nur *einmal* berichtet, statt daraus

---

[452] *Raoult* a.a.O., S. 82.
[453] Wiedergabe des Interviews in: «Corona-Lügen» (= Compact Aktuell Nr. 3, Oktober 2020), S. 36.

eine Dauerkampagne zu machen. Rechtsanwalt Dr. Fuellmich beispielsweise hat folgendes gefunden, wobei es sich selbstverständlich nur um Stichproben handelt:

* «Die Welt» am 19. Februar **2013** unter der Überschrift «Grippewelle hat Köln fest im Griff»: «Bettenknappheit in Kölner Krankenhäusern. Aufgrund der vielen Grippekranken sind die Intensivstationen komplett überfüllt. Zeitweise sind die Krankenhäuser sogar so überlastet, daß sie keine neuen Patienten mehr aufnehmen können. Operationen müssen aufgrund der angespannten Lage verschoben werden.»

* «BILD» am 12. März **2018**: «+++ Krankenhäuser überfüllt +++ Selbst Mediziner infiziert +++ Schon 39 Tote +++ Grippe-GAU in Leipzigs Kliniken – Ärzte: „Grippewelle übersteigt alles bisher dagewesene"».

* Der Norddeutsche Rundfunk am **11. Februar 2020**, als die «Covid-19-Epidemie» (später: «Pandemie») hierzulande noch gar kein Thema war, in einem allgemeinen Bericht über Probleme im (nicht nur) norddeutschen Gesundheitswesen (inhaltliche Zusammenfassung von Fuellmich): Es herrscht eine «katastrophale Lage der Intensivstationen in Bremen und Niedersachsen (...). Durch erhebliche Engpässe müssen sich Kliniken immer wieder und auch über längere Zeiträume „abmelden" und können daher nicht von Rettungswagen angefahren werden. Zwischen 2018 und 2019 hat sich die Situation sogar verschärft.» Wörtlich hieß es in der Sendung u.a.: «Bettensperrungen in der Intensivmedizin sind nach Angaben der Deutschen Krankenhausgesellschaft ein bundesweites Problem.» Und wieder bezogen auf ein niedersächsisches Krankenhaus: «Die Folgen der angespannten Situation sind neben langen Fahrzeiten [der Rettungsdienste] auch die Absage von bereits geplanten Operationen, weil Notfälle vorgezogen werden müssen.»[454]

Der Italiener Gian Franco Spotti hat kürzlich ähnliches für sein eigenes Land ausgegraben und die betreffenden Meldungen jeweils knapp in eigenen Worten zusammengefaßt:

* «La Repubblica» (Rom) am 8. Januar 2014: «in der Notaufnahme von Sant'Eugenio warten 98 Personen auf einen Behandlungsplatz.»

* «Napoli Today» (Neapel) am 12. Januar 2015: «das Hospital Cardarelli von Neapel in der Krise. Die Patienten auf Notbetten in den Gängen.»

* Der Mailänder «Corriere della Sera» am 22. Mai 2015: «die Grippe-Patienten werden mit Geräten behandelt, welche die Lungen unterstützen. Alarm der Intensivstationen. Höhepunkt der Fallzahlen: 519 000 in sieben Tagen.»

* «Torino Today» (Turin) am 30. Dezember 2016: «die Notaufnahmen überlastet. Die Grippe lähmt zugleich die Krankenhäuser.»

---

[454] Rechtsanwalt Dr. *Reiner Fuellmich*, Brief an Prof. Dr. Christian Drosten vom 15. Dezember 2020 (Aufforderung zur Unterzeichnung einer Unterlassungserklärung), S. 7f.

* «La Sicilia» (Sizilien) am 27. Januar 2017: «Intensivversorgung, Betten ungenügend auf der ganzen Insel. Notstand in den Krankenhäusern von Catania.»

* «Repubblica Salute» am 17. März 2017: «das schwarze Jahr der Grippe. 20 000 betagte Personen sterben daran.»

* Der Mailänder «Corriere della Sera» am 10. Januar 2018: «die Intensivstationen brechen zusammen wegen der Grippe und schon 48 schwerkranken Personen. Zahlreiche Operationen sind verschoben worden.»

* «Giornale di Vicenza» am 15. Januar 2018: «das Virus erweist sich als eines der virulentesten der letzten 15 Jahre.»

* «Il Cittadino» (Mailand) am 23. Januar 2018: «die Grippe macht Angst, Patienten werden beatmet.»

* «Info Data 24 ore» am 5. Februar 2018: «die Grippe, deren Inzidenz [= Fallzahl] in 20 Jahren noch nie so hoch gewesen ist.»[455]

Es besteht kein Zweifel, daß derlei Meldungen aus noch gar nicht weit zurückliegenden Jahren sich in vielen weiteren Ländern rund um den Globus in großer Menge finden ließen. Sie sind lediglich die Spitzen von beinahe alljährlich vorüberziehenden Eisbergen, die zwar alle zu ihrer Zeit einmal flüchtig registriert, jedoch wegen der Fülle der tagtäglich neu auf uns alle herabprasselnden Meldungen, Nachrichten, Reportagen usf. bald darauf wieder total vergessen werden.

Die chronische Unterfinanzierung insbesondere des italienischen Gesundheitswesens ist notorisch. 30 Intensivbetten pro 100 000 Einwohner hierzulande stehen in Italien nur 12 pro 100 000 Einwohner gegenüber[456]. Auch in Frankreich, aus dem pointiert von überlasteten Hospitälern berichtet wurde, sind zwischen 2013 und 2019 rund 5,3 Prozent der Krankenhausbetten abgebaut worden, um zu «sparen»[457].

9) Die Menschen starben nicht an «Covid-19», sondern – wie alljährlich – an schwerer Grippe oder Lungenentzündung bzw. an ganz anderen Krankheiten.

Das ist mittlerweile für ausnahmslos alle Länder der Erde, in denen überhaupt Sterblichkeitsstatistiken geführt werden, durch die überall fehlende sogenannte Übersterblichkeit eklatant belegt. Dies wiederum ist notorisch, d.h. allgemeinbekannt. Leichte Übersterblichkeiten mancherorts werden durch leichte Untersterblichkeiten andernorts kompensiert, und beides liegt perfekt im Bereich der auch schon früher immer wieder zu beobachtenden geringen Schwankungen. Die genauen Zahlen für 2020, natürlich auch für 2021, auf-

---

[455] Offener Leserbrief vom 13. Januar 2021 an den Chefredakteur der «Gazzetta di Parma», zit. n. «Courrier du Continent» N° 625, Februar 2021, S. 5.

[456] *Gedeon* a.a.O., S. 24.

[457] *Vernochet* a.a.O., S. 139; vgl. die nähere Aufschlüsselung ebd. S. 140f.

geschlüsselt nach Ländern und Monaten, können vielerorts in der Corona-kritischen Literatur nachgelesen werden, aber auch ganz offiziell beim europäischen Statistikamt «Eurostat» im Weltnetz; sie im einzelnen anzuführen ist daher hier verzichtbar. Gelegentliche Meldungen beispielsweise von einer ‚derzeitigen' «Übersterblichkeit» «von 46 %» bei «den über 85jährigen» in Deutschland Ende Januar 2021[458] sind ohne Bedeutung für die Gesamtsterblichkeit

Die saisonale Grippe bis hin zu den herkömmlichen «bakteriellen» Lungenentzündungen aller Schweregrade hat weder im Winterhalbjahr 2019/2020 noch in demjenigen 2020/2021 Urlaub gemacht. Wäre «Covid-19» eine andere Krankheit als die bisherigen Erkältungen, Grippen, Lungenentzündungen etc., müßte sie unbedingt alle die vielen ihr zugeschriebenen Toten **zusätzlich** verursacht haben. Daß es jedoch nirgends zusätzliche Sterbefälle gibt, beweist, daß «Covid-19» nichts weiter ist als eine aus rein politischen Gründen erfolgte Umbenennung der herkömmlichen Erkältungen, Grippen, Lungenentzündungen etc.

Die – zwar unbekehrbar virusgläubigen – Experten stellen sich diesbezüglich dumm, weil die Politik dies von ihnen erwartet, geben dem Publikum jedoch versteckte Hinweise auf die wahre Sachlage. Wir haben weiter oben schon Prof. Hendrik Streeck mit der Aussage zitiert «Wäre uns das Virus nicht aufgefallen, hätte man vielleicht gesagt, wir haben dieses Jahr eine schwerere Grippewelle.» Prof. Didier Raoult seinerseits erwähnt wie beiläufig «die Grippe, die jedes Jahr tötet, aber im Jahr von H1N1 nicht mehr getötet hat»[459], was natürlich, wie er genau weiß, unsinnig ist, zumal er selbst später erklärt, eine britische Studie habe damals herausgefunden, daß es sich bei dieser sogenannten «Schweinegrippe» von 2009 um «eine herkömmliche menschliche Grippe»[460] handelte. Wenn also jetzt das «SARS-CoV-2» bzw. die von ihm angeblich erzeugte Krankheit «Covid-19» tötet, während alle anderen Atemwegserkrankungen plötzlich «nicht mehr töten», liegt genau derselbe Fall vor wie 2009: wir haben es mit ganz normalen herkömmlichen Erkältungen, Grippen, Lungenentzündungen etc. zu tun.

Das geht abgesehen von allem schon Gesagten auch noch aus der Art und Weise hervor, wie angebliche «Corona-Tote» zu solchen gemacht werden. Es hat sich inzwischen längst herumgesprochen und kann in der üppig vorhandenen Corona-kritischen Literatur überall unter Anführung handfester Beispiele nachgelesen werden, wie die von Politik und Medien längst nur noch verwendete Formel «an oder mit dem Virus verstorben» zu verstehen

---

[458] Meldung in: «BILD», 29. Januar 2021 unter der letztlich irreführenden Überschrift:«Brisante Kurven: Inzidenz fällt, Übersterblichkeit steigt».
[459] *Raoult* a.a.O., S. 8.
[460] Ebd. S. 79.

ist. Wer auch immer irgendwann das Pech hatte, angeblich an «Covid-19» zu erkranken, aber auch, wer irgendwann angeblich «positiv» auf das nicht existente «Virus» «getestet» wurde, geht, falls er irgendwann hinterher an egal welcher Ursache stirbt, in praktisch allen Ländern der Welt als «Corona-Toter» in die Statistik ein. Obwohl er selbstverständlich weder «an» noch «mit» einem nicht-existenten Virus zu sterben vermochte.

Das betrifft auch und an erster Stelle alle jene, die aufgrund ihres hohen Alters an einem Lungenleiden, aber auch an Nierenversagen, Herzschwäche usf. sterben, denn das alles wird ja neuerdings dem nicht-vorhandenen «Virus» angelastet. Eine «rein klinische Unterscheidung» anhand der Symptome ist nicht möglich, beteuern die Ärzte, nein, den einzig gültigen Nachweis gemäß den Kochschen Postulaten können wir für das Virus «leider» nicht führen, gestehen die Virologen, folglich stirbt, wer auch immer krankheitshalber stirbt, an einer ganz normalen herkömmlichen Krankheit.

10) Gegen ein gar nicht vorhandenes oder ein gar nicht neues Virus bedarf es keiner bzw. keiner neuen Impfung.

Das ist selbstevident. Wir haben diesen Satz eingangs so zurückhaltend formuliert, um nicht mit der Tür ins Haus zu fallen. Es konnte jedoch vorstehend gezeigt werden, daß weder alte noch neue krankmachende Viren existieren. Daher ist alles Reden von entweder natürlicher oder durch Impfung herbeizuführender Immunität schlicht inhaltsleer. Wer nicht zu feige ist, um der häßlichen Wahrheit ins Auge zu blicken, wird unmöglich daran vorbeisehen können, daß die sogenannten «Impfungen» «gegen Covid-19» kein gesundheitliches, sondern völlig andere politische Ziele verfolgen.[461]

11) Sämtliche sogenannten «Schutzmaßnahmen» sind komplett sinnfrei, weil es gar kein neues Virus oder jedenfalls gar keine neue ansteckende Krankheit gibt.

Das leuchtet nach allem bisher Ausgeführten ebenfalls unmittelbar ein. Maskentragen, Händewaschen, Desinfektionsmittel, Abstandhalten, Kontaktsperren, Quarantäne – nichts davon hat einen anderen als einen entweder bloß eingebildeten (für Virus-Gläubige) oder einen – boshaften! – politischen Sinn. Medizinisch betrachtet ist all das restlos überflüssig.

12) Der Rückgang der Atemwegserkrankungen entsprach dem alljährlichen saisonalen Verlauf; die Zahl der vermeintlich «Infizierten» ging zurück, weil die Zahl der Tests im wesentlichen im Gleichschritt mit der Zahl der Atemwegserkrankungen abnahm.

Auf den Anstieg oder Abfall der «Fallzahlen» im Gleichschritt mit der Zahl der durchgeführten «Tests» wird sogar immer wieder in den Medien verwiesen, außerdem in der Corona-kritischen Literatur. Solange man irri-

---

[461] Siehe dazu im einzelnen vom Verf. die Broschüre «Superlogen regieren die Welt» Nr. 9.

gerweise an die Existenz des SARS-CoV-2 glaubt, läßt sich daraus natürlich der Schluß ziehen, das sei der Beweis für eine riesige Dunkelziffer sogenannter «asymptomatisch Infizierter». Vorstehend wurde jedoch gezeigt, daß die Tests nicht einfach bloß «unzuverlässig», sondern vielmehr ohne real existierendes Testobjekt sind. Indem vorzugsweise Menschen mit «Symptomen», d.h. mit akuten Atemwegserkrankungen «getestet» werden, an denen in unseren Breiten im Sommerhalbjahr Mangel herrscht, war und ist vorprogrammiert, daß die Zahl vermeintlich «Infizierter» jahreszeitlich sehr stark schwankt.

13) Die «zweite Welle» spiegelt exakt den völlig erwartbaren, weil alljährlich eintretenden steilen Wiederanstieg der Zahl der Atemwegserkrankungen zu Beginn der kalten Jahreszeit wider.

Das ergibt sich direkt aus dem soeben Gesagten.

*

Abschließend sei darauf hingewiesen, daß man vor dem Hintergrund objektiv nichtexistenter «Viren» unbedingt von allen Argumenten gegen die sogenannten «Corona-Maßnahmen» Abstand nehmen sollte, die immer noch das falsche Virus-Paradigma zur Voraussetzung haben. Konkret:

Der sogenannte «Mund-Nasen-Schutz» ist nicht abzulehnen, weil er «gar keine (oder: nicht alle) Viren abhält» oder weil er sie «nur anders verteilt», sondern deshalb, weil es kein SARS-CoV-2 gibt.

Ständig die Hände zu desinfizieren ist nicht abzulehnen, weil dadurch «vorwiegend die harmlosen Keime beseitigt» werden, die wir aber brauchen, «weil sie die aggressiven und bösartigen Keime im Schach halten»[462], sondern weil es gar kein SARS-CoV-2 gibt, von dem man sich desinfizieren könnte.

Abstandhalten und Kontaktbeschränkungen sind nicht abzulehnen, weil sie uns daran hindern, unser Immunsystem zu trainieren, sondern weil gar kein ansteckendes oder sonstiges Virus da ist.

Ausgangssperren sind nicht abzulehnen, weil Stubenhocken erst recht das Immunsystem schwächt und für Virusinfektionen anfällig macht, sondern weil gar kein SARS-CoV-2 existiert, das sie rechtfertigen würde.

Tests sind nicht abzulehnen, weil sie falsche Ergebnisse liefern oder manipuliert werden können, sondern weil sie überhaupt keine Ergebnisse liefern, die irgendetwas mit dem nichtvorhandenen SARS-CoV-2 zu tun hätten oder auch nur haben *könnten*.

Impfungen gegen SARS-CoV-2 sind nicht abzulehnen, weil sie gelegentlich schwere, selten sogar tödliche Nebenwirkungen haben können, auch nicht, weil sie bei Aussetzung «gegenüber dem Wildstamm» eine «überschie-

---

[462] *Gedeon* a.a.O, S. 44.

ßende Immunreaktion» hervorrufen, sondern weil gar nichts da ist, wogegen man überhaupt impfen könnte.

*

Ein letztes: Wer sich von anonymen Mediengewaltigen, gottlosen/korrupten Politikern oder der denkfaulen Masse vorschreiben lassen zu sollen glaubt, was er zu denken und zu «meinen» hat, hat schon verloren. Genauso, wer vor Totschlagwörtern wie «Corona-Leugner», «Corona-Verharmloser» o.ä. in die Knie geht. Selbst bei den heidnischen alten Römern galt der Grundsatz: audiatur et altera pars – man soll auch die Gegenseite anhören. Uns alle fordert der wahre dreifaltige Gott der biblischen Offenbarung durch den Mund des hl. Apostels Paulus auf: «Prüfet alles, das Gute behaltet» (1. Thess. 5, 21)! Die Anhörung *aller* Seiten und die sorgsame *Prüfung* hat ergeben, daß die «Corona-Pandemie» nur in der Einbildung jener existiert, die an sie glauben. Das ist weder «Leugnung» noch «Verharmlosung», sondern schlichte Zurkenntnisnahme der Wirklichkeit.

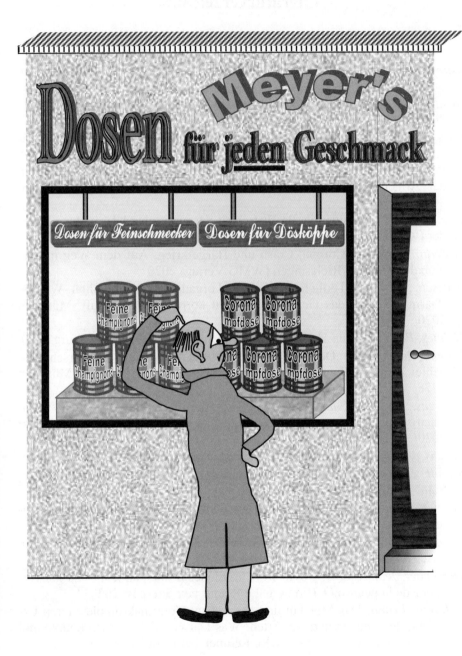

# Literaturverzeichnis

Angegeben werden nur die vorstehend zitierten *Bücher*.

*Allinger, Norman und Janet*: Strukturen organischer Moleküle, München/ Stuttgart 1974

*Bradford, Susan*: Unmasked: The Coronavirus Story, Columbia, SC (USA) 2020

*Engelbrecht, Torsten/Köhnlein, Claus*: Virus-Wahn. Corona/Covid-19, Masern, Schweinegrippe, Vogelgrippe, SARS, BSE, Hepatitis C, AIDS, Polio: Wie die Medizin-Industrie ständig Seuchen erfindet und auf Kosten der Allgemeinheit Milliarden-Profite macht, 9. (erw.) Aufl. Lahnstein 2020

*Fife, Bruce*: Die Plandemie. Profitstreben, Korruption und Täuschung hinter der COVID-19-Pandemie, Rottenburg 2020

*Gedeon, Wolfgang*: Corona, Crash und Bürgerkrieg. Auf dem Weg in eine globale Diktatur? Rielasingen (WMG Verlag) 2020

*Gøtzsche, Peter C.*: Tödliche Medizin und organisierte Kriminalität. Wie die Pharmaindustrie das Gesundheitswesen korrumpiert, 2. Aufl. München 2020

*Helmes, Peter*: Corona-Hysterie. Kritische Tagebuchnotizen, Hamburg 2020

*Kaplan, Reinhard W.*: Der Ursprung des Lebens. Biogenetik, ein Forschungsgebiet heutiger Naturwissenschaft, 2. überarb. Aufl. Stuttgart/München 1978

*Mikovits, Judy/Heckenlively, Kent*: Die Pest der Korruption. Wie die Wissenschaft unser Vertrauen zurückgewinnen kann, Kandern (Naryana Verlag) 2020

*Morris, Michael*: Lockdown, Fichtenau (Amadeus Verlag) 2020

*Raoult, Didier*: Épidémies. Vrais dangers et fausses alertes, Neuilly-sur-Seine (Éditions Michel Lafon) 2020

*Reiss, Karina/Bhakdi, Sucharit*: Corona Fehlalarm? Zahlen, Daten und Hintergründe, 7. Aufl. Berlin 2020

*Thüne, Wolfgang*: Der Treibhaus-Schwindel, Saarbrücken (Wirtschaftsverlag Discovery Press) 1998

*Vernochet, Jean-Michel*: Covid-19. Chroniques d'une pandémie. La gouvernance de la peur, o.O. (Éditions Le Retour aux Sources) 2020

*Vollmert, Bruno*: Das Molekül und das Leben. Vom makromolekularen Ursprung des Lebens und der Arten: Was Darwin nicht wissen konnte und Darwinisten nicht wissen wollen, Reinbek bei Hamburg 1985

# Personenregister

Redaktionsschluß: Fest Mariä Lichtmeß (2. Februar) 2021

Alle Zeichnungen vom Verfasser

# Inhalt

*(Fortsetzung)*

## Im „Verlag Anton A. Schmid" sind erschienen:

Verlag A. Schmid; Credo: Pro Fide Catholica; Pf. 22; D-87467 Durach;
Tel./Fax 08 31/2 18 95; Internet: verlag-anton-schmid.de

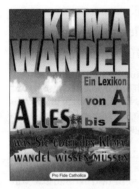

### Klimawandel - Ein Lexikon von A-Z
### Alles was Sie über den Klimawandel wissen müssen

*Johannes Rothkranz, 412 Seiten, durchgehend farbig, viele Abb.* ............... **29,95 €**

Der Klimawandel ist in aller Munde, und er ist nach wie vor heiß-
umstritten. Dieses ganz neue Nachschlagewerk liefert geballtes
Sachwissen und versetzt dadurch den Leser in die Lage, sich
selbst ein fundiertes Urteil zu bilden. Über 180 sorgsam erarbei-
tete Artikel stellen das Thema in allen seinen Facetten dar.
Der schrittweisen Darlegung der unverzichtbaren naturwissen-
schaftlichen Grundlagen widmet das Werk besondere Aufmerk-
samkeit; das Verständnis physikalischer, chemischer, meteorologischer und klimatologischer
Sachverhalte wird durch zahlreiche farbige Zeichnungen erleichtert. Auch die Geschichte der
Klimawandelkampagne sowie die wichtigsten beteiligten Institutionen und Akteure werden
ausgiebig vorgestellt. Reichlich eingefügte Querverweise führen jeweils zu sachverwandten
oder thematisch ergänzenden Stichwörtern und laden überall förmlich zum zwanglosen Wei-
terschmökern ein.

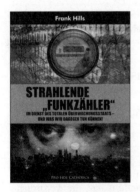

### Strahlende Funkzähler - im Dienst des totalen Überwachungsstaates - und was wir dagegen tun können!

*Frank Hills, Bildband 96 Seiten* ............. **14,90 €**

Am 4. November 2015 hat die Bundesregierung beschlossen, in-
telligente Meßsysteme für die (erlogene, da der „menschgemach-
te Klimawandel", laut namhaften Wissenschaftlern, eine Lüge
ist!) Energiewende einzuführen. Dazu wurde der Entwurf eines
Gesetzes zur Digitalisierung der Energiewende vorgelegt, in dessen Folge der Einbau von „funkbasierten intelligenten Meßsys-
temen" vorgeschrieben werden soll. „Fernablesung wird Pflicht
in Europa" bekräftigte „vermieter-ratgeber.de" am 15. November
2018 und schrieb: „Die Novelle der EU-Energieeffizienz-Richtlinie (EED) schreibt die Instal-
lation fernablesbarer Zähler ... für die Hausbewohner vor."
„Funkwasserzähler" sind funkende, strahlende Spione im Haus, die permanent Daten sam-
meln. In der Regel senden sie alle 15 Sekunden – Tag und Nacht – den Verbrauch frei in
die Umgebung. Dabei kommen im Jahr je Funkzähler mehr als zwei Millionen Funksignale
bzw. hochfrequente Immissionen zusammen, obwohl etwa die „Internationale Krebsagentur"
(IARC/WHO) alle „hochfrequenten elektromagnetischen Felder" als „möglicherweise krebserregend" eingestuft hat.
Warum werden die gesundheitlichen und Datenschutz-Probleme der Bevölkerung außer Acht
gelassen, und zum Schutz der Menschen und der Umwelt keine unabhängigen Langzeitstu-
dien erstellt, die eine Unbedenklichkeit nachweisen? Diese Schrift deckt auf, was mit „Funk-
zählern", deren Einbau laut Kritikern einen „riskanten Feldversuch" darstellt, und der sogenannten „Smart City" tatsächlich bezweckt wird, und wie Sie sich gegen funkbasierte Spione
in den eigenen vier Wänden wehren können.

## Im „Verlag Anton A. Schmid" sind erschienen:

Verlag A. Schmid; Credo: Pro Fide Catholica; Pf. 22; D-87467 Durach;
Tel./Fax 08 31/2 18 95; Internet: verlag-anton-schmid.de

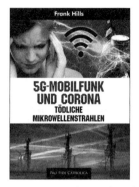

## 5G-Mobilfunk u. Corona, Tödliche Microwellenstrahlen

*Frank Hills, Bildband mit 240 Seiten* .... **24,90 €**

Der neue „5G Mobilfunk" („G" steht für „Generation", also „Mobilfunk der fünften Generation") soll hochgefährlich sein, das heißt unter anderem Kopfschmerzen, DNA-Schäden und Krebs hervorrufen. Wie „klagemauerTV" am 28. Januar 2019 im Internet berichtete, bedeutet 5G einen „gigantischen Quantensprung, und ist der gravierendste Eingriff des Menschen in die Natur in der gesamten Menschheitsgeschichte. Um 5G flächendeckend in Deutschland zu installieren, werden ca. 800.000 neue Sendeanlagen benötigt. 5G setzt einen so massiven Infrastrukturausbau voraus, wie man ihn noch nicht gesehen hat. Für 5G müssen die Betreiber in städtischen Gebieten ca. alle 100 Meter eine stark strahlende Mobilfunkantenne installieren." Nichts Geringeres als ein regelrechter „Strahlen-Tsunami" soll da auf uns zukommen.

Wenn sich die Deutschen nicht wehren, besteht ihr Leben demnächst aus allgegenwärtigen Mikrowellenantennen und einer dramatisch erhöhten Strahlenintensität. Bezeichnenderweise wurden 5G-Versuche in Brüssel, wo sich der Sitz des „Europäischen Parlaments" befindet, und in der Bankenmetropole Genf gestoppt. Dort werden die Menschen also vor den verheerenden 5G-Mikrowellenstrahlen geschützt.

Laut „klagemauerTV" (28. Januar 2019) ebnet 5G auch den „Weg in eine 'Überwachungsdiktatur', dessen Ausmaß nicht einmal George Orwell [1903-1950] erahnen konnte".

Dieses Buch deckt auch die Verbindung zwischen 5G und der „Coronavirus-Pandemie" auf.

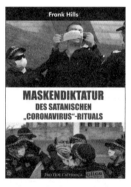

## Maskendiktatur des satanischen „Coronavirus"-Rituals

*Frank Hills, Bildband mit 360 Seiten* .... **29,90 €**

Aufgrund der behaupteten „Coronavirus-Pandemie" gilt auch in der Bundesrepublik Deutschland eine Maskenpflicht. Dabei wissen nur die wenigsten Leute, daß die weltweite Agenda zur Verhüllung des Gesichts nicht nur in vielen Ländern verfassungswidrig und rechtswidrig ist, sondern daß die verordnete Mund-Nasen-Bedeckung auch zahlreiche gesundheitliche Beschwerden hervorruft. So kann es durch das Tragen einer Maske etwa zu einer Verminderung der Sauerstoffversorgung des Blutes oder zu einer Erhöhung des $CO_2$-Gehalts im Blut kommen – die Folgen sind unter anderem Kopfschmerzen.

Warum also zwingen Politiker in vielen Ländern ihre Bürger dazu, Masken zu tragen, wenn diese nichts zum Schutz beitragen, sondern sogar gesundheitsschädlich sind? Tatsächlich spielt das Maskieren eine sehr wichtige Rolle bei okkulten Ritualen. Das Tragen einer Maske ist ein Zeichen der Unterwerfung und stellt eine okkulte Transformation dar. Gibt es also Beweise dafür, daß es sich bei den „Maßnahmen zur Eindämmung der Coronavirus-Pandemie" um ein satanisches Ritual handelt, an dem teilzunehmen die Menschen unbewußt gezwungen werden? Dieses Bilderbuch liefert darauf die Antwort, und entlarvt dabei gleichzeitig den „Coronavirus-Pandemie"-Schwindel!